COLLECTION

DE FAITS

ET

RECUEIL

D'EXPÉRIENCES

SUR

LE SPÉCIFIQUE

ET

LES EFFETS

DE

L'EAU MÉDICINALE.

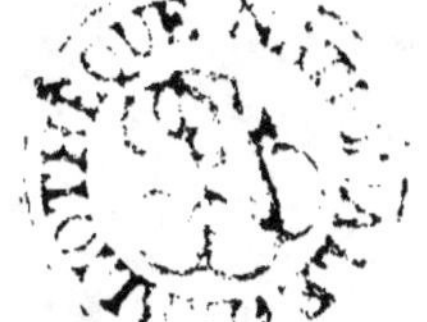

A BOUILLON,

DE l'Imprimerie de J. BRASSEUR.

1783.

RÉCIT HISTORIQUE

DE LA DÉCOUVERTE,
DU PROGRÈS ET PUBLICITÉ
DE L'EAU MÉDICINALE.

EXPOSITION

DES PROPRIÉTÉS DE CETTE EAU,
DÉCOUVERTE PAR M. HUSSON,

Ancien Officier au Service de S. M. réfidant à Sedan.

OBSERVATIONS

SUR SES PROPRIÉTÉS.

CONDUITE ET RÉGIME
A OBSERVER

Dans l'ufage que l'on en peut faire.

PROCÈS-VERBAL

De l'analyfe de l'Eau médicinale, faite par MM. CADET
& PARMENTIER, *Apothicaires.*

ET PIECES JUSTIFICATIVES.

Si quid novifti rectius iftis
Candidus imperti : fi non, his utere mecum.
HORAT. Lib. I. Ep. VI.

RÉCIT HISTORIQUE

De la découverte, du progrès & publicité de l'Eau Médicinale.

VOUÉ dès ma jeunesse à la profession des armes ; exercé dans les travaux militaires, je n'ai point borné mes études aux seules connoissances nécessaires à l'art destructeur de la guerre. Un goût naturel, un penchant irrésistible attiroit mes regards sur cette multitude de simples dont la nature a enrichi la surface de notre globe.

Entraîné presque malgré moi à ce spectacle enchanteur par l'immensité des objets, leur diversité si prodigieusement multipliée, le charme des formes, la richesse des couleurs, la variété des nuances, je consacrois tous mes momens de loisir à l'étude attrayante de la botanique.

Loin d'oser prétendre au bonheur inestimable d'être utile à l'humanité, je ne voyois dans cette occupation qu'une jouissance agréable & qui ne peut être appréciée que par les personnes nées avec ce goût que la nature seule peut donner.

Bientôt je voulus connoître l'utilité de ces mêmes simples. Leurs vertus, leurs propriétés ne pouvoient m'être dévoilées que par le secours de la pharmacie, je me livrai ardemment à cette nouvelle étude.

Je ne tardai pas à découvrir le principe de l'insuffifance des remedes généraux , objet qui avoit fixé mes premieres recherches. Je crus qu'il étoit poffible d'attribuer la véritable caufe du peu d'efficacité des remedes connus dans plufieurs circonftances à leurs différentes préparations. Que les fermentations, les évaporations, les combinaifons, les amalgames, en déroboient ou altéroient les parties les plus précieufes.

Je me perfuadai donc que le feul moyen de parvenir à éviter ces grands inconvéniens feroit de découvrir dans le regne végétal un remede fimple & renfermant une vertu affez efficace pour que dégagé des formes, des préparations ordinaires, il pût feul dominer l'humeur, premier principe des défordres qui furviennent dans le phyfique animal. Bien convaincu que les immenfes découvertes faites jufqu'à nos jours par tant d'hommes célebres, & qui ont été le fruit d'une attention qui annonce les travaux les plus profonds & les plus réfléchis ne pouvoient offrir à mes recherches rien de nouveau dans la claffe des plantes ufitées, j'ai porté mes regards vers celles auxquelles on n'a pas cru reconnoître de vertus affez efficaces pour devoir leur affigner ce rang.

Il eft aifé de concevoir toute l'étendue du travail que je m'impofois , & en effet il a été long & pénible, mais il a été favorifé au-delà de mes vœux par la découverte d'un fimple qui par les expériences les plus multipliées, m'a paru renfermer en lui feul les propriétés qui font reconnues appartenir à chacun de la plus grande partie des fimples connus & ufités.

D'après

D'après l'opinion publique, je l'ai nommé médicinal.

Après avoir fait les premieres épreuves fur moi-même, je les ai étendues fur les indigens de la ville & des environs de Sedan. Mes premiers fuccès ont furpaffé mon attente. Ce n'a été qu'après cinq années d'expériences multipliées prefqu'à l'infini, que j'ai cru pouvoir publier le remede que j'avois découvert. Des perfonnes d'un ordre diftingué ayant éprouvé l'efficacité de cette nouvelle découverte, elle eft parvenue jufqu'à Verfailles & à la capitale.

M. le chevalier de Robien ayant été des premiers à en faire ufage, n'a pu fe refufer à la fatisfaction de lui donner la publicité qu'elle a eue à la cour. Son témoignage appuyé fur les expériences les plus heureufes, a été porté jufqu'au Miniftre qui, à cette époque, avoit le département de la guerre.

Il étoit important pour la célébrité du remede que l'on vît céder à fes effets des maux qui avoient conftamment réfifté aux remedes ordinaires. Mais cet avantage étoit difficile à obtenir par l'appréhenfion qu'infpire naturellement un remede inufité. L'époufe de M. Polliffard, marchand de vin du roi, eut bientôt à s'applaudir d'une confiance qui auroit pu paroître légérement accordée, fi elle n'avoit été fondée fur toutes les perquifitions poffibles.

La malade étoit alors réduite à l'état le plus alarmant. Perclufe de tous fes membres à la fuite d'une maladie très-compliquée & fort ancienne, dont le caractere principal paroiffoit être une humeur rhu-

A 3   matifmale

matifmale & goutteufe, à laquelle s'étoit joint un épanchement de lait ; elle venoit d'être traitée fuivant les regles de l'art par feus MM. Bellot & Belletête, qui s'étoient fortifiés de l'avis du célebre M. Petit. Cette maladie avoit réfifté à la plus favante médecine. La dame Polliffard, dans un état de marafme inquiétant, n'offroit que la plus affligeante perfpective, lorfque M. Polliffard m'écrivit à l'inftigation du frere Côme & de plufieurs autres témoins des effets de l'eau médicinale. Je donnai mes confeils par une réponfe exacte à M. Polliffard, & de Sédan, lieu de ma réfidence, j'indiquai la maniere de traiter fon époufe. Mes avis furent fuivis de point en point, & la malade en moins de trois mois a obtenu la plus parfaite guérifon.

A la vue d'une cure auffi inattendue, M. Polliffard incommodé de dartres qui jufques-là avoient été rébelles à tous les remedes connus, & s'étoit réduit pour toute nourriture au lait, qu'il ne digéroit même qu'avec peine, n'a point héfité à fe foumettre d'après mon affertion à l'ufage de l'eau médicinale. J'ai eu la fatisfaction de procurer la fanté à ce digne citoyen, & il a été en très-peu de tems rendu à l'ufage des alimens ordinaires qu'il n'a pas quittés depuis. Ces deux cures remarquables à la fuite d'une infinité d'autres, ont fait dans le public la fenfation qu'elles devoient naturellement y faire. Elles ont eu pour témoins particuliers MM. Bailly, célebres apothicaires, parens de la dame Polliffard.

Aux expreffions de la plus vive reconnoiffance, les
fieur

fieur & dame Polliffard joignirent l'invitation la plus
inftante de me tranfporter auprès d'eux pour y jouir
du doux fpectacle de leur bonheur. Je crus devoir me
rendre à leurs follicitations, & j'arrivai à Paris au
commencement de l'année 1776. Ils me reçurent avec
une affection & une cordialité fupérieures à ce que
j'avois droit d'attendre de leur honnêteté. Il me fut
aifé de voir combien ils étoient pénétrés du fervice
que je venois de leur rendre. M. Polliffard voulut me
gratifier d'une fomme très-honnête pour reconnoître
mes foins, & m'indemnifer de la confommation qu'il
avoit faite de mon remede. Je refufai fes offres.

Convaincu par une fociété de plufieurs mois que
ma confiance ne pouvoit être placée dans des mains
plus fures, je le priai, en daignant fe charger feul du
pénible emploi de la publicité de mon remede, de
m'aider à faire jouir l'humanité des avantages de ma
découverte. Il voulut bien fe rendre à mes follicitations. Ce remede eut entre fes mains le même fuccès
qu'entre les miennes, &, pour rendre hommage à la
vérité, de plus grands encore.

Qu'il me foit ici permis de payer à ce fidele & rare
ami le jufte tribut de fenfibilité, que fes foins difficiles
& fuivis lui ont juftement acquis fur mon cœur. En
publiant fon zèle & fon parfait défintéreffement, je
ne m'acquitte envers lui que très-imparfaitement des
fervices qu'il me prodigue journellement.

Si des gens à qui il eft permis de ne pas croire à la
vertu confondent la gratitude avec la cupidité, il eft
de mon devoir de détruire jufqu'à l'ombre d'un foup-

A 4   çon

çon qui pourroit ternir l'éclat dont doit briller la réputation de l'homme vertueux & bienfaifant qui met
au-deſſus de tout l'avantage inappréciable de fervir
l'humanité.

Je déclare donc que, dans la part que M. Polliſſard
veut bien prendre à la publicité de l'eau médicinale,
il y apporte autant de défintéreſſement que de zèle,
d'empreſſement & de prévoyance. Si cette déclaration, diĉtée par la vérité qui m'anime depuis que je
reſpire, ne ſuffit pas pour détruire le foupçon ſi injurieux à ce digne ami, que ſes motifs de reconnoiſ-
fance & d'amour du bien public ne font que le maſque
de ſon intérêt, je le ſupplie, en me continuant ſes
bons offices, de s'appuyer fur ſa généroſité & ſa droiture reconnues de tous les gens de bien, & de livrer les
gens mal intentionnés à tout le mépris que leur opiniâtreté calomnieuſe doit inſpirer aux ames honnêtes.

Au furplus, je lui dois encore cette juſtice, que
le fouvenir de ſes obligations à l'efficacité du remede,
& ce même amour du bien public ont tellement prévalu fur les dégoûts que l'envie s'eſt efforcé de lui
inſpirer, que fon zele n'en a acquis que plus d'aĉti-
vité. Sa récompenſe a été une perte réelle de ce qui
eſt le plus précieux au plus grand nombre des hommes, je veux dire de ſon intérêt pécuniaire. Il eſt vrai
que ſon courage a dû ſe fortifier par (1) de nouvelles
expériences des plus heureuſes fur la dame Polliſſard,

____

(1) Voir le certificat de M. Polliſſard, au nombre des Pieces
juſtificatives, N°. 66.

&

& l'acclamation prefqu'univerfelle de perfonnes de tous états, parmi lefquels on peut compter des gens de l'art. M. de Préfontaine, entr'autres, Docteur en médecine, & Médecin de l'Intendance & du Gouvernement pour les épidémies, réfidant à Compiegne, s'exprime ainfi dans fa lettre du 10 janvier 1781, adreffée à M. Polliffard. « Votre nom, Monfieur, me » devient cher par la dépofition d'un fpécifique par-» fait ». Un ancien militaire (1) qui occupe une place honorable & de confiance à la cour, lui marque dans fa lettre du 16 août 1781 : « Vous avez droit, Mon-» fieur, à la reconnoiffance de l'humanité entiere : elle » vous aura un jour l'obligation de l'établiffement » d'un remede auffi falutaire qu'eft l'Eau médicinale. » M. Thuin, ancien chanoine de la collégiale de Montereau, & curé de S. Maurice de ladite ville, s'exprime, fur ce même fujet, en ces termes, dans une lettre qu'il m'a adreffée le 24 novembre 1780. « C'eft » à M. Polliffard mon camarade d'études, & mon » ami, que je fuis redevable de la connoiffance de » votre Eau médicinale ; fon ardeur & fon zèle à en » faire connoître toutes les propriétés & à en con-» feiller l'ufage, méritent les plus grands éloges ».

J'ai cru devoir cette digreffion à un ami qui me rend, & à la fociété, journellement les fervices les plus importans. Heureux de confirmer par-là le fuf-

---

(1) M. de Romainville, Chevalier de l'Ordre Royal & Militaire de Saint-Louis, Gouverneur des Pages de la Grande-Ecurie.

frage

frage honorable dont jouit dans le public ce citoyen diftingué.

Je rentre dans mon fujet. L'expérience de douze années a conftaté l'utilité de ma découverte. Je produis ici la preuve des faits que j'avance. Il n'appartient qu'au public de prononcer fur l'importance de ces faits.

Dans mes différens voyages à Paris & à Verfailles, j'ai fait les plus exactes recherches pour m'affurer des effets de l'Eau médicinale. Par-tout je n'ai reçu que des témoignages fatisfaifans.

J'ai eu l'honneur de me préfenter aux audiences du Magiftrat chargé du détail de la police, plus d'une fois importuné par des plaintes qui ont donné lieu aux perquifitions les plus exactes, dont le réfultat a été conftamment d'en démontrer le peu de fondement, mais que la réclamation de citoyens de tous états a intéreffé en ma faveur. J'ai pris la liberté de remettre à ce Magiftrat éclairé un court mémoire expofitif de mes demandes. J'ai déclaré fur mon honneur, & fcellé de ma fignature cette vérité fi intéreffante, que l'EAU MÉDICINALE EST L'EXTRAIT SIMPLE D'UNE PLANTE DONT LES PROPRIÉTÉS ONT ÉTÉ IGNORÉES DES ANCIENS COMME DES MODERNES.

Cette affertion doit raffurer mes concitoyens fur les impreffions défavorables que l'envie s'eft efforcé de répandre contre ma découverte. On a dit qu'elle étoit compofée de drogues mifes en oubli & reproduites au jour. On a été jufqu'à avancer qu'elle contenoit des parties reconnues pour nuifibles & même pernicieufes.

pernicieuſes. Mais les faits dont je viens de rendre compte ; l'aſſertion que j'ai faite au Magiſtrat & que je renouvelle ici à la face de l'univers ; l'analyſe qui a été faite de l'Eau médicinale, tant à ma ſollicitation qu'à mon inſçu, par les chymiſtes les plus célebres & les plus inſtruits, & qu'une curioſité inquiete a multipliée de toutes parts ; enfin les preuves que je vais mettre ſous les yeux de mes lecteurs, doivent anéantir ces craintes chimériques ; & en diſſipant tous les nuages dont on a cherché à envelopper la vérité, ne peuvent que rendre ſon triomphe plus complet.

EXPOSITION

DES propriétés de l'Eau médicinale découverte par M. HUSSON, ancien Officier au ſervice de S. M. réſidant à Sedan.

L'ART de guérir, le premier & le plus eſſentiel de tous, a toujours été l'objet de la recherche des hommes. Les progrès de cet art ont été lents, les expériences conjecturales ; la plupart des remedes ſont combinés, ils ne produiſent pas toujours les effets qu'on en eſpére : ce ſeroit un avantage pour l'humanité ſouffrante d'avoir découvert un ſpécifique ſimple, dont la petite quantité & l'activité puiſſent abſolument évacuer l'humeur principe de tous les maux auxquels la médecine a donné autant de dénominations différentes que cette humeur a de variétés, & qu'elle affecte les différentes parties du corps.

L'eau

L'eau médicinale n'a rien de contraire aux traitemens qui ont précédé son administration, ni à ceux
que l'on désireroit lui substituer. Elle n'est point ex-
clusive des remedes usités, sur-tout lorsqu'ils rem-
plissent l'intention & le but que les malades & les
Médecins se proposent. Son véritable caractere est de
suppléer à l'impuissance des remedes généraux, &
d'opérer ce qu'il ne leur a pas été donné de faire.

Ce remede dirigé & administré par un Médecin
sage & éclairé, ne peut que seconder & accélérer le
rétablissement des malades. Ce seroit le moyen de
faire cesser les plaintes que l'injustice se permet souvent contre les personnes de l'art, lorsqu'elles ne
réussissent pas dans les cures qu'elles entreprennent ;
ce défaut de succès provenant plutôt de l'impuissance
des remedes connus, que de l'impéritie dont on taxe
légérement le Médecin.

Tout excellent qu'est ce spécifique, il n'est pas uni-
versel ; il est même des maladies que le degré d'ancienneté rend incurables. Elle n'est point propre aux
pulmoniques, & ne peut guérir la paralysie fixée ;
n'agissant que sur les fluides, elle ne peut guérir les
polypes & autres excroissances internes.

L'eau médicinale a singuliérement la vertu de se
porter au local affligé. Une expérience journaliere
prouve que ce procédé salutaire est invariable.

Ses effets sont aussi variés que les tempéramens &
les humeurs ; mais ses succès sont constamment les
mêmes, & dans les uns comme dans les autres, elle
finit par lever plus ou moins promptement les obs-

tacles

tacles qui s'oppofent à l'équilibre parfait d'où dépend la fanté.

Ce qui doit ranger l'eau médicinale dans une claffe diftinguée, c'eft que l'abus porté jufqu'à l'imprudence qu'en ont fait quelques perfonnes qui, fe confiant à la force de leur tempérament, fe flattent de précipiter leur guérifon par de fortes dofes, n'en ont éprouvé que des vomiffemens ou mal-aifes, ou d'abondantes évacuations.

Ce remede a la vertu d'écarter les humeurs toujours inclinées à fe jetter de préférence fur les parties affligées. Son ufage exclut les cauteres, les vefficatoires & les autres moyens violens & douloureux que l'art a fubftitué au défaut des remedes intérieurs, & par cela même l'eau médicinale eft d'une excellente reffource dans les opérations chirurgicales.

Une expérience conftante, prouve que l'ufage de ce remede eft abfolument fans inconvéniens, que fon action, fes procédés & fes fuccès font les mêmes en toutes faifons & dans tous climats. La différence des épidémies, les variations, les formes diverfes fous lefquelles elles reparoiffent chaque année, font également combattues & détruites. Il eft prouvé que l'eau médicinale guérit les fiévres de tout genre, ainfi que l'épilepfie récente; qu'elle éloigne & modére les accès de celle qui eft accréditée.

Cette découverte n'eft pas moins fûre pour guérir les maladies des animaux de toute efpece, en donnant les dofes convenables. Diverfes expériences ont conftaté qu'elle eft un remede certain contre l'épizootie.

Quelques

Quelques perſonnes (1) aſſurent avoir la certitude, que la rage lui eſt ſoumiſe.

Pour juſtifier ce qu'on vient de dire, il ne reſte plus qu'à produire les lettres, certificats & extraits qui atteſtent, & la nature des maladies, dont la cure a été entrepriſe avec l'eau médicinale, & les ſuccès plus ou moins prompts qu'on a obtenus.

En différant de donner ce recueil, il eût été facile de le groſſir conſidérablement ; mais une découverte auſſi importante pour l'humanité ne peut être trop tôt communiquée. Il falloit mettre ceux qui auroient quelque doute à portée de les diſſiper en s'adreſſant aux perſonnes mêmes qui ont été guéries, ou à celles qui ont été témoins de la guériſon. Peut être ce moyen ſera-t-il encore inſuffiſant pour faire céder le préjugé : quel qu'en ſoit l'événement, l'auteur de cette découverte aura toujours la ſatisfaction d'avoir tranſmis à l'humanité l'uſage d'un dépôt qui ne lui a été confié par la Providence, que pour le répandre & en manifeſter les avantages.

Il eſt néceſſaire avant de terminer, de répondre à quelques objections. L'eau médicinale, dit-on, eſt un remede qui eſt annoncé comme capable de guérir toutes les maladies, & par cela ſeul il doit être ſuſpect.

Ceux qui font cette objection, ou n'ont pas lu avec

____

(1) Entr'autres M. le Comte de Buzançois, Colonel ; & M. Planſon, ancien Capitaine d'Infanterie à la ſuite du régiment de Poitou.

attention

attention les obfervations fur les propriétés de l'eau médicinale que l'on retrouvera à la fuite de cette expofition, ou ignorent le principe des maladies qu'une expérience conftante & multipliée dans chaque genre, prouve ne pas réfifter à l'efficacité de cette eau.

Il n'y a pas une feule de ces maladies qui ne provienne, ou de la ftagnation des humeurs, ou du vice du fang ; & même ces deux caufes ne diffèrent pas : car le fang ne fe corrompt que quand les humeurs y refluant, le vicient. Ces deux caufes réagiffent l'une fur l'autre, de maniere que le fang vicié augmente le vice de l'humeur. Si donc il exifte un remede, quel qu'il foit, qui, fe mêlant aux humeurs, les diffolvent, les rendent plus fluides, ces humeurs couleront dans les canaux qui leur font deftinés, & on verra fe rétablir l'équilibre fi néceffaire à la confervation du corps & de toutes les parties animales.

Il n'eft aucun Médecin qui ne convienne qu'il y a des fimples ou d'autres remedes qui produifent plus ou moins cet effet. S'il eft vrai qu'il exifte un fimple, dont l'extrait ait cette propriété à un degré fupérieur aux autres fimples connus, dès-lors cette plante fupplée à toutes celles qui font communément employées. Or, telle eft la plante qui fert à la formation de l'eau médicinale ; on dit à la formation & non à la compofition, parce qu'elle n'eft point compofée, qu'elle eft fimple, & ne doit fon exiftence qu'à une feule plante.

L'Auteur s'eft appliqué pendant douze ans à faire

des

des expériences, d'autres perſonnes intelligentes en ont fait pareillement, & c'eſt d'après le réſultat de toutes ces expériences qu'on croit pouvoir aſſurer au public, qu'on n'a aſſigné à l'eau médicinale aucune propriété qui ne ſoit avouée & démontrée.

Un des effets les plus extraordinaires de ce remede, eſt la guériſon de la folie. Cette aſſertion a été (contre l'exiſtence de faits), miſe dans la claſſe de l'empiriſme, parce qu'on n'a pas voulu réfléchir ſur un des principes de cette maladie, qui n'a ſouvent pour cauſe qu'un dépôt occaſionné par l'abondance & l'âcreté des humeurs qui peuvent cauſer le dérangement d'eſprit.

Parmi les nombreuſes maladies que le lait cauſe aux femmes, il eſt certain que cette humeur laiteuſe ſe jette quelquefois dans la tête & les rend folles. Une humeur, ou auſſi abondante, ou auſſi âcre, peut attaquer dans les hommes une partie du cerveau, au bon état de laquelle le Créateur a attaché l'exercice de la raiſon. Dès lors cette humeur peut rendre les hommes inſenſés, & quiconque trouvera le moyen de la diſſiper ou de la déplacer, rendra la raiſon aux uns & aux autres. En général, quand il y a un vice ancien de conformation, il n'eſt pas de moyen dans la nature qui puiſſe y remédier : mais lorſque le mal provient, ou d'humeurs ſtagnantes, ou trop abondantes ou viciées, la nature fournit des remedes, ſoit dans le régne végétal, ſoit dans le régne minéral, mais encore plus dans le premier, comme plus analogue à la délicateſſe du corps humain.

Il eſt encore une maladie des plus cruelles, & qui paroît aujourd'hui plus répandue, principalement dans la claſſe des gens aiſés. L'eau médicinale en diſſipe les accès d'une maniere auſſi prompte que victorieuſe. Les critiques ſe ſont exercés ſur cette propriété avec plus de chaleur que ſur toute autre. Le préjugé ancien, & qui, juſqu'à l'époque de cette découverte étoit établi ſur l'expérience, qu'il étoit du plus grand danger d'uſer d'aucune ſorte de purgatifs dans les accès de goutte, eſt la baſe des raiſonnemens que l'on ne ceſſe d'oppoſer à une expérience contraire, qui acquiert journellement de nouvelles forces.

La multitude d'expériences, toutes infaillibles, faites par des perſonnes qui ne peuvent ſe méprendre ſur le véritable effet du remede, ſuffit pour en atteſter l'efficacité. Il doit en être de ce préjugé comme de beaucoup d'autres, dont notre raiſon a ſecoué le joug lorſqu'elle s'eſt vue éclairée par des faits deſtructifs de ceux qui la déterminoient : il doit céder à l'évidence ; on doit déſormais bannir toute crainte de répercuſſions d'humeurs, & de tous les accidens qui ont juſqu'à préſent réſulté des purgatifs ordinaires, puiſqu'il eſt établi par l'expérience que l'eau médicinale employée dans les plus violens accès de goutte, non ſeulement n'a jamais produit la plus légere apparence d'accidens, mais qu'au contraire elle diſſipe les douleurs comme par enchantement, ſuivant le témoignage unanime des perſonnes qui en ont fait uſage dans l'accès. Il doit réſulter de ceci, que le ſimple qui forme l'eau médicinale, renferme ſpécialement

 la

la vertu deſtructive de l'humeur qui occaſionne la goutte.

Quand bien même toutes les vertus que l'on a cru reconnoître dans ce ſimple, ſe réduiroient au ſoulagement de cette ſeule infirmité, quel don plus précieux pouvoit-on offrir à cette claſſe trop multipliée de malheureux, qui, au ſein de l'opulence, ſouvent même des grandeurs, dans le moment le plus calme de leur vie, ſe voient aſſaillis dans tous les membres de douleurs, qui, par les cris qu'elles leur arrachent, paroiſſent égaler les plus grands ſupplices? De quel ſentiment doit être affecté celui qui, des horreurs de cette torture, paſſe en un petit nombre d'heures dans un état calme & tranquille, & d'autant plus heureux, que par une longue & funeſte expérience, il ne pouvoit enviſager un terme à ſes maux?

On n'en dira pas davantage pour détruire des objections qui ne ſont appuyées que ſur des préjugés. L'expérience vaut tous les raiſonnemens, quand la choſe n'eſt pas démontrée impoſſible.

La poſſibilité eſt démontrée par les faits, l'efficacité de l'eau médicinale eſt donc prouvée, c'eſt à l'expérience à faire le reſte. Elle ſe trouve déjà conſignée dans les lettres & certificats dont on donne le recueil, le temps & les circonſtances la confirmeront. D'après l'authenticité des preuves que l'on produit, il ne doit plus exiſter de doute ſur l'étendue des propriétés & de l'efficacité de l'eau médicinale, & par conſéquent de ſon utilité.

D'après

D'APRÈS ce qui précéde fur la recherche, la découverte, les expériences & la publicité de l'eau médicinale, d'après l'authenticité des témoignages qui vont être produits, fur lefquels l'état & la confidération du plus grand nombre des perfonnes qui les ont rendus, ne permettent pas de former le plus léger doute, on efpére voir céder à l'évidence la mieux démontrée, une prévention qui eft néceffairement attachée à toute nouveauté. Le moyen d'y parvenir eft de continuer à publier des guérifons qui s'opéreront en maladies graves & compliquées feulement. On efpére que les perfonnes qui s'intéreffent au bien de l'humanité, voudront bien continuer de faire parvenir à l'Auteur du remede ou à M. le Chevalier de Robien, au bureau de la Guerre à Verfailles, & à Paris à M. Polliffard, Négociant, rue Geoffroy-l'Afnier, les détails & renfeignemens qu'ils acquerront par eux-mêmes, ou qui pourront leur parvenir. Ce fera avec peine que l'on tiendra plus longtemps dans l'obfcurité le principe conftitutif d'un moyen fi puiffant & fi efficace pour le foulagement de l'humanité. La révélation de cet important fecret, ne peut être que de la plus grande utilité pour la perfeₓion de la médecine-pratique. Elle enrichiroit en même temps la botanique d'un bien qui lui appartient, & compléteroit nos cours & traités de plantes.

B 2   OBSER-

OBSERVATIONS

Sur les propriétés de l'eau médicinale, découverte par M. Husson, ancien Officier au service du Roi, résidant à Sédan.

L'eau médicinale est l'extrait simple d'une plante dont les propriétés ont été ignorées des anciens comme des modernes. Cette découverte a été faite il y a douze ans ; depuis cette époque, les expériences en ont constamment prouvé l'efficacité & l'utilité.

La vertu principale de cette eau est de purifier complétement la masse du sang, & de se porter directement sur le local affligé ; c'est ainsi qu'elle opere la guérison de maladies contraires.

Ce remede léve les obstructions, dissipe les maladies qui proviennent de congestions, les écrouelles, les dartres, le scorbut, les maladies de lait, les cancers ; les maux vénériens, la goutte, la sciatique, la dyssenterie, l'hydropisie, l'asthme, la gravelle, la maladie pédiculaire, sur-tout lorsque ces maladies ne sont point trop invétérées, & que la nature dans le malade est encore assez forte pour agir conjointement avec le remede.

Les effets de cette eau sont toujours en raison de la qualité plus ou moins viciée de l'humeur, de sa ténacité & de son ancienneté. Son action est plus ou moins vive, ses effets plus ou moins prompts dans de certains sujets que dans d'autres.

L'eau

L'eau médicinale eſt d'une grande reſſource dans les cas difficiles, critiques, & lorſque les remedes ſont connus impuiſſans. Une priſe ou deux font ſouvent ceſſer les dangers qui réſultent des fievres putrides inflammatoires, des petites véroles & des maladies compliquées, dont elle prévient & diſſipe les dépôts.

Cette eau n'eſt point émétique, encore qu'il y ait des cas où elle faſſe vomir; elle ſupprime les vomiſſemens, même le *cholera morbus*. Amie de la nature, elle n'attaque point les ſolides, mais ſeulement les liquides ſuperflus : elle découvre des maladies ignorées, & qui échappent ſouvent à la connoiſſance des médecins les plus habiles.

L'eau médicinale indépendamment de ſa vertu purgative, a encore la propriété de guérir, en certains cas, ſans évacuer, ſur-tout lorſqu'elle eſt adminiſtrée en *altérant*. On obſerve que cette eau n'eſt point propre aux pulmoniques, & ne peut guérir la paralyſie fixée. N'agiſſant que ſur les fluides, elle ne peut guérir les polypes, & autres excroiſſances internes. Pluſieurs expériences prouvent que l'eau médicinale guérit l'épilepſie accidentelle récente, & qu'elle éloigne les accès de celle qui eſt accréditée. Elle fait périr les vers, & notamment le *tænia*, connu ſous le nom de ver ſolitaire.

Nota. *Diverſes expériences ont conſtaté l'efficacité de l'Eau médicinale dans les épidémies & les épizooties, ainſi que dans la rage.*

CONDUITE

CONDUITE ET RÉGIME
A obſerver dans l'uſage de l'Eau médicinale.

LES perſonnes d'un tempérament échauffé, & difficiles à émouvoir, ſe prépareront à l'uſage de ce remede par un régime, qui conſiſte à éviter les alimens
mal ſains, comme les ragoûts, pâtiſſeries, ſucreries,
les laitages, les liqueurs, le café, le chocolat, les
viandes noires, notamment les œufs; il faut faire concourir ce régime avec quelques boiſſons délayantes &
les lavemens. L'eau médicinale ſe prend le ſoir, en ſe
mettant au lit, à la doſe de deux gros, ou deux cuillerées à café, dans deux cuillerées à bouche d'eau
commune froide, ſans avoir ſoupé, ou trois heures
après un léger repas; ce remede n'agit ordinairement
que huit heures après l'avoir incorporé. Le lendemain, dès que l'effet de ce remede ſe manifeſte, à
chaque évacuation, il faut boire du thé léger, ou du
bouillon aux herbes, ou une limonade cuite au choix
& au goût du malade. Si, à l'occaſion de l'effet du
remede on éprouve des nauſées, des mal-aiſes, vomiſſemens, abondantes évacuations, ou des révolutions, il ne faut nullement s'en inquiéter, ces ſortes
d'états, ſuite ordinaire de l'embarras dans les premières voies, durent au plus vingt quatre heures, &
arrivent rarement, après lequel tems on éprouve
du ſoulagement, les ſuperpurgations ne ſont pas à
craindre.

Si, à la premiere priſe de cette eau, on n'eſt pas,

ou

ou si on est peu purgé, alors il faudra reprendre une dose quatre jours après au soir : si au contraire ce remede a opéré de grands effets, on attendra huit jours avant que de réïtérer, & l'on continuera ainsi de huit jours en huit jours jusqu'à parfaite guérison.

Les tempéramens faciles à émouvoir pourront prendre ce remede sans aucune préparation, en se conduisant comme il vient d'être dit dans les cas subits d'apoplexie, léthargie, catalepsie, paralysie, accès de goutte, colique d'estomach & d'entrailles, d'indigestions, fievres lentes, tremblemens, irritations de nerfs causés par la vapeur du mercure, du plomb & du broyement, & préparations du verd-de-gris, de céruse & autres poisons, on doit administrer deux ou trois cuillerées à café suivant l'âge, la force & le tempérament du malade, sans égard si le sujet a mangé ou non, & le laisser tranquille. Les enfans à la mamelle seront purgés si l'on fait prendre l'eau médicinale aux nourrices. Quant aux enfans sevrés jusqu'à douze ans, ainsi que les personnes exténuées & très délicates, on leur fera prendre le remede depuis une cuillerée à café jusqu'à une cuillerée & demie au plus ; les femmes enceintes pourront faire usage de ce remede au commencement & dans le cours de leur grossesse : elles éviteront les maladies de leur état, l'accouchement sera moins douloureux & moins laborieux. Cette eau peut être prise pendant le tems des regles qu'elle favorise, ainsi que dans le tems critique dont elle prévient & écarte les dangers.

L'eau médicinale se prend *en altérant*, c'est-à dire,

à

à très-petites doſes le matin à jeun, ou le ſoir deux heures après un ſouper léger, dans un peu de vin, de bouillon, ou de thé, pluſieurs jours de ſuite. Cette maniere d'en uſer convient dans les cas d'épuiſement, de convaleſcence, de pertes, dans les affections nerveuſes, les dérangemens d'eſtomach, ainſi que dans les infirmités de la vieilleſſe.

Cette eau ſe donne encore avec ſuccès en lavemens dans les cas de conſtipation, d'ardeurs d'entrailles, & dans les maux de reins. On doit auparavant prendre un premier lavement d'eau naturelle. Après l'avoir rendu, on mettra dans un demi lavement deux ou trois gros d'eau médicinale, que l'on tâchera de garder à-peu-près une demi - heure. Cette maniere d'en uſer eſt une reſſource de plus pour les perſonnes qu'une répugnance invincible empêche de ſe purger.

PROCÈS-

PIECES JUSTIFICATIVES.

N°. 1.

Acte de dépôt du Procès-verbal d'analyse de l'Eau Médicinale, faite par MM. Cadet & Parmentier.

Aujourd'hui est comparu pardevant les Conseillers du Roi, Notaires au Châtelet de Paris, soussignés; sieur Nicolas Husson, ancien Officier au service de Sa Majesté, demeurant ordinairement en la ville de Sedan, de présent à Paris, logé rue Geoffroy-l'Asnier, Paroisse S. Gervais, chez M. Pollissard, Marchand de vin du Roi.

Lequel a par ces présentes représenté à Me Girard, l'un des Notaires soussignés, pour être à lui déposé & mis au rang de ses minutes deux pieces; l'une est un écrit signé Parmentier & Cadet, daté à Paris du 24 Mai 1782, contenant analyse d'un remede qui leur avoit été donné à décomposer par Madame la Marquise de l'Escalopier, au-dessous duquel écrit est la déclaration qui paroît être faite & signée de la main de ladite dame de l'Escalopier, en date du même jour, que la Liqueur mentionnée au rapport d'analyse desdits sieurs Cadet & Parmentier, est le remede dudit sieur Husson, comparant, connu dans le Public sous le nom d'Eau médicinale.

L'autre est la lettre d'envoi dudit rapport d'analyse écrite par ledit sieur Cadet à Madame la Marquise de l'Escalopier, aussi en date du 24 Mai dernier.

Lesquelles deux pieces duement contrôlées à Paris par Lezan, cejourd'hui, sont en conséquence & de la requisition dudit sieur Husson, demeurées annexées à la minute des présentes, après qu'il les a eu l'une comme l'autre certifiées véritables, signées & paraphées en présence des Notaires soussignés, dont acte requis & octroyé. Fait & passé à Paris en l'Etude, l'an mil sept cent quatre-vingt-deux, le vingt-sept Juin, & a signé la minute des présentes, demeurée à Me Girard, l'un des Notaires soussignés.

A

Suit la teneur des annexes.

Madame la Marquise de l'Escalopier désirant sçavoir si un remede dont elle dit être contente des effets, ne contient point de minéraux ou autres substances contraires à la santé, a chargé MM. Parmentier & Cadet de l'examiner, & de lui en donner leur avis.

Ce remede est une liqueur transparente, de couleur de biere un peu foncée, dont l'odeur & le goût ressemblent beaucoup au vin d'Espagne, mais ayant une saveur amere qui annonce la présence d'une matiere extractive végétale obtenue par la voie de l'infusion.

Nous avons employé ensuite les réactifs les plus puissans en Chymie, pour tâcher d'y découvrir des matieres métalliques, telles que préparations mercurielles arsenicales, cuivreuses, antimoniales, &c. La maniere rigoureuse dont nous avons procédé, tant sur la liqueur que sur celle rapprochée par l'évaporation, nous fait prononcer affirmativement qu'elle ne contient rien de semblable.

Quant à la substance amére végétale, dont participe cette liqueur, qui paroît avoir un vin d'Espagne pour base, il est impossible à l'art de pouvoir déterminer la plante ou les plantes d'où elle a été extraite.

Il résulte de cette analyse que le remede dont il s'agit ne renferme rien de métallique ni de corrosif, & que si Madame la Marquise de l'Escalopier est contente de ses effets, ainsi qu'elle l'assure, elle peut continuer d'en user avec la plus grande confiance. Fait à Paris ce vingt-quatre Mai mil sept cent quatre-vingt-deux, signé Parmentier & Cadet. En marge est écrit, contrôlé à Paris le vingt-sept Juin mil sept cent quatre-vingt-deux. Signé Lezan, avec paraphe. Au bas est écrit.

Je déclare que la liqueur mentionnée au présent rapport d'analyse de MM. Cadet & Parmentier, est le remede de M. Husson, ancien Officier résidant à Sedan, connu dans le Public sous le nom d'Eau médicinale. Fait à Paris ce vingt-quatre Mai mil sept cent quatre-vingt-deux, signé de l'Escalopier; au-dessous est écrit, contrôlé à Paris le vingt-sept Juin mil sept cent quatre-vingt-deux. Reçu quinze sols. Signé Lezan, avec paraphe.

Mad. la Marquife (1), j'ai l'honneur de vous adreffer l'analyfe que vous avez défirée de M. Parmentier & de moi, vous pouvez être fûre que nous y avons porté l'un & l'autre la plus grande attention. Je fuis avec refpect, Madame la Marquife, votre très-humble & très-obéiffant ferviteur, figné Cadet, ce vingt-quatre Mai mil fept cent quatre-vingt-deux; au-deffous eft écrit, contrôlé à Paris le vingt-fept Juin mil fept cent quatre-vingt-deux. Reçu quinze fols. Signé Lezan.

Il eft ainfi ès originaux defdites deux pieces certifiées véritables, fignées & paraphées, & demeurées annexées à la minute de l'acte ci-deffus expédié, le tout demeuré en la poffeffion de Me Girard, l'un des Notaires fouffignés, figné Chavet & Girard. Et en marge eft écrit, fcellé lefdits jour & an.

N°. 2.

M. Alléon, Chanoine Régulier & ancien Prieur de la Congrégation de France, attaché à la maifon de Saint-Louis, rue Saint Antoine, fut attaqué vers la fin de l'année 1777 d'une langueur extraordinaire, fuite d'un très-ancien dérangement d'eftomach qui lui occafionnoit de fréquentes indigeftions & qu'aucuns remedes n'avoient pu guérir, malgré les foins que M. Baron, Médecin de la maifon de Saint-Louis avoit apporté. On confeilla dans cette fâcheufe circonftance, à M. Alléon l'ufage de l'Eau médicinale, dont il éprouva bientôt les meilleurs effets; fept prifes lui procurerent une guérifon parfaite. M. Alléon, pénétré de reconnoiffance, crut devoir en donner des preuves, en publiant le bienfait qu'il avoit reçu. Devant faire fa réfidence à l'Abbaye de S. Loup à Troyes, il fe munit d'Eau médicinale, tant pour fon propre ufage que pour la faire connoître à d'autres. Il opéra à Troyes les cures furprenantes confignées dans fes lettres. Avec l'Eau médicinale il arrêta dans l'Hôpital des Orphelines les progrès funeftes de la dyffenterie qui régnoit alors dans toutes les Provinces du Royaume, & qui avoit déja enlevé un

---

(1) On eft redevable de cette Analyfe à la follicitude de Madame la Marquife de l'Efcalopier, & à fa tendreffe pour les pauvres, auxquels elle adminiftre, dans l'étendue de fes Terres & Domaines, des fecours de toute efpece.

grand nombre de filles de cet Hospice. Ce premier succès fut suivi d'un autre bien frappant : il rappella à la vie la domestique d'un Chanoine de S. Etienne de la même ville : cette fille administrée & agonisante, avoit une fluxion de poitrine dont on peut lire le détail dans la lettre de M. Alléon, du 24 Avril 1780, produite dans ce recueil. Ces succès si admirables, si consolans, si dignes de reconnoissance pour des cœurs humains, indisposerent quelques personnes de l'Art, qui firent un crime à M. Alléon d'un si grand bien, & voulurent lui intenter procès ; il se précautionna de l'avis d'Avocats au Parlement, dont on produit ici la Consultation.

N°. 3.

Mémoire à consulter & Consultation.

M. Alléon, Chanoine Régulier de l'Abbaye de Saint-Loup de Troyes, a distribué à plusieurs personnes un nouveau remede, connu sous le nom d'*Eau médicinale*. Il a pris la précaution de demander l'avis de M. Collet, Docteur en Médecine en l'Université de Montpellier, Doyen des Médecins de Troies, & Associé Correspondant de la Société Royale de Médecine.

Le sieur Collet lui a même donné un certificat, dont la teneur est : « Nous..... certifions que l'Eau médicinale a été admi-
» nistrée sous nos yeux par M. Alléon, à plusieurs personnes
» de considération ; que les bons, & même les plus surprenans
» effets qu'elle auroit produit dans les différentes circonstances,
» nous auroit donné une telle confiance, qu'en qualité de Maître,
» comme aussi de Médecin ordinaire du Roi, nous en aurions
» approuvé la distribution ; & pour concourir au bien de l'huma-
» nité, suivi les succès. A Troyes le 15 d'Août 1780 ».
Signé C O L L E T, D. M. M.

Les succès multipliés de l'administration de cette Eau, y ont rendu attentifs trois Médecins de la même Ville, lesquels, par un motif qu'on n'ose approfondir, ont présenté Requête le 30 d'Août dernier à M. le Lieutenant Général de Police, pour demander permission d'assigner le lendemain 31, le sieur Alléon au nom des Médecins de la ville de Troyes.

[5]

Le motif de la Requête est, que cette distribution est contraire
à l'article 22 d'un Edit de 1707, portant réglement pour l'exercice de la Médecine, lequel porte, que *nul ne pourra, sous
quelque prétexte que ce soit, exercer la Médecine ni donner aucuns
remedes, même gratuitement, dans les Villes & Bourgs de notre
Royaume, s'il n'a obtenu le degré de Licentié dans quelques-unes des
Facultés de Médecine, à peine de 500 liv. d'amende, applicable, &c.*

Il faut observer que ce remede est administré par plusieurs
Médecins (1) de Paris & de Province ; & que ses succès, non
équivoques dans la Capitale, ont engagé l'administration d'en
permettre tacitement la distribution.

Le Conseil est prié de donner son avis sur l'action intentée au
sieur Alléon, par les trois Médecins de la ville de Troyes.

CONSULTATION.

Le Conseil soussigné, qui a lu le Mémoire ci-joint :

Estime que M. Alléon doit être tranquille sur l'événement de
la plainte rendue par quelques Médecins.

Suivant le Mémoire, l'Eau médicinale n'a été administrée que
d'après l'avis du Doyen de Troyes, & d'un autre Médecin de
Paris. Ainsi le sieur Alléon ne doit être regardé que comme le
dépositaire, qui distribue sous les ordres des Médecins.

L'Edit de 1707 défend à *ceux qui ne sont pas Licentiés, de distribuer aucun remede.*

La raison de cette prohibition est fondée sur le danger qu'il y
auroit de laisser un libre cours à des remedes qui pourroient être
nuisibles, étant présentés par des personnes peu ou même point
au fait de la Médecine, & par conséquent incapables de discerner
quand & comment il faut les administrer.

Ce danger n'est pas à craindre quand un homme de l'Art conseille l'usage du remede.

Certainement l'Edit de 1707 n'a pas défendu de faire des découvertes dans les simples, & d'augmenter les ressources de la

____

(1) M. de Brotonne, Docteur-Régent de la Faculté de Médecine de
Paris, M. Rhétoutaine, Docteur en Médecine, & Médecin de l'Intendance
de Compiegne.

A 3

Médecine. Dès-lors il faut bien faire des essais, & si les essais répondent à l'espérance du Citoyen qui travaille à trouver dans la nature des moyens de soulager ses Concitoyens, il est conséquent qu'il lui soit permis d'en faire usage ; il n'est pas nécessaire qu'il demande permission à ses Confreres d'employer un remede de son invention.

Si cependant il arrivoit quelques accidens, peut-être devroit-il à la Société une justification nécessaire pour la circonstance. Mais avant qu'on ait sujet de se plaindre , il ne doit son secret à personne , & il n'est aucune loi qui l'oblige à le découvrir ; son secret est à lui , & il est aussi essentiellement sa propriété , qu'un champ qu'il auroit acheté.

Ce qu'on vient de dire du Médecin distribuant un remede de son invention , convient également dans le cas d'une distribution faite sur les ordres du Médecin , d'un remede inventé ou découvert par un homme qui n'exerce pas la Médecine.

L'approbation & l'ordonnance du Médecin , est un garant suffisant pour attester que le remede est bon & utile ; & , par conséquent , pour ne le pas ranger dans la classe des *remedes donnés par autres que par des Licentiés.*

Les Médecins de Troyes ne doivent voir que l'ordonnance de leur Doyen , & non le sieur Alléon , qui n'est que le simple dépositaire de l'Eau médicinale.

Ainsi quand même les informations fourniroient des exemples de personnes auxquelles le remede auroit nui, l'ordonnance du Médecin suffit pour justifier le distributeur.

Une autre considération très-importante, c'est l'autorisation de cette distribution dans la Capitale : à la vérité, elle n'est que secrete, mais elle est réelle, & elle ne sera pas déniée.

Si on joint à cela les guérisons sans nombre qu'a opéré l'Eau médicinale , il n'en peut résulter pour les Médecins de Troyes que le chagrin d'avoir tracassé mal-à-propos un Citoyen bienfaisant , & le risque que le Public , souvent injuste pour les Médecins , n'attribue à une basse & mercenaire jalousie , une démarche qui peut être l'effet du zèle pour le bien public.

Délibéré à Paris le 9 Septembre 1780. BLONDE. PARISOT.

N°. 4.

De Troyes le 30 Juin 1780.

M. ALLEON.

Monsieur, laiſſez aboyer les dogues & les roquets, le ſuccès de l'Eau médicinale parle aſſez en ſa faveur, & le bien qu'elle a fait, & que je lui vois faire tous les jours, annonce combien ce remede peut être précieux à l'humanité. La jeune Champagne doit lui avoir de grandes obligations, c'eſt elle qui l'a tirée du plus grand danger, & les ſept ſaignées faites à la boullevue, & que ſans moi on auroit réitérées, ont accéléré ſa couche. Quel perſonnage fait-là M. L * * * *Blaſphemat quod ignorat;* ſi l'Eau médicinale n'a jamais de plus redoutable ennemi, ſon triomphe eſt aſſuré. Vous pouvez ſans riſque donner la petite doſe à la jeune Champagne, l'indication répond à vos vues ſages & bienfaiſantes. Je ſuis avec reſpect, Monſieur, votre, &c. COLLET, Docteur en Médecine.

N°. 5.

Humanitatis amico, & martiri Alleoni, ſalus.

Ad majorem rei memoriam, rumpantur ut ilia codris, opportunum crederem, confrater albe illuſtriſſime, aquæ Huſſonianæ medicinalis dictæ, analiſim chimicam à pharmacopeis Pariſienſibus clariſſimis Parmentier & Cadet, ex arte nuperrime factam in diario Trecenſi inferere, nihil obſtat quominus apud Tabellionum acta conſecretur, ad hoc eliges quemcumque volueris. Bene valeas. Vale. COLLET, Doctor Medicus & Medicorum decanus.

Trecenſi die Julii 26. anno Domini 1782.

A l'ami Alléon, & martir pour le bien de l'humanité. Salut.

Pour la plus grande mémoire de l'événement, & en dépit des envieux, mon très-illuſtre frere, je croirois à propos que l'analyſe chimique de l'Eau de M. Huſſon, dite médicinale, récemment faite par les très-célébres Maîtres en Pharmacie Cadet & Parmentier, ſoit inférée dans le Journal de Troyes, rien néanmoins n'empêche d'en faire le dépôt, & pour ce ſujet vous choi-

A 4

tirez tel Notaire qu'il vous plaira. Portez-vous bien. *Signé* COLLET, Docteur en Médecine & Doyen des Médecins de Troyes.

A Troyes, *26 Juillet 1782.*

N°. 6.

De Troyes, le 15 Août 1780.

Copie du Certificat du Doyen de Médecine du Collége de Troyes.

Nous souffigné Docteur en Médecine de l'Univerfité Ludovicée de Montpellier, ancien Profeffeur de Phyfique, Confeiller du Roi, fon Médecin ordinaire, Doyen des Médecins de Troyes, Affocié & Correfpondant de la Société Royale de Médecine, certifions que l'Eau médicinale a été adminiftrée fous nos yeux par M. Alléon, Prêtre, Chanoine Régulier de la Congrégation de France, à plufieurs perfonnes de confidération, que les bons, même les plus furprenans effets qu'elle auroit produit dans les différentes circonftances nous auroit donné une telle confiance qu'en qualité de Maître, comme auffi de Médecin ordinaire du Roi, nous en aurions approuvé la diftribution, & pour concourir à l'humanité, fuivi les fuccès multipliés. A Troyes, le 15 Août 1780. *Signé* COLLET, D. M. M.

N°. 7.

Nous souffigné Jean-Marie Collet, Docteur en l'Univerfité Ludovicée de Médecine de Montpellier, ancien Profeffeur Royal de Philofophie en l'Univerfité de ladite Ville, Confeiller du Roi, fon Médecin ordinaire aux Bailliage & Siége Préfidial de Troyes, Doyen du Collége de Médecine, Affocié Correfpondant de la Société Royale de Médecine, certifions que depuis plufieurs années nous ferions ufage de l'Eau médicinale de M. Huffon, dans le traitement de différentes maladies, que loin de nous être apperçu d'aucuns effets contraires & dangereux, nous l'aurions donné & vu donner aux malades avec le plus grand fuccès dans des cas graves & même défefpérés, ainfi qu'en tems & lieux nous le ferons apparoître, par le détail de nos obfervations multipliées. A Troyes, ce 6 Janvier 1783. *Signé* COLLET, D. M. M.

N°. 8.

M. HUSSON.

De Paris le 30 Avril 1776.

Monsieur, je connois mieux que jamais votre précieux remede & je le manie maintenant comme je veux. Il est rare actuellement que je débute à le donner à grande dose, à moins que ce ne soit un cas pressant ; je commence par environ une demi-cuillerée à café, que je répéte tous les soirs pendant six ou huit jours, ensuite j'en donne une dose assez forte pour purger, cela réussit très-bien, parce que la personne est très-bien préparée par les petites doses précédentes. D'ailleurs je le fais toujours prendre dans de l'eau tiede sucrée, ou dans du thé, de cette maniere les malades ne s'en dégoûtent pas & le continuent plus volontiers ; outre cela il n'occasionne pas de cette façon d'aussi grandes révolutions qui effrayoient & décourageoient beaucoup de gens ; au lieu qu'à petites doses ils se familiarisent avec le remede ou y prennent la plus grande confiance ; mais alors je leur fais entendre que ces petites doses ont fait une foule d'humeurs qu'il seroit très-dangereux de ne pas évacuer ; ils en conviennent, & je les amene à en prendre une ou deux cueillerées à café, qui les purgent parfaitement bien sans les affoiblir.

Cette méthode est très-commode pour les personnes qui ont des affaires & qui ne peuvent pas se dispenser de sortir ; d'ailleurs j'ai remarqué que ces petites doses prises journellement, donnent de la gaieté, du ressort, de la légéreté, & souvent même de l'appétit. Il se rencontre quêlquefois, mais rarement à la vérité, des tempéramens à qui même les doses journalieres d'une bonne cuillerée à café ne font rien du tout, je pense que cela vient de ce que ces personnes n'ont aucune humeur dans le sang, & qu'elles ne font malades que par défaut de ressort & d'équilibre entre les solides & les fluides, tandis qu'il s'en trouve d'autres qui ne paroissent pas bien malades, à qui cela fait des effets énormes par en haut & par bas, parce que ces personnes abondent en humeurs hétérogenes ; mais ce qu'il y a de bien consolant pour le Médecin & de très-agréable pour les malades, c'eſt que tous ſe trouvent également bien du remede qui eſt divin & fait pour tenir le premier rang parmi les remedes connus. J'ai l'honneur d'être Monſieur , votre , &c. *Signé* DE BROTONNE , Docteur Régent de la Faculté.

Nº. 9.

Cinq guériſons opérées par M. de Brotonne, Docteur Régent de la Faculté de Médecine de Paris.

La dame veuve Marié , ancienne Portiere de la petite Ecurie du Roi , pour des glandes au ſein prêtes à tomber en ſuppuration & paroiſſantes adhérentes aux côtes.

Le ſieur Lamelle , Laquais de M. de la Judic , Ecuyer du Roi , pour une fievre intermittente des plus rebelles , avec obſtruction au foie & une boufiſſure univerſelle.

Le ſieur Foucault , Coureur de Monſeigneur le Duc de Coigny , ayant la jauniſſe , une ancienne obſtruction au foie , une fievre continue , avec redoublement , & ayant une telle ſenſibilité de nerfs , que deux onces de manne lui donnoient la plus grande irritation.

Le ſieur Herman , Maître Perruquier , rue de la Vieille Bouclerie au coin de celle de Macon , ayant une fievre lente , obſtruction au foie & un dévoiement très-opiniâtre , point de digeſtion.

Madame Migneron, Maîtreſſe Selliere , rue des Brodeurs , mourante d'une ſuppreſſion de lochies étant en couches , le quatrieme jour.

Nº. 10.

M. HUSSON.

De Paris, le 20 Septembre 1777.

Monſieur , il y a environ trois ſemaines , je fus mandé chez une femme qui avoit une fievre putride conſidérable , avec du lait dans le ſang , à la ſuite d'une couche de deux ou trois mois , mais cette femme étoit brûlante comme un charbon ardent , au point qu'en lui touchant le pouls j'avois peine à ſoutenir la chaleur de ſon bras ; elle ſe plaignoit d'un feu terrible dans l'eſtomac , qui lui remontoit dans !a gorge de maniere à lui faire jetter les hauts cris, immédiatement après elle rendoit un flot de crachats qui la foulageoit pour quelques inftans. J'ai traité cette malade pendant quelques jours avec les remedes ordinaires & ufités en de femblables cas, mais je voyois que la malade étoit au point de m'échapper. Comme j'étois feul à voir cette femme, je lui adminiftrai une cuillerée à café de l'Eau médicinale, & je lui ordonnai de boire dans la journée du fyrop de vinaigre dans de l'eau, quelquefois de la limonade; elle fut paffablement purgée & foulagée, au point que les commeres qui la foignoient me dirent que la petite drogue l'avoit tirée d'affaire, mais elle en étoit encore bien éloignée. Deux jours après je lui en donnai encore autant avec les mêmes boiffons & quelques légers bouillons, j'obtins les mêmes effets, alors les fymptomes obéirent plus fenfiblement. Les jours fuivans je prefcrivis beaucoup de lavemens, qui enleverent ce que l'Eau médicinale avoit fondu. J'en vins à une troifieme prife un peu plus forte, qui fit effet pendant près de deux jours, mais fi doucement que la malade n'en fut point fatiguée. Les fymptômes céderent encore davantage, & enfin après la cinquieme prife tous les accidens difparurent, enforte que peu de jours après la malade fut parfaitement guérie de la fievre putride & de fon lait répandu; elle mange maintenant avec appétit; elle fe leve, marche un peu dans fa chambre & dort très-bien. Cette cure mérite fa place dans les plus belles qu'un Médecin puiffe faire, mais ce n'eft pas la feule que j'aie faite dans le même genre, puifque celle dont je viens de parler, indépendamment de tous les fymptômes de fievre putride, avoit de plus cette exceffive chaleur dans l'eftomac, comme je l'ai dit plus haut, qu'on appelle le fer chaud, & un hocquet très-violent, qui eft fouvent un figne de mort. Une obfervation de cette nature, Monfieur, en vaut mille, c'eft-à-dire qu'il n'en faut pas davantage pour conftater qu'il n'y a point de remede connu pour combattre les fievres putrides comme l'Eau médicinale. J'ai l'honneur d'être Monfieur, votre, &c. DE BROTONNE, Docteur Régent de la Faculté de Médecine de Paris.

Nᵒ. 11.

M. POLLISSARD.

De Compiegne, le 16 Août 1780.

Monsieur, bien loin de m'appercevoir d'un mauvais effet par l'usage de l'Eau médicinale, je ne puis qu'en admirer les effets. J'ai joui de toute la satisfaction auprès de mon malade & je vous assure que l'effet en a été merveilleux ; la paralysie n'a pas disparu encore dans son entier, l'âge y contribue beaucoup, mais le malade jouit d'une parfaite santé. Comme je travaille beaucoup & que j'aime mon état, que toute ma correspondance est dans la Capitale, que je suis Médecin de l'Intendance pour les épidémies, que le remede n'est pas connu, ne pourrois-je pas, pour le bien public, avoir un dépôt sacré d'une certaine quantité de fioles dont je rendrai un compte fidele. Le public seroit à portée de jouir de ce remede où il trouveroit une diminution de frais, & l'usage s'en feroit plus aisément l'ayant à la main. Je ne demande aucune rétribution à cet effet que le bien public ; comme je ne connois que vous, Monsieur, s'il y a moyen je vous prie d'y coopérer, & vous me trouverez toujours dévoué à l'humanité. J'ai l'honneur d'être en attendant votre réponse, avec une parfaite considération, Monsieur, votre, &c. *Signé* DE PRÉFONTAINE, D. M. M.

Nᵒ. 12.

M. POLLISSARD.

De Compiegne, le 12 Septembre 1780.

Monsieur, je ne sçaurois trop vous assurer combien grand est mon zèle pour vous & Monsieur Husson, vous pouvez être persuadé du vrai de ma façon de penser. Je suis amateur non pas d'un nouveau remede sophistique, mais d'une chose qui est le fruit d'un travail assidu & qui peut procurer au public un bien réel, en conséquence voici ce que je me propose pour le bien des deux parties. Vous n'ignorez pas la simplicité de la Médecine, combien les Facultés travaillent pour *renfermer dans un remede différentes propriétés. Je crois avoir eu le tact assez fin dans le remede de M. Husson pour reconnoître un effet sensible pour arrêter*

[13]

la cauſe deſtruſtive de notre phyſique. D'ailleurs il eſt intéreſſant pour l'Auteur de trouver des Praticiens de bonne foi qui lui rendent juſtice , & non des jeunes gens qui par ambition ne trouvent bon que l'emphaſe qu'ils joignent aux impérities. Ma réputation eſt faite dans cette Province & je ſuis de bonne foi.

En conféquence vous devez voir , Monſieur , que je ne cherche pas l'intérêt dans ce moment que celui de l'Auteur, en me réſervant le droit de l'ambition de concourir au bien public. Je me charge de ſolliciter au Gouvernement, comme étant Médecin de l'Intendance pour les épidémies , une certaine ſomme pour l'uſage de ce remede dans les différentes maladies. Je ferai faire des extraits imprimés pour mon uſage , & je ne demande que la quantité ſuffiſante pour fournir & ne point en abuſer , au contraire j'en veux faire un myſtere bienfaiſant. Je ne vous demanderai qu'une grace, c'eſt la permiſſion d'en ſaire uſage moi-même ; j'ai fait une maladie l'hiver dernier, de laquelle je me ſens encore. Je ſuis d'un tempérament très-bilieux , & ma maladie n'étoit qu'un engorgement au foie , qui fut ſuivi d'une inflammation ; il me reſte de tems en tems de petites douleurs occaſionnées par le ſéjour de la bile ; vous pouvez être perſuadé que je me livre entiérement & avec confiance à la vôtre ; ainſi faites-moi paſſer par la prochaine diligence cent gros ; j'eſpere en faire un grand uſage & ne point en manquer, je n'en prendrai qu'à proportion. Vous annoncez une inſtruction plus intéreſſante ſur l'uſage, je vous prie de me la faire paſſer , vous pouvez être aſſuré que c'eſt avec le plus ſincere attachement que je ſerai toute ma vie , Monſieur , votre , &c. *Signé* DE PRÉFONTAINE, Docteur en Médecine, Médecin de l'Intendance & du Gouvernement.

Nᵒ. 13.

M. POLLISSARD.

De Compiegne , le 10 Janvier 1781.

Monſieur , je viens d'écrire à M. Hutton très-légérement , au premier moment que je ſerai débarraſſé de mes malades, je lui ferai part, de même qu'à vous , de mes obſervations , qui deviendront très-eſſentielles pour l'adminiſtration du ſpécifique.

En attendant je ne crois pas trop avancer que de vous dire de ne jamais paſſer deux gros pour la doſe , à l'exception des cas de paralyſie & apoplexie. Je vous enverrai ſous peu l'expérience que j'en ai fait & vous jugerez. Ma femme joint ſes vœux aux miens pour que le Ciel vous conſerve dans une parfaite ſanté ; *& tous les jours votre nom me devient cher par la dépoſition d'un ſpécifique parfait.* J'ai de la peine avec mes habitans, ils aiment beaucoup ce qui eſt nouveau ; mais comme je ne ſuis pas un Charlatan, pour abuſer d'un remede , je leur en fais connoître le prix par la difficulté de le leur laiſſer. Je l'adminiſtre moi-même, je choiſis les circonſtances pour ne pas échouer. Il eſt minuit & je ſuis fort fatigué ; j'aurai l'honneur de vous donner un petit détail ſous quinzaine. Je fais des vœux pour la conſervation de vos jours. J'ai l'honneur d'être, Monſieur, votre, &c. *Signé* DE PRÉFONTAINE, Médecin.

N°. 14.

M. HUSSON.

De Cherbourg , le 2 Juin 1778.

Monſieur , c'eſt pour rendre juſtice à l'efficacité de l'Eau médicinale que j'ai l'honneur de vous écrire & vous informer que je l'ai adminiſtrée l'hiver de 1777 à M. de Caux , Brigadier des Armées du Roi , Directeur des Fortifications, attaqué depuis quinze ans d'une goutte vague & des plus violentes, qui ſe portoit tantôt ſur les articulations , tantôt ſur le bas-ventre ; réduit dans un état affreux & dangereux il s'eſt déterminé à prendre votre remede avec les précautions que vous indiquez. Peu de ſemaines après il a été en état de ſe rendre en voiture à Verſailles, de-là à Breſt , où il a fait travailler tout l'été dernier, obſervant toujours le régime & continuant le médicament. Il eſt revenu en bon état, bon teint, bonne carnation ; il eſt reparti pour la Cour , & delà pour Breſt, où il continue à jouir d'une meilleure ſanté qui ſe fortifie de jour en jour. J'ai l'honneur d'être, Monſieur, votre, &c. *Signé* DELAVILLE , Docteur Médecin de l'Hôpital Militaire & Maritime de Cherbourg.

[15]

N.º 15.

M. HUSSON.

De Cherbourg, le 21 Juin 1778.

Monsieur Dozonville de Beusevalle, Ecuyer, demeurant en cette ville, gouteux depuis bien des années, a commencé l'usage de l'Eau médicinale. Lorsqu'il en a pris pour la premiere fois, il lui étoit impossible de remuer les mains ni les doigts. Le lendemain j'ai été le voir & été très-surpris de lui voir jouer sa partie, remuer les doigts, & me dire qu'il pouvoit aisement toucher le clavecin. Ce sont ses termes. Je manquerois à ce que je dois à la vérité, si je ne rendois ce témoignage authentique des bons effets que ce remede a opéré sous mes yeux & administration. J'ai l'honneur d'être, &c. *Signé* DELAVILLE, D. M. de l'Hôpital militaire & maritime de Cherbourg.

N.º 16.

M. HUSSON.

De Cherbourg, le 28 Décembre 1778.

Monsieur, les succès que j'ai obtenus par le moyen de votre Eau médicinale seroient incroyables, si je ne les avois vus par moi-même en l'administrant. Ce médicament a un empire singulier sur la goutte, & tous ceux qui en ont pris en sont on ne peut pas plus satisfaits. Je l'ai administré à une femme âgée de soixante à soixante-deux ans, dont la tête étoit couverte d'une dartre approchante de la teigne. Ce remede, après les réparations convenables, a fait tomber les croûtes, desséché les ulceres ; enfin la tête est très-nette, sans aucune démangeaison ni douleur ; les cheveux sont revenus, & depuis six mois le malade jouit de la meilleure santé. J'ai l'honneur d'être, &c. *Signé* DELAVILLE, D. M. Médecin de l'Hôpital militaire & maritime de Cherbourg.

N.º 17.

M. POLLISSARD.

De Cherbourg, le 18 Janvier 1783.

Monsieur, je ne puis trop vous exhorter à faire usage de l'Eau médicinale de M. Husson ; plus vous vous en servirez, plus vous ferez content. J'ai été étonné des succès que j'en ai obtenu, & jamais il n'a manqué de réuffir toutes les fois qu'il a été pris avec les précautions convenables, qui font l'ufage des délayans adouciffans, & la privation des liqueurs ardentes & échauffantes. Il femble que ce médicament, fimple par lui-même, eft fingulierement deftiné à diminuer & éloigner les accès de la goutte. C'eft un vrai préfent fait par fon refpectable auteur à l'humanité, & je défire de tout mon cœur qu'il obtienne la fanction qu'il mérite à tous égards. Jamais il ne m'a fait appercevoir la moindre irritation ; il opere auffi doucement que nos minératifs : j'ai fait par moi-même cette heureufe expérience, & j'en fuis on ne peut pas plus fatisfait. Il eft à fouhaiter qu'il devienne plus connu, & que le public jouiffe des avantages de ce précieux tréfor. J'ai l'honneur d'être, &c. *Signé* DELAVILLE, D. M. Bréveté du Roi , Médecin de l'Hôpital militaire de Cherbourg.

N°. 18.

M. POLLISSARD.

De Pont-Chartrain , le 12 Juin 1781.

Monfieur , j'ai différé de quelques jours à vous faire paffer le certificat de M. le Chirurgien des Dames de Haute-Bruyeres , que vous m'avez fait l'honneur de me demander, parce que mes occupations ne m'avoient pas permis de l'aller chercher ; vous le trouverez ci-inclus. Il eft je crois de nature à vous fatisfaire. Vous obferverez, Monfieur, que M. Lavergne n'a pas cru devoir énoncer que la Dame étoit ......; je vous prie de ne le pas répandre.

Je profite de cette circonftance, Monfieur, pour vous faire part que la femme du nommé Malor, qui travaille fans ceffe aux ouvrages de limofineries de M. le Comte de Maurepas, a éprouvé également les meilleurs effets de l'Eau médicinale. Cette femme étoit très-affectée d'une humeur dartreufe qui lui couvroit la main & l'avant-bras. Ces parties fembloient être lépreufes. Je lui ai donné de l'Eau médicinale de concert avec M. Bonœil. Je ne l'ai pas épargnée. Elle eft prefque guérie. Le mal eft réduit à ne plus occuper qu'une partie des doigts. Il

feroit

feroit à propos qu'elle continuât, mais la provifion eft confommée.

Je défirerois, Monfieur, & la femme Malor auffi, que M. Huffon eût la bonté d'en accorder encore une certaine quantité ; mais je n'ofe lui en faire la demande, craignant d'abufer de fa générofité. Faites-lui part, je vous prie, Monfieur, des témoignages que j'ai l'honneur de vous rendre de l'efficacité de fon remede. Faites-moi auffi la grace de me croire avec les fentimens d'une eftime très-diftinguée, &c. *Signé* FLEURY, Curé de Pont-Chartrain.

Nº. 19.

De Hautes-Bruyeres, le 9 Juin 1781.

Je fouffigné, Maître en Chirurgie & Chirurgien de la Communauté des Dames de Hautes-Bruyeres, certifie avoir traité Madame Binet, âgée de vingt-cinq ans, attaquée de manie avec l'Eau médicinale de M. Huffon.

J'attefte qu'elle a été guérie par fon ufage : en foi de quoi ai figné le préfent certificat. Fait à Hautes-Bruyeres, le 9 Juin 1781. *Signé* LAVERGNE, Maître en Chirurgie.

Nº. 20.

Extraits des Certificats & Lettres dépofés entre les mains de M. de Robien, Chevalier de l'Ordre Royal & Militaire de Saint Louis, au Bureau du Génie & Artillerie, à Verfailles, pour guérifons opérées avec l'Eau médicinale de M. Huffon, ancien Officier réfidant à Sedan.

M. de Robien, Capitaine au Corps Royal du Génie, Artillerie, a été guéri d'une fciatique affreufe, dont il fouffroit depuis fix mois.... Certificat du 4 Septembre 1774.

M. de Boislogé, Major au Corps Royal d'Artillerie, a été guéri en 1774 d'obftructions, hémorrhoïdes internes & externes, de rétention d'urines, de vomiffemens habituels, d'infomnie, &c. après avoir été dix années dans ce déplorable état.

M. Edmond, Officier au Corps Royal d'Artillerie, qui étoit affligé d'obftructions au diaphragme, au méfentere, & dans un état de marafme avec fcorbut, a été guéri en 1774.

B

M. Ribert ; Officier de Grenadiers au Régiment Royal de la Marine, suivant son certificat du 15 Décembre 1775, a été guéri d'insomnie, fievre violente, crachemens de sang, maux de tête, &c.

M. Pingart, ancien Lieutenant de Maire de la ville de Sedan, suivant son certificat du 13 Décembre 1775, a été guéri, à la troisième prise de l'Eau médicinale, d'une goutte violente dans les intestins, & qui étoit incurable par les remedes les plus puissans.

M. Messeaut, Négociant à Sedan, a certifié le 25 Novembre 1775, avoir été guéri d'hémorrhoïdes, rhumatismes, crampes & tiraillemens de nerfs.

Un certificat de M. Geraud, tondeur de drap à Sedan, daté du 27 Novembre 1775, annonce qu'avec ladite Eau médicinale il a guéri fluxion de poitrine, pertes, pustules par tout le corps, jaunisse, catalepsie, mal vénérien, avec chancre, enflure, ankiose.

M. Maucombre d'Artaise, Receveur des Consignations à Sedan, a été guéri en très-peu de tems de la jaunisse, & d'une goutte universelle ; ce qu'il a certifié le 25 Novembre 1775.

Le sieur Poncelet Rollin, maître Teinturier de la manufacture des draps du Dijonval à Sedan, a été guéri très-promptement d'une fievre lente avec redoublement réglé, suivant son certificat du 26 Novembre 1775.

Avec trois prises de ladite Eau, M. Bechet Chardon a été guéri d'une goutte avec perclusion, suivant son certificat du 24 Novembre 1775.

La veuve Castelle à Sedan a été guérie d'un abcès dans les reins, suivant son certificat du 22 Novembre 1775.

Baptiste-Gilles Dutria, traité à l'Hôtel-Dieu de Rheims, & à l'Hôtel-Dieu de Paris, pour scorbut à la bouche & aux jambes, avec enflure, a été guéri par la vertu de ladite Eau ; ce qui a été certifié le 6 Novembre 1775.

Jean-Cosme Levent, Appointé de la Compagnie de Boisfagon, au Régiment de Chartres, a certifié à Sedan le 15 Octobre 1775, avoir été guéri d'un grand mal de tête, roideur dans tous les membres, & dépôt à l'oreille.

Le sieur Girard, Musicien au Régiment de Chartres, au Quesnoy, suivant le certificat du 15 Octobre 1775, avec une seule prise de l'Eau médicinale, a été guéri d'une fievre très-ancienne, qui avoit été infructueusement traitée dans différens hôpitaux de l'armée.

Une fievre quarte qui a été traitée pendant quarante jours à l'hôpital de Sedan, a été détruite en trois prises de l'Eau médicinale, ce qui a été certifié par Clermont-Feuillet, au Régiment de Chartres, le 17 Octobre 1775.

Deux prises de l'Eau médicinale ont guéri un point de côté qui duroit depuis deux ans, & qui sans succès avoit été traité par les remedes connus; ce qui a été certifié par Bernard Feuriet, au Régiment de Chartres.

Deux autres prises d'Eau médicinale ont guéri une douleur très-vive d'entrailles; ce qui a été certifié par Demay, Fourier au Régiment de Chartres. Du Quesnoy le 19 Octobre 1775.

Quatre prises d'Eau médicinale ont guéri une douleur dans la plante des pieds qui duroit depuis trois ans, & qui avoit été infructueusement traitée par les plus habiles gens de l'art, à Strasbourg, ce qui a été certifié par Léonard Vollée, Sergent au Régiment de Chartres, Infanterie, compagnie du premier Chef, à Sedan.

M. de Seves, Chevalier de l'Ordre Royal & Militaire de Saint-Louis, Capitaine, Hôtel Royal des Invalides, suivant son certificat du 17 Mai 1775, a été guéri avec trois prises de cette eau, d'une migraine de vingt ans, d'une humeur universelle sur toutes les parties du corps, suivie de perclusion de membres, que les personnes de l'art les plus en réputation avoient traitées inutilement.

Des maux d'estomac habituels, ainsi que des maux de tête & des foiblesses qui avoient été infructueusement traités par les remedes connus ; ont été guéris par une seule prise d'Eau médicinale, qui a fait rendre un gros ver, ce qui a été certifié par Jean-Baptiste Renaud.

Trois prises de cette dite Eau ont guéri d'une perte de sang d'une année consécutive, Marie-Catherine Heran, au Gros-Caillou ; ce qu'elle a certifié, le 29 Septembre 1775.

Des indigestions habituelles, suivies de souffrances & de maladies graves, pendant deux ans, traitées sans succès par trois Médecins successivement, & ensuite par un Empirique, ont été guéries par sept prises de l'Eau médicinale, à huit jours de distance l'une de l'autre ; ce qui a été certifié par le sieur Carré, Marchand Amidonnier, rue de l'Oursine, Fauxbourg Saint-Marcel à Paris.

Madame la Comtesse de Joigny, suivant son certificat du 13 Novembre 1775, a guéri, avec sept prises de l'Eau médicinale, une jaunisse rebelle à tous les remedes les mieux administrés, ainsi que des vomissemens fréquens & journaliers.

Une rétention d'urines qui duroit depuis dix ans, a été guérie en quinze prises d'Eau médicinale ; ce qui a été certifié par le sieur Baillon, le 22 Novembre 1775.

Des coliques, rhumatismes, maux de nerfs, suite de tems critiques, ont été guéris avec dix prises d'Eau médicinale ; ce qui a été certifié, le 23 Novembre 1775, par le sieur Lyart, Cour des Cholets.

Une perte très considérable depuis quatre mois a été guérie avec deux prises d'Eau médicinale ; ce qui a été certifié, le 24 Novembre 1775, par le sieur Guillaume Beaussin, rue de la Boucherie, au Gros Caillou.

Le sieur Grégoire, Cocher de Monseigneur le Prince de Conti, suivant son certificat du 26 Novembre 1775, a été guéri d'obstructions, avec hydropisie universelle, & vomissemens fréquens.

Le nommé Mouru a certifié, à Sedan le 7 Novembre 1775, avoir été guéri de dartres rebelles, fievres ardentes, & rhume ancien.

Des hémorrhoïdes internes & externes, avec suppuration & chute de fondement, ont été guéries en la personne du sieur Antoine Raullin, Drapier à Sedan, suivant son certificat du 21 Novembre 1775.

Le sieur Tricot, Fourrier de la compagnie de Boisragon, au Régiment de Chartres, Infanterie, au Quesnoy, suivant son certificat du 16 Novembre 1775, a guéri d'une fluxion de poitrine, d'un dépôt au côté droit, d'une toux violente, & d'un rhumatisme considérable.

Des maux d'yeux provenans d'une humeur âcre, singuliérement à l'œil droit, avec épuisement causé par les fatigues de l'état militaire, ont été guéris avec l'Eau médicinale, ce qui a été certifié le 16 Novembre 1775, par Louis Bonnet, Fourrier au Régiment de Chartres, au Quesnoy.

Divers maux, singuliérement une dartre qui couvroit la majeure partie du corps, ont été guéris avec cette même Eau, suivant le certificat du nommé   , Fourrier de la compagnie de Fouquet, au Régiment de Chartres, au Quesnoy le 15 Novembre 1775.

Le sieur Hugues Paschal, Sergent au Régiment de Chartres, Infanterie, compagnie de la Lieutenant-Colonel, a certifié en Novembre 1775, avoir guéri une épilepsie de dix-huit mois à l'âge de trente-deux ans.

M. de Sales, ancien Capitaine de Dragons, suivant son certificat du 16 Novembre 1775, a guéri d'une goutte universelle très-ancienne, & dont les accès étoient très-fréquens.

Une fievre de dix mois, rebelle à tous remedes, a été guérie avec une seule prise de l'Eau médicinale ; ce qui a été certifié par le sieur Lavertu, Grenadier au Régiment de Chartres, au Quesnoy le 25 Octobre 1775.

Des maux d'yeux considérables ont été guéris avec deux prises de l'Eau médicinale ; ce qui a été certifié le 15 Octobre 1775, par Jean-Augustin Noury, Caporal au Régiment de Chartres, au Quesnoy.

Des maux de reins , d'entrailles , & fables dans les urines, ont été guéris avec quatre prifes d'Eau médicinale , fuivant le certificat de Julien de Thuard , Sergent au Régiment de Chartres , Infanterie , du 15 Octobre 1775.

L'Eau médicinale a auffi guéri un lait répandu depuis dix-fept ans fur tout le corps , avec furdité , fuivant le certificat de Louife Leclerc , femme Lefevre , demeurant rue Saint-Jacques , en date du 20 Décembre 1775.

La nommée May , chez Mademoifelle de Villeray , à l'Inftruction Chrétienne , rue du Pot-de-fer , a certifié le 30 Décembre 1775 , qu'avec cinq prifes de ladite Eau elle avoit été guérie d'un état déplorable dans lequel elle s'étoit trouvée après une chute , & le paffage d'une voiture fur le corps.

Deux cuillerées à café de l'Eau médicinale , ont guéri une éréfipelle , avec enflure extraordinaire ; ce qui a été certifié le 6 Février 1776 par Agathe Chambon , Limonadiere au Gros-Caillou.

MM. Raulin & Scydelle , Négocians à Sedan , certifient avoir par eux-mêmes opéré les guérifons d'un très-grand nombre de perfonnes à Sedan , & dans les environs , prefque toutes affligées de maladies très-graves , au nombre de foixante , toutes de différentes efpeces. Ils déclarent , entr'autres , avoir auffi par eux-mêmes guéri , avec une feule prife de trois gros de l'Eau médicinale , donnée à chaque malade feulement , foixante-quinze habitans du village de Flégnu , = foixante-quatorze au village d'Iffy , tant hommes , que femmes & enfans , tous prévenus de fievres putrides , malignes , diffenteries , & que les Habitans affurent que pendant l'effet ils n'ont reffenti ni tranchées ni douleurs ; le tout fuivant l'état plus détaillé de chaque maladie , dépofé entre les mains de M. le Chevalier de Robien , au Bureau de la Guerre , à Verfailles , en date du 15 Octobre 1775.

N°. 21.

M. DE ROBIEN.

Paris, le 10 Juillet 1774.

Monfieur, j'ai eu l'honneur de vous faire dans mes lettres le détail des différentes maladies que j'ai traitées avec la puiffante Eau médicinale , & des progrès de cette Eau fur ces différentes maladies. Je vous fais actuellement l'état des malades qui font guéris & de ceux que j'ai entre les mains. Il eft à remarquer que tous les malades que j'ai traités , & ceux que je traite actuellement, étoient & font abandonnés des gens de l'art.

La demoifelle Dorloge, ancienne Religieufe du Bon Pafteur , très-pauvre fille , manquant des chofes néceffaires à la vie , étoit malade depuis vingt-fept ans , ayant le fcorbut invétéré , les dents très-noires, actuellement très-blanches , des hémorrhoïdes internes & externes , une paralyfie fur les yeux , des glandes écrouelleufes , le fang appauvri au point qu'on pouvoit le regarder comme pourri ; ces maladies aggravées pouvoient être regardées comme de la derniere incurabilité. Cette demoifelle âgée de cinquante-deux ans , fut guérie radicalement dans l'efpace de cinq à fix mois.

Mademoifelle Jaffeau, autre pauvre Religieufe du même Couvent , qui étoit fur le point de perdre , malade également depuis vingt-huit ans, attaquée auffi du fcorbut, d'obftructions , d'hydropifie , de dartres , fuppreffions de mois , qui font actuellement réglés ; elle a eu un écoulement depuis un an très-abondant en matieres purulentes , qui diminue infenfiblement à préfent. Elle avoit encore des palpitations de cœur qui font détruites il y a très-longtems ; en un mot toute la nature eft changée chez elle ; elle a actuellement une très-belle carnation ; elle eft rubiconde , très-graffe , & a un très-grand appétit.

Mademoifelle Bourfier, autre très-pauvre Religieufe du même Couvent , guerie auffi de la goutte & de l'apoplexie.

Une Bouchere , fur le retour de l'âge critique , étoit depuis plus de deux ans entre les mains des Médecins , fans efpérance de guérison. Elle avoit des obstructions, une hydropisie épanchée en tout le corps, qui lui causoit des frissons & des fraîcheurs ; elle étoit minée par une fievre lente, il lui prenoit de tems en tems des hémorrhagies dans lesquelles elle avoit été souvent exposée à périr ; elle vomissoit tous les mois des caillots de sang en grande abondance ; elle avoit encore des étourdissemens & les mois dérangés. Toutes ces maladies sont entiérement guéries, elle est actuellement dans le meilleur embonpoint, excepté quelques étourdissemens qui recommencent à lui prendre, & que je vais lui détruire entiérement.

Je commence à donner de nouveaux secours de l'Eau médicinale à M. Puysieux, Architecte de Monseigneur le Duc d'Orléans & de Monseigneur le Duc de Chartres, paralytique, âgé de quatre-vingt-six ans, qui a une goutte compliquée avec cette maladie depuis plus de trente ans ; j'avois remis le traitement de ses maladies, pour y réussir avec plus de facilité, à la saison du printems ou de l'été, parce que la foiblesse de son grand âge ne lui permettoit plus à l'automne, où je lui donnai cinq prises de l'Eau médicinale, de vomir plus qu'il avoit vomi alors. Ces cinq prises d'Eau médicinale l'avoient fait vomir environ soixante fois en six semaines ; & deux ou trois fois par bas, qu'il alloit chaque fois qu'il avoit pris de cette Eau, lui avoient fait évacuer environ plein un grand seau d'eau d'humeurs, ce qui lui a procuré jusqu'aujourd'hui une fort bonne santé, & a détourné les accidens de la rechute de cette maladie dangereuse.

Madame Taurin, Blanchisseuse, avoit un dépôt à la jambe, elle en est encore guérie en quinze jours ; elle avoit été depuis trois mois entre les mains d'un Chirurgien, qui ne lui avoit pas donné le moindre soulagement ; ce dépôt provenoit du tems critique.

La demoiselle Guichard, Cuisiniere, pauvre fille, est attaquée d'un asthme sec, les nerfs attaqués, les mois supprimés ; son asthme est très-invétéré ; elle a été deux ans entre les mains des Médecins, qui ne lui ont pas donné le moindre soulagement ; depuis six semaines qu'elle est entre mes mains, ses maladies sont beaucoup diminuées.

Une Blanchisseuse de bas de soie, pauvre femme, avoit une jambe dont les nerfs étoient retirés par le mercure qu'elle avoit pris il y avoit deux ans ; sa jambe étoit d'un pouce plus courte que l'autre, elle en avoit des douleurs si violentes qu'elle tomboit en foiblesse & se désespéroit ; trois cuillerées à café, d'Eau médicinale, lui ont enlevé ses douleurs, & lui ont rallongé sa jambe de laquelle elle boîtoit.

Un jeune homme, pauvre, Clerc de Notaire, avoit attrapé une chau... p...., il en fut guéri par deux cuillerées à bouche de l'Eau médicinale ; mais comme il en avoit eu deux, trois ans auparavant, dont il n'avoit pas été bien guéri, il avoit le sang infecté de la V....., que la première cuillerée à bouche déclara par des boutons qui lui vinrent par tout le corps ; les troisieme & quatrieme prises de l'Eau médicinale le mirent dans un mal-aise à cause du mercure qu'il avoit pris précédemment, qu'il a rendu par les selles ; il n'est pas encore tout-à-fait guéri.

M. Jacob, Secrétaire d'un Maître des Requêtes, l'un de mes grands amis, avoit, depuis un an, des maux d'estomach très-grands, des hémorrhoïdes ; au bout de la deuxieme prise de l'Eau médicinale les maux d'estomach cesserent ; deux autres prises de deux cuillerées à café, qu'il avoit pris chacune de huit jours en huit jours, l'ont presque totalement guéri de ses hé-morrhoïdes internes & externes qu'il a depuis quatre ans.

M. Capon, asthmatique, étoit depuis deux ans entre les mains des gens de l'art, sans avoir pu recevoir le moindre sou-lagement, par cinq prises de l'Eau médicinale, de huit jours en huit jours ; ce vieillard n'a presque plus de toux, d'étouffement, & plus de sifflement ; il touche à la fin de sa guérison.

Une très-pauvre Demoiselle, Ouvriere en linge, traitée il y a un an de la V...... par un Médecin qui ne l'avoit pas guérie, quatre cuillerées de l'Eau médicinale l'ont guérie, & elle est déclarée radicalement guérie par le même Médecin qui l'avoit traitée l'année derniere.

La femme d'un Domestique, pauvre femme, ayant famille,

étoit attaquée d'obſtructions , d'une perte de ſang très-conſidé-rable , depuis deux ans de maux d'eſtomach incroyables , ſup-preſſion des mois , ayant pris toutes ſortes de médicamens ſans le moindre ſuccès , à la troiſieme priſe de l'Eau médicinale , de deux cuillerées à café , chacune de huit jours en huit jours , ſa perte eſt arrêtée ; elle a rendu haut & bas des matieres verdâtres , jaunâtres & blanchâtres en grande quantité & purulentes , chaque fois qu'elle a pris de cette eau. Ses maladies proviennent d'un lait répandu ; elle vient de finir ſes évacuations hier au ſoir , & elle a toujours rendu , ainſi que bien d'autres malades , beaucoup d'humeurs dans les remedes qu'ils ont pris ſoir & matin après les évacuations finies , juſqu'au jour qu'ils reprennent de l'Eau médicinale.

Madame de Montcarel , guérie actuellement d'un dépôt de lait, des vapeurs, des maux d'eſtomach & autres , avec cinq priſes de deux cuillerées à café chaque fois , de huit jours en huit jours.

Les malades dont le détail ſuit ſont ceux que je commence à traiter. La ſœur de Madame de Montcarel , aſthmatique.

La ſœur de M. de Montcarel a ſept à huit maladies com-pliquées & très-invétérées , & abandonnée depuis huit mois des Médecins de la Cour.

Une autre Dame de leur amie , femme d'un Architecte , a à-peu-près les mêmes maladies ; elles ont toutes pour cauſes des laits répandus. Je vous en ferai le détail plus particuliére-ment à mon retour de Verſailles.

Le Notaire de notre maiſon eſt attaqué d'hémorrhoïdes depuis l'âge de quatorze ans, & de la goutte ; je commence à le pré-parer.

Je commence encore à préparer deux pauvres gens , qui ſont l'homme & la femme , qui ont les maladies vénériennes.

Un pauvre Avocat de l'ancien Parlement, couvert de dartres très-vives depuis les pieds juſqu'à la tête, qui ſouffre conſidé-rablement des démangeaiſons ; il y a douze ans que tout ſon corps n'eſt qu'une lepre ; il eſt ruiné preſque par tous les remedes conſidérables des Médecins, qu'il a pris ſans le moindre ſuccès. Il n'a pour tout bien qu'une place de neuf cens livres ; il ne dort ni nuit ni jour, & a beaucoup de peine à faire l'exercice de ſon emploi : il me tourmente beaucoup pour le traiter avec l'Eau médicinale ; cette cure en conſommera, & elle ſera une des plus belles. Il me reconnoîtra ſuivant ſes petites facultés, que je vous ferai paſſer pour les pauvres que vous ſecourez, qui manquent des comeſtibles analogues à l'Eau médicinale ; je vous ferai paſſer également ce que me remettront les autres perſonnes aiſées, en reconnoiſſance de leur traitement.

Comme je n'ai traité juſqu'à préſent que des pauvres, à qui j'avois même fourni & fait fournir par M. l'Abbé Huard les choſes néceſſaires pour leur ſubſiſtance, je m'étois trouvé hors d'état de vous envoyer la moindre choſe. Actuellement que j'ai entre les mains quelques perſonnes aiſées, que la guériſon de ces pauvres m'ont procurées, qui ſont preſque guéries, j'eſpere bien que ces perſonnes, qui ſont à leur aiſe, me témoigneront quelques marques de leur reconnoiſſance d'un ſervice ſi important, que la vertu de l'Eau médicinale leur a procuré. Je vous ferai paſſer alors ces marques de leur gratitude, ou ce tribut qu'ils doivent aux précieux bienfaits de l'Eau médicinale, deſtiné au ſoulagement des pauvres infortunés. J'ai quelques articles de mes honoraires qui vont m'être payés à Sedan, au ſujet de quelques proviſions que je vais envoyer à Sedan ; je les ferai remettre à M. le Camus Dumeſnil, comme ſi c'étoit pour me les faire tenir, & je le prierai de vous les remettre pour le ſoulagement des pauvres qui ſont entre vos mains, en à-compte ſur d'autre argent plus conſidérable que je vous enverrai pour le même objet, à meſure que mes malades me le remettront.

Je ſuis arrivé avant hier de la campagne, c'eſt ce qui a cauſé mon retard de quelques jours à vous répondre. J'ai reçu aujourd'hui le flacon de l'Eau médicinale que vous avez eu la bonté de m'envoyer ; agréez-en, je vous prie, mes ſinceres remercimens, & ceux des pauvres malades qui ne ceſſent de prier Dieu pour votre précieuſe conſervation. Le Médecin à qui j'ai communiqué de l'Eau médicinale s'appelle M. Gallois, Médecin des Hôpitaux de la Marine à l'Orient, voilà son nom & son adresse.

Un Chanoine de Notre-Dame de Paris m'est venu trouver dans l'instant pour me prier de traiter son frere & un autre de ses parens. Une autre personne vient de me prier encore de lui administrer l'Eau médicinale pour plusieurs maladies dont elle est attaquée. Les malades commencent à venir me trouver tous les jours. Je suis avec un attachement respectueux, Monsieur, votre, &c. *Signé* DAUBIGNY, Secretaire des commandemens de M. le Duc de Laval, Gouverneur de Sedan.

Nº. 22.

21 Septembre 1775.

Je certifie que j'ai été guérie d'une fievre avec inflammation de bas-ventre, avec une prise de l'Eau médicinale, que M. Edmon, Officier d'Artillerie, m'a donnée le 2 Juin dernier. *Idem.* M. le Baron d'Espagnac, mon fils aîné, en a pris une prise pour maux d'estomach, dont il s'est bien trouvé. *Idem.* M. de Lignac, mon neveu, a été guéri par l'usage du même remede, d'une maladie que les gens de l'art avoient traitée infructueusement pendant six mois. Que M. de la Roche, aussi mon neveu, a été guéri avec ladite Eau médicinale, d'une fievre qu'il avoit depuis un an. *Idem.* Que mes deux Femmes de chambres ont été guéries avec le même remede, dont l'une avoit des obstructions à l'estomach, ne faisant plus de digestions, & gonflement douloureux avec insomnie; l'autre pour un dévoiement qu'elle avoit depuis quatre mois, fut guérie en deux prises. Finalement, que Frédéric, domestique de M. le Baron d'Espagnac, avoit une douleur au pied gauche qui l'empêchoit de marcher depuis quatre mois, ne se ressent plus d'aucune douleur, depuis l'usage qu'il a fait de ladite Eau médicinale; en foi de quoi j'ai donné le présent certificat, pour servir & valoir ce que de raison. A Paris le 21 Septembre 1775. *Signé la Baronne* D'ESPAGNAC.

Nº. 23.

25 Novembre 1775.

Je soussigné, certifie qu'il y a plus de deux années que j'étois attaqué & tourmenté par des crampes dans les gras de jambes ; de maniere que j'étois pendant huit ou neuf mois sans pouvoir faire ufage de mes jambes, refté comme perclus, foit dans mon lit ou dans un fauteuil, ne pouvant fupporter le moindre air ; malgré tous les remedes poffibles, je n'ai jamais pu avoir le moindre foulagement ; au contraire, il m'eft furvenu des vents, lefquels m'ont caufé des vapeurs fi noires & fi mélancoliques, que je n'avois fouvent qu'un pas à faire au défefpoir ; de plus, dans les derniers fix mois, mes jambes enfloient tous les foirs ; j'avois des démangeaifons aux pieds, aux bras & fur mon dos, à ne pouvoir pas dormir une demi-heure de fuite, même mes urines paffoient avec peine. A la fin un Seigneur qui me fait l'honneur de m'accorder une part de fon amitié, & qui me trouva dans cet état cruel, m'a cédé une cuillerée d'Eau médicinale ou jus d'herbe, qu'il m'a dit avoir reçu de M. Edmond, Officier logeant à l'Hôtel des Invalides. Ayant pris cette médecine, elle m'a donné feize felles pendant vingt-quatre heures, fans les moindres tranchées ; cette feule prife m'a débarraffé de tous mes maux ; cependant aux changemens de tems j'avois encore fenti quelques légeres attaques de crampes ; mais ayant été trouver M. Edmond, il a bien voulu me faire préfent de quelques cuillerées de cette même Eau falutaire. Ayant pris une feconde cuillerée, je me fuis trouvé délivré de tous mes maux, & malgré les variations des vents froids, humides ou chauds, & fur-tout le vent d'oueft, qui eft celui que je craignois le plus, je n'ai du depuis fenti aucune influence, & je me trouve, Dieu foit loué, parfaitement guéri. A Paris, ce 25 Novembre 1775. *Signé* STOUCRAD, ancien Officier de Cavalerie, Entrepreneur de la Manufacture de toile peinte en or & argent, à l'Hôtel de Gournay, rue de Charenton, Fauxbourg Saint-Antoine.

N°. 24.

De Villiers-le-Bel, le 26 Novembre 1775.

Je certifie, moi Louis Bonnel, Maçon à Villiers-le-Bel, avoir eu une colique & un vomiffement continuel depuis l'année 1765, & qui ne m'a quitté que le 28 Octobre de ladite année 1775,

Tout ce que je prenois je le remettois par en haut , ne pouvant souffrir aucune goutte de vin fur mon eftomach, qui ne me reftoit pas plus d'une demi-heure fans fortir. J'ai été traité par le Chirurgien de l'Ifle-Adam , Vicaire du lieu , très-renommé dans nos Campagnes ; par M. Le Teneur, Médecin à Paris ; par M. Printems, Médecin au Roule , à Paris ; par M. Piquet, Maître Chirurgien à Paris ; par plufieurs autres Médecins des urines , de Paris , ce qui ne m'a point foulagé , au contraire , qui n'a fait que m'affoiblir beaucoup mon tempérament ; mais auffi je certifie que depuis le 28 Octobre que j'ai fait ufage de quatre prifes de l'Eau médicinale de M. Edmond , Officier d'Artillerie , juf-qu'au 8 de Novembre de cette préfente année , & que depuis ce tems-là je n'ai fenti aucune douleur , je me trouve , Dieu merci , en état de travailler , car autant comme le vin m'étoit contraire , autant il me femble bon & me fait de bien , ce qui m'a fait finir totalement le vomiffement ; je me trouve à préfent parfaitement guéri , ce qui étonne bien le monde de ma con-noiffance , vu le bonheur que j'ai eu d'être tombé entre les mains d'un homme auffi fciencé que M. Edmond. J'en remercie le Seigneur des graces qu'il m'a faites ; c'eft en foi de quoi je me trouve honoré de lui donner le préfent certificat , figné de MM. Nicolas Michel , Syndic en charge ; Gouffé , Collecteur en charge.

Je fouffigné véritable le contenu au préfent mémoire , & affure de plus que ledit Bonnel , mon Paroiffien , eft un très-honnête homme , qu'il a de la piété & aime le travail , ce 26 Novembre 1775. *Signé* LUCE , Prieur de Villiers-le-Bel.

N°. 25.

18 Décembre 1775.

Je certifie avoir pris neuf prifes du remede de M. Edmon , qui m'a guéri d'une maladie de dix années , colique d'efto-mac, refroidiffement d'eftomac, qui ne faifoit aucune digef-tion , & un fang appauvri , & que la Faculté appelle fleurs blanches , & des douleurs dans tous les membres , avec des convulfions & une laffitude continuelle & des vapeurs qui me mettoient hors d'état d'aller à l'églife, avec une douleur dans la tête qui la rendoit comme folle. Fait à Paris ce 10 Décembre 1775. *Signé* CENTY, femme CENTY.

Je certifie avoir connu Madame Centy dans un état à faire pitié, & avec tous les maux ci-deffus fpécifiés avant d'avoir pris le remede de M. Edmon, qui lui a rendu la fanté. *Signé* DESCLAITRS, Vicomteffe de Sebourg.

Nº. 26.

26 Décembre 1775.

Je fouffigné, certifie que j'étois attaqué d'obftructions qui, prefque tous les foirs, fe gonfloient de maniere à occafionner une tenfion dans toute la région de la poitrine, qui me caufoit des douleurs infupportables, & dont je ne pouvois diminuer la force qu'en me tenant debout. Ayant jufqu'alors, c'eft-à-dire jufqu'au mois de Juillet 1775, fait plufieurs remedes infructueufement, je me déterminai à faire ufage de l'Eau médicinale adminiftrée par M. Edmon, Officier d'Artillerie ; le gonflement diminua fenfiblement à la premiere prife, & j'en ai pris huit dans l'efpace d'environ trois mois. Depuis ce tems, je ne fens plus la moindre douleur, & le Médecin qui avoit confirmé l'exiftence de mes obftructions, m'a affuré, après deux examens fucceffifs, qu'il n'en reftoit pas la moindre trace, & que ma guérifon étoit radicale ; ce que je certifie véritable. A Paris, le 26 Décembre 1775. *Signé* F. RAFFRON, chez M. de Villepatour, rue Neuve-Bourbon.

Nº. 27.

27 Décembre 1775.

Je fouffigné, Commis de la Marine, certifie avoir éprouvé les effets les plus falutaires d'une liqueur défignée fous le nom d'Eau médicinale ; que cette Eau purge très-doucement, fans tranchées ni douleurs. En foi de quoi j'ai figné le préfent certificat. A Verfailles, le 27 Décembre 1775. *Signé* LIARD.

Nº. 28.

10 Janvier 1776.

Je fouffigné avoir pris le remede de M. Aimond, Officier

d'Artillerie ; à la troisieme prise voici ce qu'il a opéré en moi:
il m'a fait vomir beaucoup ; a aussi provoqué des selles : j'avois
un œil fermé sans pouvoir l'ouvrir, étant enflé par l'humeur
d'un rhumatisme goutteux. J'avois à la tête une très-grosse bosse
en forme de loupe à la joue, des glandes douloureuses, des
douleurs aux bras, aux jambes, une toux très-violente : le lendemain de la prise mon œil s'est ouvert ; ma bosse trois jours
après a disparu ; mes douleurs ont cessé, & ma toux a diminué
petit à petit ; de sorte qu'au bout de trois semaines il n'en est
plus question, lesquelles choses j'atteste en honnête-homme, &
pour rendre témoignage à la vérité. A Paris, le 10 Janvier 1776.
Signé PAPION, Entrepreneur de la manufacture royale de
Tours, âgé de 63 ans.

N°. 29.

De Châteauroux, le 11 Septembre 1776.

*Lettre à Madame la Baronne d'Espagnac, Gouvernante de l'Hôtel
Royal des Invalides, sur les effets de l'Eau médicinale.*

Madame, si je prends la liberté de vous écrire, c'est le
nommé Bouquin, postillon de la poste de l'Epine, qui m'a prié
de vous marquer les sentimens de sa vive reconnoissance, de la
charité que vous avez eue de lui donner un remede qui lui a fait
disparoître la fievre, avec autant de célérité que vous lui aviez
prédit en le purgeant, pendant vingt - quatre heures, sans
douleurs.

Le zele que j'ai de soulager les malheureux, qui sont en grand
nombre dans ce pays, me force d'oser vous supplier à genoux
& à mains jointes, Madame, d'avoir la bonté de me procurer
ce remede si salutaire à l'humanité, soit en ayant la bonté de
me faire part de la recette, ou en voulant bien m'indiquer l'endroit où on le débite.

En ce faisant, Madame, j'adresserai tous les jours au Ciel
des vœux pour votre conservation. J'ai l'honneur d'être, &c.
Signé CRUBLIER DES BORDES.

N°. 30.

M. HUSSON.

De Metz, le 26 Septembre 1776.

J'ai, mon cher Huffon, de bonnes nouvelles à vous donner fur les expériences que fait M. Brugnieres de votre Eau médicinale ; il en eft toujours plus emerveillé. Je ne vous parlerai plus dés deux écrouelleux, dont un eft radicalement guéri depuis long-teins ; l'autre, qui eft celui qui etoit dans un état fi déplorable, eft au moment de l'être auffi parfaitement. M. Brugnieres a entrepris des maladies d'une autre efpece, qui, comme les écrouelles, ont jufqu'à préfent réfifté aux efforts de la Médecine ; ce font des dartres : entr'autres une fille qui en avoit une générale qui la tourmentoit violemment depuis douze ans ; elle touche à fa guérifon. Un foldat du régiment de Béarn, dont M. Brugnieres eft Chirurgien Major, avoit pareillement une dartre qui lui rongeoit la main droite, mais tellement que cet homme que j'ai vu cet après-midi, m'a dit qu'il avoit fur la main des trous à y mettre le pouce ; la premiere cuillerée qu'il prit a fait beaucoup fortir de pus ; la feconde lui a fait enfler la main de près d'un demi-pied, ce qui eft prodigieux ; la main dans cet état étoit toute couverte de puftules. M. Brugnieres m'a dit qu'il en avoit été effrayé, lorfqu'il avoit vu la main de cet homme ; il s'eft avifé d'une chofe qui lui a très-bien réuffi ; c'eft de faire baffiner la main de cet homme avec de l'Eau médicinale. Vous ne vous doutiez peut-être pas qu'elle étoit très-bonne employée en topique ; elle a fait ouvrir toutes les puftules ; la main s'eft dégorgée, & préfentement elle eft parfaitement cicatrifée. Il y a encore un peu de gonflement, que quelques prifes du remede diffiperont entierement.

Une autre merveille que la liqueur a produit, c'eft un enfant, fur la jambe duquel une voiture avoit paffé il y a près de deux ans ; la jambe n'avoit pas été caffée, il y avoit feulement une plaie confidérable que les Chirurgiens n'ont jamais pu guérir, & en dernier lieu le Chirurgien de l'Hôpital l'a traité auffi infructueufement ; la plaie étoit changée en ulceres. M. Brugnieres lui a donné une prife de la liqueur qui a auffi-tôt fait fuppurer la plaie,

C

que trois prifes de la liqueur ont cicatrifées parfaitement ;
M. Brugnieres eft très-fatisfait de cette cure ; il m'a dit qu'il
n'y avoit rien fait d'ailleurs, que d'y appliquer ce qu'il convient
pour détruire les chairs fongeufes. M. Brugnieres va préfentement entreprendre deux épileptiques, dont un eft un enfant
de fept à huit ans, l'autre eft une femme de plus de cinquante
ans ; l'un & l'autre ont des accès réguliérement trois fois par
jour, ceux de la femme durent au moins une demi-heure ;
comme le Régiment de Béarn refte en garnifon à Metz, que
M. Brugnieres y paffera l'hiver, & par conféquent l'été prochain,
il aura le tems de les traiter affez longtems, pour s'affurer fi on
peut efpérer une guérifon parfaite.

Les malades que je vous ai défignés ne font pas les feuls qu'il
a traités. Il a donné de votre liqueur à beaucoup d'autres, mais
dont les maladies ne font pas d'une nature auffi grave ; votre
liqueur fait beaucoup de bruit dans la ville. M. le Maréchal de
Broglie a dit qu'il feroit bien aife de voir les écrouelleux,
M. Brugnieres les lui menera.

Je vous promets que d'abord que M. le Maréchal fera de
retour d'une tournée qu'il eft allé faire dans quelques-Places de
fon Gouvernement, je lui en parlerai. Je fuis fortement tourmenté
par beaucoup de perfonnes qui me demandent de cette merveilleufe liqueur ; j'en refufe conftamment. J'ai l'honneur d'être
avec une parfaite confidération, Monfieur, votre, &c. *Signé*
Boislogé, Capitaine au Corps d'Artillerie.

Dans la lettre fuivante on voit la guérifon d'une des deux
épileptiques.

N°. 31.

M. HUSSON.

De Metz, le 24 Octobre 1776.

J'ai reçu, Monfieur, les deux bouteilles de liqueurs que vous
m'avez envoyées. J'en ai remis une le lendemain à M. Brugnietes,
qui de jours à autres eft plus étonné des bons effets qu'il voit
produire à votre Eau médicinale. Il vient d'entreprendre une
fille de huit à dix ans, épileptique ; elle avoit journellement

dix , douze, quinze jufques à vingt accès tous les jours : après la premiere prife cette fille n'eft plus tombée qu'une fois par jour. Au bout de huit à dix jours on lui a fait prendre une feconde prife , c'étoit dans la femaine derniere ; depuis elle n'a plus eu d'accès , ni foiblesse , pas même le moindre mal-aife qui puiffe indiquer qu'elle ait eu un accès infiniment moindre que les précédens ; elle doit reprendre de la liqueur Samedi prochain ; fi l'on parvient à guérir cet enfant , ce fera un grand point.

M. Brugnieres fe propofe encore d'entreprendre une femme de cinquante & quelques années , épileptique auffi ; celle-là fera plus difficile à guérir.

Cet enfant dont je vous ai parlé, qui étoit fi prodigieufement rempli d'écrouelles , eft parfaitement guéri. Lorfque M. Brugnieres a commencé d'entreprendre fa guérifon, M. Louis, fameux Chirurgien à Paris , qui a fourni à l'Encyclopedie toute la partie Chirurgicale , étoit à Metz, d'où il eft. Les Chirurgiens Majors de la Garnifon lui ont donné à dîner. Après le dîner M. Brugnieres lui a fait voir cet écrouelleux : M. Louis a dit que fi le remede le guériffoit qu'il croiroit le remede très-bon , & qu'il auroit en lui une très-grande confiance. Il eft guéri, c'eft la feule condition que M. Louis ait mis en avant pour déterminer fon opinion en faveur du remede. Elle fe trouve remplie auffi , il n'a rien à alléguer pour fe dédire. M. Brugnieres m'a dit qu'il lui en écriroit au premier jour , pour lui mander que l'écrouelleux qu'il lui avoit fait voir étoit parfaitement guéri. De plus , M. Brugnieres m'a encore dit qu'il fe propofoit d'aller faire un tour à Paris cet hiver , qu'il y verroit ces Meffieurs , & leur rendroit compte des maladies qu'il aura traités ; cela fera fûrement fenfation.

J'attends le retour de Monfieur le Procureur Général , pour lui parler des merveilleux effets que votre liqueur a produits dans la ville de Metz. Comme Procureur Général , tout ce qui concerne l'intérêt public eft de fon diftrict ; je m'en ferai plus facilement écouter que de Monfieur le Maréchal de Broglie ; fa femme étoit ma coufine germaine , je fuis par conféquent en grande connoiffance avec lui ; foyez perfuadé que je pousserai à la roue tant que je pourrai ; il ne dépendra pas de moi si nous ne parvenons pas à forcer la Faculté d'adopter votre liqueur comme étant le meilleur remede possible. Je suis toujours, Monsieur, votre, &c. *Signé* BOISLOGÉ, Capitaine au Corps d'Artillerie.

Nº. 32.

M. HUSSON.

De Cherbourg, le 9 Janvier 1777.

Monsieur, nous ne pouvons douter de la bonté de votre Eau médicinale, par l'expérience qu'en a faite M. de Caux, Directeur du Génie, ici ; en conséquence je vous prie, au reçu de ma lettre, de m'en faire l'envoi de deux onces, que vous aurez la bonté de mettre bien arrangé dans une petite boëte à la Messagerie, à l'adresse du Chevalier Gigault, demeurant Place du Calvaire, à Cherbourg ; ne doutez nullement de ma reconnoissance, ni du respectueux attachement avec lequel j'ai l'honneur d'être, Monsieur, votre, &c. *Signé* le Chevalier GIGAULT.

Nº. 33.

M. HUSSON.

De Versailles, le 28 Janvier 1777.

Je vous prie, Monsieur, de vouloir bien, aussi-tôt ma lettre reçue, m'envoyer quatorze bouteilles de votre Eau médicinale, contenant chacune huit gros, c'est-à-dire une once ; vous voudrez bien, s'il vous plaît, les bien boucher & cacheter, les faire emballer dans la plus petite boëte possible, & mettre ladite boëte à la poste à l'adresse de M. Thierry fils, Surintendant des petits Appartemens du Roi, & au-dessus de cette adresse vous mettrez pour le service du Roi ; j'espere, Monsieur, que cet envoi donnera la plus grande célébrité au remede que vous avez trouvé, & dont Madame Thierry, ma belle-sœur, se trouve à merveille, quoiqu'elle n'en ait encore usé que deux fois. J'ai l'honneur d'être avec les sentimens les plus distingués, Monsieur, votre, &c. *Signé* DE GOURNAY, ancien Capitaine de Cavalerie.

N°. 34.

M. HUSSON.

De Versailles, le 12 Février 1777.

Monsieur, j'ai reçu les quatorze bouteilles d'Eau médicinale que vous m'avez adressées, je vous prie de vouloir bien m'en envoyer encore six autres de la même qualité de huit gros chacune, c'est-à-dire une once, que vous voudrez bien adresser tout de suite à M. Thierry fils, Surintendant des petits Appartemens du Roi, à la Cour, & au-dessus, Service du Roi. Votre découverte, Monsieur, commence à opérer avec le plus grand succés sur un jeune homme de mes parens, qui depuis près d'un an est accablé d'un sommeil continuel, causé, à ce que l'on croit, par un épanchement au cerveau. Tous les Médecins ont épuisé leur art, pour obtenir de la nature éternuement ou saignement de nez ; rien n'a répondu à leurs soins, & ce jeune homme depuis deux jours n'a point dormi, & a saigné du nez après avoir éternué, quoiqu'il n'ait encore pris que deux fois votre remede. Si cette cure est aussi complette que nous l'espérons, votre remede triomphera de l'envie, & nous nous réunirons tous pour le faire valoir auprès du Roi & de ses Ministres ; nous aurons d'autant plus de droit à le faire, que je ne doute pas que Madame Thierry, ma belle-sœur, ne se guérisse avec l'usage de votre remede. Pour mon compte, Monsieur, je le proclamerai de toutes mes forces, s'il répond, comme je le crois, à nos espérances. J'ai l'honneur d'être avec les sentimens les plus distingués, Monsieur, votre, &c. *Signé* DE GOURNAY, ancien Capitaine de Cavalerie.

N°. 35.

M. HUSSON.

De Metz, le 25 Mars 1777.

Monsieur, j'ai reçu hier la lettre que vous m'avez fait l'honneur de m'écrire ; je suis désespéré que vous m'ayez prévenu, & n'aurois pas tant tardé à vous donner des nouvelles sur les cures admirables que j'ai faites avec votre remede, si j'avois rempli entièrement les vues que je me suis proposées en le commençant, qui sont de traiter des scrophuleux qui étoient affreux par leurs bouffiſſures hideuſes, les différentes tumeurs à la face, à la tête, à la poitrine, au bas-ventre & au col, qui ſont très-bien guéries. Une fille de douze ans, épileptique, avec des accès les plus violens & fréquens, elle eſt guérie & elle eſt très-graſſe. Un Soldat du Régiment, qui avoit toutes les deux mains & les poignets dartreux depuis deux à trois ans, auquel on avoit fait dans différens Hôpitaux tous les remedes imaginables, a été guéri dans trois mois radicalement, & m'a avoué depuis qu'il avoit une chaud...... depuis le même tems, qui a diſparu à la huitieme doſe.

Un ulcere à la partie inférieure de la jambe, avec gonflement dans l'os, à un enfant de quinze à ſeize ans, a diſparu à la ſixieme ou ſeptieme priſe. Je ne vous cacherai pas, Monſieur, que j'ai trouvé quelques maladies qui ont réſiſté, mais j'eſpere qu'en perſéverant j'en viendrai à bout ; il me manque donc, par ce que vous avez dû voir par mon expoſé, à traiter des goutteux : je dois en avoir deux inceſſamment ; lorſque j'aurai employé le remede pendant quelque tems, je vous ferai paſſer un état cir-conſtancié des malades que j'aurai traités & j'y joindrai le certi-ficat. Je ſuis très-aiſe, Monſieur, que cette occaſion me mette à même de vous prouver ma bonne volonté, & au Public l'effi-cacité dudit remede. J'ai l'honneur d'être, Monſieur, votre, &c. *Signé* BRUGNIERES, Chirurgien Major du Régiment de Béarn.

N°. 36.

M. HUSSON.

De Sedan, ce 12 Décembre 1777.

Monſieur, me voilà heureuſement arrivé à Sedan : j'ai eu dans mon voyage toutes ſortes de ſatisfactions ; mais une des plus grandes & des plus admirables, c'eſt une nouvelle décou-verte des effets merveilleux de votre Eau médicinale, & ſi j'en avois eu un peu plus que la petite bouteille, j'aurois pu vous donner encore des nouvelles plus ſatisfaiſantes ; qu'eſt-ce que c'eſt donc, me demanderez-vous ? de quoi s'agit-il ? quelle cure a-t-on faite ? ſur quel ſujet ? dans quelle maladie ? Je ne vous dirai point ce que vous ſçavez déjà, ce que tout Paris, ce que toute la France, ce que toute l'Europe devroit ſçavoir,

qu'aucune maladie, quelque opiniâtre, quelque enracinée fouvent qu'elle foit, ne peut réfifter à la force toute puiffante de
cette Eau falutaire, qui plus d'une fois nous a mis dans le plus
grand étonnement, guériffant ceux qui avoient été abandonnés
des Médecins & regardés comme incurables. Je ne m'arrêterai
pas à vous raconter combien cette Eau bienfaifante a grandement
foulagé une femme qui par des couches malheureufes avoit tout
le corps comme tortu, le ventre prefque au-deffus de la poitrine, fans pouvoir marcher ni fe remuer beaucoup qu'avec
peine & grande douleur. Cette pauvre femme auroit pu, j'en
fuis fûr, être remife dans fon premier état, fi on avoit pû pour-
fuivre la cure, de même qu'une autre qui avoit des douleurs aux
reins, à laquelle on avoit donné de cette Eau médicinale. Je
laiffe tout cela là pour vous parler d'une chofe intéreffante pour
tous les peuples, principalement ceux de la Campagne ; c'eft
que l'Eau médicinale peut devenir un remede fouverain, falutaire, univerfel, dans les maladies contagieufes des bêtes. Voici
le fait. La mortalité des beftiaux a dévafté & défolé tout notre
pays, a fait chez nous, en peu de tems, des ravages terribles ; de
fix cens bœufs & vaches il ne nous en a pas refté la moitié dans
notre endroit ; mes parens en ont perdu comme les autres ; on
a employé toutes fortes de remedes, on a prefque épuifé les
Pharmacies, peu ont échappé. Ma mere qui n'avoit qu'une
feule vache, craignit beaucoup, la pefte allant frapper à droite
& à gauche. Enfin la bête fut attaquée comme les autres ; mais
quelle joie, Monfieur ! quel contentement ! quelle fatisfaction !
on lui donne une bonne cuillerée à bouche de cette Eau qui me
reftoit, & dans l'efpace de trente-fix heures elle fut guérie
entiérement, & parfaitement rétablie. Cette Eau l'avoit purgée
confidérablement, & lui avoit ramaffé toutes les vilainies dans
le corps pour les jetter avec une puanteur extraordinaire. Cette
infection n'étoit pas la même chez toutes les bêtes ; on en a
ouvert beaucoup, & la plûpart, difoit-on, avoient un épanchement de bile. Si j'avois eu dans ces momens précieux la
quantité de votre Eau qu'il falloit, j'aurois pû faire d'autres
épreuves, arrêter la mortalité, & tarir la fource de bien des

larmes. Quoi qu'il en ſoit, ma mere m'a prié de vous faire agréer ſes très-humbles civilités , & de vous dire de ſa part mille choſes obligeantes ; elle vous ſupplie de n'épargner ni ſoins ni peines , pour que tout le monde puiſſe profiter de cet excellent remede ; elle ſouhaite de tout ſon cœur que Dieu y mette ſa bénédiction , & donne bon ſuccès à cette nouvelle découverte. Nous avons donc enfin un Eſculape moderne, me diſoit de Francfort, homme de bon ſens, au-deſſus de tous les préjugés vulgaires, qui nous a trouvé, après bien des recherches, cette plante dont parle le livre intitulé : *l'An deux mille deux cent quarante* , & qui ſeul, par une grace ſinguliere de la divine Providence, remédiera aux maux qui juſqu'ici ont affligé l'humanité. Pour moi , Monſieur, s'il dépendoit de moi , je publierois votre renommée & celle de votre Eau ; & ſi l'on a érigé des ſtatues & des trophées aux vainqueurs des monſtres des hommes , ſi l'on en a accordé aux bienfaiteurs , vous, à plus juſte titre , méritez que votre nom ſoit tranſmis à la poſté-rité & qu'il ſoit dans un ſouvenir immortel. Je ſuis avec ces ſentimens , Monſieur , votre, &c. *Signé* HECK.

Nᵒ. 37.

M. HUSSON.

Paris , ce 20 Février 1778.

Je ne ſçaurois trop tôt, Monſieur, rendre la juſtice que je dois à l'heureuſe découverte que vous avez faite de l'Eau médi-cinale ; j'avois déja beaucoup entendu parler des différentes guériſons qu'elle avoit opéré dans tous les genres de maladies, & principalement ſur M. & Madame Polliſſard, dont l'exemple eſt fait pour inſpirer la plus grande confiance ; mais en voici une preuve des plus frappantes , qui vient de ſe paſſer ſous mes yeux. A une fiévre putride & inflammatoire que vient d'avoir mon domeſtique , il s'étoit joint une hydropiſie très-conſidé-rable & générale , ainſi que des nodus à toutes les phalanges des doigts de ſes mains , qui lui en empêchoient l'uſage. M. Geoffroy , Médecin , dont les talens & l'habileté ſont connus à juſte titre , y a apporté tous les ſoins qu'il a pour les malades qui l'appellent ; mais après avoir employé toutes les reſſources de l'art, il me dit qu'il falloit le faire adminiſtrer très-promptement, parce que ſon état annonçoit une fin très-prochaine. Monſieur ſon Confeſſeur m'aſſura, par l'habitude qu'il a de voir des malades, qu'il n'iroit pas juſques au lendemain, & que c'étoit le troiſieme qu'il voyoit périr, depuis peu de jours, de la même maladie.

M. le Comte de Pollereski, mon neveu, vint me voir le ſoir, & comme connoiſſant par lui-même, & d'après pluſieurs expériences, les bons effets de votre remede, il lui en adminiſtra lui-même une cuillerée à café, & me pria inſtamment de continuer ſans aucune inquiétude. Je crus m'appercevoir le lendemain matin qu'il étoit moins mal, par un peu plus d'abondance d'urines. Je hazardai de lui en faire reprendre à-peu-près autant le ſoir ; la nuit fut beaucoup meilleure, un peu moins d'étouffement & quelques évacuations. Je le laiſſai repoſer, & voyant qu'il avoit encore de la force, je fus, au bout de trois jours d'intervalle, juſqu'à deux gros. Alors par l'effet que cela produiſit, tant par la fréquence des crachats & par celle des urines, je commençai à eſpérer. Effectivement, Monſieur, le mieux s'eſt établi au point que l'enflure diminuoit tous les jours juſqu'aux nodus de goutte qui ont totalement diſparu ; enfin j'ai eu la ſatisfaction, en n'uſant que de votre admirable remede, de le tirer des portes de la mort avec quinze gros, de le voir rétablir & de jouir d'une meilleure ſanté qu'auparavant, & il eſt bon de vous obſerver qu'il étoit d'une complexion ſi délicate, que tout ſembloit annoncer les ſymptômes de la pulmonie. J'ai l'honneur d'être, Monſieur, votre, &c. *Signé* CHARPENTIER DE BONNEUIL, rue Pavé au Marais, maiſon de Monſieur de Calembacq.

N. 37. *bis.*

M. POLLISSARD.

De Verſailles, le 9 Avril 1778.

Monſieur, j'ai reçu la lettre que vous m'avez fait l'honneur de m'écrire en date d'hier. Je crois, Monſieur, devoir vous détailler pluſieurs épreuves que j'ai faites avec le plus grand ſuccès, de votre merveilleux remede.

Un enfant de trente-deux mois, fils de M. Guillois, Commis des Affaires Etrangeres, étoit à toute extrémité d'une fievre putride & maligne; la Faculté avoit épuisé toutes les ressources de son art, l'émétique qu'il avoit pris par haut & en lavement lui restoit dans le corps; il étoit sans mouvement, la bouche étoit retirée, son corps étoit froid comme marbre, ses yeux étoient éteints, au point de ne point appercevoir une lumiere qu'on lui passoit tout prêt de la vue; on n'attendoit que l'instant de le voir passer. Le pere vint me trouver, pour m'engager à déterminer la mere désolée, à administrer le remede à cet enfant. J'y trouvai un Missionnaire de la Paroisse Saint-Louis de Versailles, nommé M. Messin, qui étoit là pour consoler la mere dans le moment douloureux de la perte de son enfant. Ce Missionnaire n'appercevant aucune lueur d'espérance de guérison, prit sur lui de décider l'application du remede, comme derniere ressource. Il l'apprêta lui-même; à l'aide de deux cuilliers d'argent on parvint à desserrer les dents de l'enfant & à lui faire avaler la cuillerée d'Eau médicinale. Il étoit deux heures & demie après midi; à minuit l'opération du remede s'annonça par une évacuation abondante de matieres extrêmement fétides; la bile coula naturellement, la fievre étoit infiniment atténuée, l'enfant reprit sa vigueur, & ce ne fut qu'une joie universelle dans la famille. Au bout de quatre jours on redonna une seconde cuillerée d'Eau médicinale; l'effet qu'elle produisit fut de faire rendre à l'enfant des épinars qu'il avoit mangés il y avoit quatorze jours, après quoi ce ne fut qu'un cri de sa part pour avoir à manger; on lui donna de la semouille, qu'il mangea du plus grand appétit. Je conseillai de lui faire prendre le surlendemain une once de manne, & la guérison a été radicale & complette.

Un autre enfant de treize ans, Enfant de chœur de l'Eglise de Saint-Louis, nommé Maréchaux, étoit également attaqué d'une fievre putride & maligne; il étoit enflé de tout son corps, la langue étoit exactement noire, ainsi que les levres, qui tomboient par écailles; il prit le soir une cuillerée à café de l'Eau médicinale. J'y fus le lendemain avec un garçon de l'Eglise, qui, en m'y conduisant, m'avoua qu'il ne se flattoit pas de le trouver en vie , après l'état dans lequel il l'avoit laissé la veille. Sa surprise fut extrême, lorsqu'arrivé au lit de cet enfant, nous le trouvâmes entiérement défenflé , fans prefque plus de fievre, & ayant les levres & la langue vermeilles comme une rofe. Sa grand'mere qui le gardoit , nous dit qu'il s'étoit fait en lui au milieu de la nuit une évacuation des plus abondantes , mais en même tems fi infectante, qu'elle avoit été obligée de fortir précipitamment de la chambre. Une feconde prife , & le furlendemain une once & demie de manne , ont achevé la guérifon. On vint enfuite me demander fi on pouvoit fatisfaire la faim dévorante de cet enfant ; je confeillai de lui donner de la foupe, ou de la femouille , qu'il dévora ; il eft venu depuis me remeicier comme me devant la vie. Je ris beaucoup de voir la bonne grand'mere toute émerveillée de la guérifon fubite & inefpérée de fon petit-fils , s'écrier : ah ! Monfieur, que vous êtes un grand Médecin.

Une nommée Brunel , Blanchiffeufe & raccommodeufe de dentelles à Verfailles , Paroiffe Saint-Louis , a été pareillement guerie d'une fievre maligne & putride avec une feule prife de cette Eau médicinale. Elle avoit reçu fes derniers Sacremens, on lui avoit mis les vefficatoires.

J'ai donné à mes deux enfans de cette Eau médicinale au milieu de la petite vérole qu'ils eurent au mois de Mars de l'année derniere. L'aîné, au quatrieme jour de la maladie, n'avoit que quelques boutons parfemés fur le corps & fur le vifage, il fouffroit des douleurs inouies dans l'intérieur de la poitrine & de l'eftomach. Je me déterminai à lui donner une prife de l'Eau, elle lui procura dans la nuit une évacuation copieufe , & au point du jour tout fon corps & fon vifage furent couverts d'une double couche de grains de petite vérole & les douleurs étoient abfolument ceffées. La petite vérole a été des plus heureufes.

J'ai fuivi la même méthode pour mon fecond fils ; l'Eau a opéré en lui le même fuccès, & j'ai eu d'autant plus lieu de benir mille fois l'Eau médicinale, qu'une Dame fur mon même pallier, qui avoit auffi deux enfans atteints de la même maladie, & qui s'eft conftamment obftinée à refufer l'adminiftration de ce remede, a eu le malheur de les perdre.

[44]

Une Cuisiniere que j'avois se trouva tout-à-coup attérée
d'une fiévre violente dont elle fut prise pendant la nuit ; je lui
donnai une prise d'Eau médicinale , & dès le lendemain elle
reprit son ouvrage , toute extasiée de se trouver aussi subite-
ment guérie.

Moi - même , Monsieur, l'année derniere , au mois d'Avril ,
j'avois des étourdissemens affreux ; en travaillant , ma tête tomboit sur mon papier ; en me promenant, j'allois comme un homme
ivre ; plusieurs fois j'ai été fort heureux de rencontrer un mur
pour ne pas tomber. Dans un cas aussi inquiétant je me déterminai bien vîte à prendre de l'Eau médicinale , des remedes le
lendemain , & le surlendemain une once & demie de manne ; à
la premiere prise je rendis au moins cinquante boules de bile
recuite & dure comme des pierres. Quatre jours après je pris
une seconde cuillerée & j'observai la même méthode , l'effet
qui en résulta fut miraculeux , je rendis une vingtaine de mor-
ceaux de glaires gros comme de gros vers & long de plus de
dix pouces. Depuis ce tems-là je n'ai plus eu le moindre
soupçon des étourdissemens qui m'avoient tant inquiété.

Après de pareils succès que j'atteste certainement sans autre
intérêt que celui de rendre hommage à la vérité , peut-on
révoquer en doute l'effet victorieux d'un remede aussi salutaire
& aussi précieux à l'humanité ; il y a plus , voilà des guérisons
citées & prouvées, vous en avez de votre côté un nombre
infiniment plus grand ; je défie qui que ce soit de citer & de
prouver que cette miraculeuse Eau médicinale ait jamais produit le moindre accident. Si cela est aussi démontré que je le
soutiens, de quel motif peut-on couvrir l'intérêt avec lequel
on cherche à le proscrire ? Je crois, Monsieur, qu'il est plus
de l'intérêt de l'humanité que de l'Auteur lui-même de la découverte, de chercher à propager la réputation de ce remede ;
en conséquence peut être penserez-vous qu'il seroit essentiel
de rassembler tous les miracles qu'il a produits, d'en faire faire
le détail par une plume habile, afin de rédiger un Mémoire qui
pût être mis sous les yeux du Gouvernement & le convaincre.
J'ai entendu dire que quelqu'un de la maison de M. le Comte

de Maurepas a fait un ufage utile de l'Eau dont il s'agit ; ce Miniftre eft judicieux, éclairé, impartial, & je fuis convaincu que ce fera une puiffante protection acquife, quand on l'aura mis à portée de l'accorder avec connoiffance de caufe.

Quant à moi, la feule chofe qui puiffe dépendre de mon zèle, eft le témoignage que je m'empreffe de vous rendre & qui eft une fuite de l'expérience que j'ai faite du remede, & de la reconnoiffance perfonnelle que je lui dois. J'ai l'honneur d'être avec un fincere attachement, Monfieur, votre, &c. *Signé* LE GOUESLIER DE MONTCAREL, Commis principal des Affaires Etrangeres.

N°. 38.

M. HUSSON.

De Verfailles le 13 Mai 1778.

Monfieur, j'ai fondé les témoignages que j'ai rendus à l'efficacité de votre remede fur les expériences les plus heureufes que j'en ai faites. Ce motif n'a rien d'équivoque, & la juftice en fait la bafe unique. Je réunis mes vœux aux vôtres, Monfieur, pour que l'Eau médicinale trouve enfin tout l'appui que je crois lui être dû. La réputation de votre découverte commence à s'étendre ; le tems fera le refte : je fouhaite de pouvoir y contribuer par mon fuffrage, & que vous jouiffiez enfin fans trouble de la reconnoiffance que l'humanité vous doit, & dont je vous paie bien fincérement le tribut. J'ai l'honneur d'être, &c. *Signé* LEGOUESLIER DE MONTCAREL, Commis principal des affaires étrangeres.

N°. 39.

M. POLLISSARD.

De Pontchartrain, le 8 Mai 1778.

Monfieur, différentes occupations, jointes à l'effai que faifoit de l'Eau médicinale un Fermier très-eftimé par M. le Comte de Maurepas, m'ont fait différer de répondre à votre derniere. Je le fais aujourd'hui, Monfieur, d'une maniere qui va faire l'éloge du nouveau fpécifique.

J'en ai donné à deux enfans qui avoient la petite verole ; un de ces enfans étoit très-mal & dans le plus grand danger. Ils ont été guéris & fauvés. Une fille âgée d'environ quarante ans étoit très-affectée & très-infirme depuis huit ans pour avoir été mouillée confidérablement dans un tems critique. Elle a pris de l'Eau médicinale dix fois environ ; fa guérifon eft fenfible & prefque miraculeufe. Elle fait beaucoup de bien à une femme de ma paroiffe, incommodée d'une dartre fur les mains.

Les perfonnes, Monfieur, fur lefquelles le Fermier dont j'ai eu l'honneur de vous parler au commencement de ma lettre, fait des tentatives, font deux femmes ; l'une qui eft hidropique ; l'autre affectée de vapeurs convulfives. L'Eau médicinale a procuré de grandes évacuations. Si le remede procure leur guérifon, je ne manquerai pas, Monfieur, de vous en faire part. Vous avez raifon de m'obferver qu'il n'en faut pas donner à des moribonds. J'ai fait deux fois l'expérience, & elle leur a été inutile ; mais les perfonnes de l'art ont avoué qu'il n'avoit pas été préjudiciable.

Je crois, Monfieur, que la maniere de faire ufage de l'Eau médicinale par petites dofes réitérées, eft préférable à celle de la donner par dofes plus fortes. C'eft l'obfervation de M. de Planque. L'expérience m'a prouvé qu'elle étoit fage.

Lorfque j'aurai eu le bonheur de rendre quelque autre fervice à l'humanité, en opérant des guérifons avec l'Eau médicinale, je me ferai un jufte devoir, Monfieur, de vous en faire part. Je communique à MM. nos Fermiers la lettre de M. le Comte d'Uffy, afin de les engager à faire ufage de l'Eau médicinale dans les maladies de leurs beftiaux ; mais, graces à Dieu, je n'entends point parler qu'aucun Fermier ni habitant ait des animaux malades. Je défirerois favoir la dofe des beftiaux ; elle doit fans doute être plus forte que pour les hommes.

Je fuis très-flatté, Monfieur, que l'Eau médicinale me mette en relation avec vous, & me procure l'honneur de vous renouveller les fentimens d'eftime avec lefquels je fuis, &c. *Signé* FLEURY, Curé de Pontchartrain.

Nº. 40.

De Versailles le 20 Janvier 1778.

Ayant pris vers la fin du printems de 1775 deux fois de l'Eau médicinale, & chaque fois deux petites cuillerées à café; j'en fus très-bien purgé par bas, & sans douleur quelconque; n'étant pas délivré de mes douleurs vagues, & souffrant toujours beaucoup, je pris le 9 d'Août, tems de la canicule, & sans préparation, trois cuillerées à café de ce remede. Elles me provoquerent des vomissemens qui m'inquiéterent par leur durée, & plus encore par le peu de connoissance que l'on avoit alors du remede. Je fus étonné des effets de cette derniere prise; mais quelque tems après j'éprouvai une meilleure situation par la diminution de mes incommodités, ayant acquis plus d'appétit & plus de sommeil; çe que je certifie véritable. Fait à Versailles le 20 Juillet 1778. *Signé* MONTGIROT, Gouverneur des Pages de *Monsieur.*

Nº. 41.

M. POLLISSARD.

A Versailles, le 23 Octobre 1778.

Les occupations dont je suis surchargé, Monsieur, m'empêchent de répondre bien en détail aux deux lettres, dont vous m'avez honoré; j'aurois bien désiré qu'il m'eût été possible d'aller faire votre connoissance dans le voyage de douze heures que je viens de faire à Paris: je ne suis pas moins sensible à votre obligeante invitation; l'Eau médicinale m'a été d'un grand secours dans un voyage que je viens de faire en basse Normandie; j'en avois heureusement porté avec moi pour en faire présent à de bons amis que j'ai dans ce pays-là: je ne m'attendois pas que je serois dans le cas de leur prouver l'efficacité de ce remede, par l'application que j'ai été obligé d'en faire sur moi-même. Je fus surpris en route d'un débordement affreux de la bile la plus noire; j'avois les yeux & tout le visage jaune comme du safran, au point que mes amis en furent effrayés. Je voulus pendant deux jours lutter contre le mal, espérant le dissiper par la diete, des remedes & beaucoup de boissons; mais rien n'y fit, la fievre furvint de la maniere la plus violente, accompagnée de crifpations d'entrailles les plus effrayantes. Je n'héfitai plus à recourir à l'Eau médicinale ; j'en pris le matin une bonne cuillerée à café. Sur les trois heures après midi je fus pris d'une extrême envie de vomir ; les vomiffemens ne tarderent pas à arriver ; je rendis d'abord la valeur de deux cuvettes de nourriture , & il faut obferver qu'il y avoit trois jours que je n'avois pour ainfi dire mangé : je bus beaucoup d'eau chaude chaque fois que je vomiffois ; je fus grandement furpris lorfque je vis fuccéder à ces premiers vomiffemens une bile verte, dont dans l'efpace d'environ cinq heures je remplis la valeur de fix cuvettes ; les vomiffemens faits, je me trouvai au mieux, la fievre étoit entiérement tombée ; je pris un bouillon ; je me couchai, & je paffai la meilleure nuit poffible, au point que le lendemain, au grand étonnement de la fociété où j'étois, il ne me reftoit pas le plus léger fymptôme de l'état qui la veille avoit tant effrayé. Je dois vous ajouter que pendant huit nuits confécutives j'ai eu des fueurs confidérables, & que depuis ce tems-là je jouis de la meilleure fanté.

Plufieurs perfonnes , témoins de ce miraculeux effet de l'Eau médicinale , fe font empreffées de me demander de leur procurer de cette Eau ; j'en ai envoyé aux uns ; aux autres je leur ai donné votre adreffe. J'ai l'honneur d'être , &c. *Signé* LEGOUESLIER DE MONTCAREL.

Nᵒ. 42.

M. POLLISSARD.

De l'Orient , le 9 Novembre 1778.

Mon ami, j'ai reçu votre lettre du 23 du paffé : il y avoit déja deux jours que j'étois arrivé ici bien portant. J'ai toujours dans mon armoire une petite bouteille d'Eau médicinale, dont je ne ferai ufage que lorfque ma fanté fera altérée : j'ai laiffé Colin parfaitement rétabli. Son urine, qui marquoit autrefois une âcreté dans le fang, férofité bilieufe, gonflement de rate, vents qui occupent l'eftomac, le bas-ventre & les reins , avoit changé entiérement, & étoit auffi limpide que celle d'un enfant qui vient de naitre. Les jambes n'étoient plus enflées ; fon teint

étoit

étoitbon, l'œil vif, & je m'apperçus, en le voyant un jour dîner, que le feu, pour ainsi dire, sortoit de ses dents, tant le gaillard cassoit de bon appétit. Je l'ai vu à la chasse marcher comme un Basque. Il n'est pas possible, mon ami, de voir une guérison plus complette ; ce pauvre garçon étoit auparavant dans un état affreux. Son sang, affecté de scorbut, n'avoit presque plus de circulation. Il ne faisoit plus que lutter contre la mort ; déja l'enflure avoit gagné ses jambes, qui étoient presque grosses comme mes cuisses, qui, comme vous sçavez, ne sont pas petites : enfin, mon ami, l'on peut dire : *resurrexit, grace à l'Eau médicinale*. Je suis pour la vie, &c. *Signé* GOURLADE, Négociant & Armateur.

N°. 43.

M. POLLISSARD.

De l'Orient , le 27 Novembre 1778.

J'ai reçu, mon ami, votre lettre du 21 courant : je serai toujours un zélé défenseur de l'Eau médicinale : elle vous a conservé, & la moitié de vous même : vous m'entendez, c'est Madame dont je parle ; votre enfant & mon pauvre Colin sans elle n'existeroient plus : ma femme en fait usage ; je lui ai écrit de s'adresser à vous par lettre, si elle n'alloit point incessamment à Paris. Si elle va visiter notre capitale, elle ira faire connoissance avec Madame : je vous prie, mon ami, de lui indiquer ce qu'il convient qu'elle fasse pour jouir constamment d'une parfaite santé. Je vous embrasse & suis pour la vie, &c. *Signé* GOURLADE, Négociant & Armateur.

N°. 44.

M. POLLISSARD.

De Paris , le 30 Octobre 1778.

Monsieur, je vous ai promis de vous rendre compte de toute la réussite de votre remede ; je suis on ne peut pas plus satisfait de votre derniere prise ; elle a été par le haut & par le bas considérablement : il est vrai que nous avons eu le bonheur de lui faire avaler cette prise par subtilité, qui lui a donné des maux de cœur infinis. Je n'ai pas encore éprouvé, depuis qu'elle l'a prife, aucune abfence d'efprit ; elle paroît accablée par la fatigue qu'elle a eue : cependant elle vient de déjeûner avec un pain de demi-livre, joint avec une prife de café. Elle eft tranquille & paifible, comme je ne l'ai jamais vue. Si vous êtes content de tout ce détail, vous devez penfer que je le fuis moi-même ; car ce feroit ma mere que je n'en ferois pas plus fatisfaite. Vous devez juger des fentimens de reconnoiffance avec lefquels, je fuis, &c. *Signé* Sœur de l'Incarnation de l'Hôtel-Dieu de Paris.

On voit qu'il eft ici queftion de folie. Le malade a été parfaitement guéri, & jouit aujourd'hui de la meilleure fanté.

N°. 45.

M. POLLISSARD.

L'Orient, le 22 Janvier 1779.

Monfieur, je fuis, je vous affure, toujours enthoufiafmé de l'Eau médicinale ; Collin fous mes yeux rétabli ; M. Pautonnier arraché du tombeau ; Madame Gourlade efpérant, en continuant ce remede, jouir d'une meilleure fanté ; fi M. Leger a le même bonheur, dois-je héfiter à en faire ufage, lorfque je me trouverai en avoir befoin : non, non, Monfieur, je ne la propoferai pas à des perfonnes qui ne font point mes amis ; mais fi j'en avois un en danger, je ferois l'impoffible pour le décider à en prendre. Continuez à en faire ufage par précaution, afin de jouir conftamment d'une fanté parfaite. Je fuis avec un fincere attachement, &c. *Signé* GOURLADE.

N°. 46.

M. HUSSON.

Paris, le 27 Janvier 1779.

Monfieur, je ne puis garder fous filence le bien que l'Eau médicinale a opéré en moi, & les très-humbles actions de graces que je vous en rends tous les jours ; ce font des dartres que j'avois par-tout le corps ; entr'autres une à la jambe, où il y avoit un trou d'où il fortoit une matiere noirâtre, & dans différens endroits des taches noires, rougeâtres & gros bleu, qui annonçoient la gangrenne ; cinq prifes de votre Eau médicinale m'ont entierement guéri ; le trou eft refermé ; plus de fuppuration, & la jambe eft auffi vermeille & auffi ferme que l'autre ;

ce que je certifie véritable. A Paris , ce 27 Janvier 1779.
Signé AUBRAY , Caiſſier de la recette des Aides du port Saint
Paul.

N°. 47.

M. POLLISSARD.

De Tanqueux , *le 16 Avril 1779*.

Monſieur, mon Fermier d'Uſſy eſt venu me faire des remercimens d'une bouteille d'Eau médicinale que je lui avois donnée ,
pour ſauver , s'il ſe pouvoit , quelques moutons malades de ce
qu'ils appellent dans ce pays le Claviau, maladie très-dange-
reuſe pour les moutons, contagieuſe , & contre laquelle on ne
connoît point de remedes quand ces animaux en ſont attaqués à
un certain point. Il en a eſſayé ſur deux bêtes des plus malades ,
qui ne mangeoient plus & qu'il regardoit perdues. L'une avoit
un an & l'autre deux ; cela a purgé ces animaux extraordinairement, & fait pouſſer & ſortir tout le mal qu'ils avoient , de
ſorte que ces deux moutons ſont guéris parfaitement. Si j'étois
venu un mois plutôt dans le pays , il n'auroit pas perdu vingt-
ſept bêtes de ſon troupeau ; car , ſi j'avois été informé de la
maladie, il en auroit fait l'eſſai tout de ſuite , & il n'auroit pas
fait une auſſi grande perte. Quand cette Eau ne ſeroit pas auſſi
ſalutaire qu'elle eſt pour l'humanité , étant auſſi ſpécifique
qu'elle eſt pour les beſtiaux , elle demanderoit bien l'attention
du Gouvernement , pour faire l'acquiſition du remede & le
rendre public. Je compte aller ces jours-ci à Uſſy. Je verrai
les deux bêtes qui ont été ſauvées par le ſecours de cette Eau ,
& mon deſſein eſt d'en rendre compte à Monſieur le Lieutenant
de Police ; je n'oublirai point dans ce détail l'hiſtoire de la
vache ſauvée au moment que l'écorcheur étoit venu pour en
prendre la peau ; je pourrois y joindre l'hiſtoire d'une poule
guérie par cette Eau. Dans ma maiſon le bruit s'étant répandu
que mon Fermier étoit venu me remercier de l'Eau que j'avois
donnée pour ces moutons, on vint me dire qu'il y avoit une
poule qui étoit bien malade, & ſi je voulois eſſayer de mon
Eau ſur la poule ; je lui en fis donner un peu dans du vin , deux
heures après la crête de la poule étoit redevenue rouge . &

elle eſt dans ſa cour avec les autres. J'en ai donné à mon Curé
une bouteille pour des malades : il en a donné à une femme
qui avoit pris médecine & émétique, il a été ſurpris des évacuations extraordinaires que cette Eau a occaſionnées, & la
femme ſe trouve bien. Je ne doute pas que vous ne faſſiez part
à M. de Brotonne de ces eſſais. Je vous prie en même tems de me
croire, Monſieur, votre, &c. *Signé* COURTIN, Comte d'Uſſy.

N°. 48.

M. HUSSON.

De Pithiviers, le 31 Août 1779.

Monſieur, permettez que je vous faſſe part de la guériſon de
mon épouſe que l'Eau médicinale a ſeule opéré, quoiqu'elle n'en
ait pas pris autant que ſon état ſembloit l'exiger. Elle allaitoit
ſon enfant âgé de deux mois, lorſque je fus obligé d'aller à
Paris pour l'opération de la fiſtule dont j'étois attaqué. Ce
départ & les circonſtances qui l'ont accompagné ont fait
chez elle une révolution ſi étonnante, qu'il en eſt réſulté un
épanchement de lait ſur l'eſtomac, & qu'il a fallu par conſéquent ſevrer l'enfant. Le mal lui faiſoit reſſentir des douleurs
auſſi vives que ſi on lui eût ſerré l'eſtomac entre deux planches;
à mon retour j'ai trouvé mon épouſe dans un état ſi fâcheux,
que, quoique muni de cette Eau ſalutaire, je n'ai oſé lui en donner ſans vous en communiquer, & c'eſt votre réponſe qui a
décidé à en faire uſage.

Pendant quatre jours elle en a pris des demi-cuillerées
chaque fois. La premiere n'a fait qu'un mal-aiſe, la ſeconde a
été rejettée au bout d'une demi-heure, ſon cœur a toujours
réſiſté à tout remede liquide; jamais médecine ne lui a pu être
donnée. Quoi qu'il en ſoit, les deux jours ſuivans, à force de
précautions, elle ne les a pas rejettées, de maniere que les évacuations par haut ont été abondantes; pendant trois jours conſé-
cutifs elle a vomi de la bile, enfin des vilainies qu'il eſt eſſentiel d'expulſer du corps humain. Le quatrieme jour, au ſoir, je lui
ai donné la doſe entiere; mais ſoit que l'eſtomac fût trop fatigué, ou ſon dédain naturel, cette doſe a été vomie ſur le
champ. Quoi qu'il en ſoit, cette Eau a un effet ſi prompt, que

les vomiſſemens ont continué, & qu'enſuite pendant deux autres jours les évacuations ont pris leur cours par bas; malgré le peu qu'elle a pu retenir dans l'eſtomac, ſa guériſon n'en eſt pas moins parfaite : elle a aſſiſté à la noce de ſon frere, elle a joui de toute la recréation poſſible.

Quant à moi, après les précautions indiquées, la premiere doſe m'a fait évacuer par bas quarante-cinq fois, enſuite de quoi l'Eau médicinale ayant attaqué la fiſtule, m'a fait ſouffrir en cet endroit une nuit & un jour entier des douleurs aiguës ; je n'ai pu en reprendre que dix jours après. J'ai évacué douze fois avec mêmes douleurs dans la fiſtule, ce qui me donne lieu de croire qu'elle peut ſeule guérir ceux attaqués de cette maladie : ce que j'avance eſt vrai, le Chirurgien qui me ſoigne en eſt témoin. Je ſuis avec reſpect & reconnoiſſance, Monſieur, votre, &c. *Signé* MOREL, Notaire.

<h2 style="text-align:center">N°. 49.</h2>

M. POLLISSARD.

De Pontchartrain, le 16 Septembre 1779.

Monſieur, il y a longtems que je n'ai eu l'honneur de vous écrire, parce que je n'avois rien de remarquable à vous marquer au ſujet des effets de l'Eau médicinale. J'ai continué d'en donner à la fille Lecoq, dont je vous ai parlé dans mes lettres précédentes. Sa guériſon ſe ſoutient, les accidens ne reparoiſſent plus. La niece d'un ancien Fermier de M. le Comte de Maurepas, nommée Mademoiſelle Lucas, demeurant à deux lieues de Pontchartrain, ci-devant affectée d'une hydropiſie dangereuſe, ſe trouve actuellement guérie. Elle eſt venue le jour de la Nativité me faire ſes remercimens.

J'ai auſſi prévenu, Monſieur, tous nos habitans, principalement les Fermiers, que cette Eau étoit très-ſalutaire pour les beſtiaux : heureuſement on n'a pas encore été dans le cas d'en faire l'épreuve. Vous êtes inſtruit, ſans doute, Monſieur, que nous avons l'avantage de poſſéder M. de Boneuil ; ſa préſence, le témoignage vivant de ſon domeſtique, qui doit ſa guériſon & ſon exiſtence à l'Eau médicinale, ont excité beaucoup de

confiance. Il en adminiſtre lui-même à pluſieurs de mes Paroiſ-
ſiens, en particulier à une jeune femme malade d'un lait répandu ;
au Jardinier de M. le Baron de Kallenback , chez qui ſe trouve
M. de Boneuil ; à un enfant que le défaut de purgation , après
la petite vérole , a mis dans un état critique pour les yeux &
pour la ſanté. Ces malades, plus courageux & plus conſtans que
beaucoup d'autres , continuent de faire uſage de l'Eau médicinale , & s'en trouvent bien. Enfin, Monſieur, j'en ai donné,
hier , à un de mes domeſtiques qui étoit au lit pour une colique
très-douloureuſe , & il s'eſt trouvé en état de reprendre aujour-
d'hui ſon travail. Ces détails vous feront plaiſir à apprendre. Je
vous prie d'en faire part à M. Huſſon ; je ne le laiſſerai pas
ignorer à M. Leclerc du Brillet , Secretaire de M. le Comte de
Maurepas. Ma proviſion d'Eau médicinale ſe trouve épuiſée.
Seroit-il poſſible, Monſieur, que M. Huſſon m'en donnât encore
une demi · bouteille ? quand elle ſeroit épuiſée , alors ce remede ſeroit connu. Les perſonnes qui en auroient beſoin pourroient s'en pourvoir ; je ſerois volontiers ce dépoſitaire. Si M.
Huſſon veut bien acquieſcer à ma demande , je le prie d'envoyer
la bouteille chez M. Leclerc. Je ſuis avec reſpect , Monſieur,
votre , &c. *Signé* FLEURY , Curé de Pontchartrain.

Nº. 50.

M. HUSSON.

De Verſailles , le 11 Janvier 1780.

Monſieur, c'eſt avec autant de regret que vous m'en montrez,
que je ne vous ai pas demandé de vos nouvelles. Je ſuis reſté
cinq ſemaines malade au Havre ; m'étant attaqué d'abord avec
l'Eau médicinale , je n'étois pas découragé ; mais par conſidération à moi perſonnelle , je me ſuis livré aux gens de l'art , & ai
laiſſé pour un inſtant votre remede. Au moment de notre licen-
çîment on m'aſſura que l'on m'enleveroit ma fievre, qui étoit
quotidienne , avec redoublement ; nombre de perſonnes de
notre robe qui venoient en ce pays-ci, ſçavoient ce que l'on me
propoſoit , & qui avoit réuſſi ; je dis bien que mon indiſpoſition
reconnoiſſant pour principe une humeur de goutte vague , on
échoueroit. Enfin , pour empêcher ces bons amis de dire ici à

d'autres, que je n'étois qu'un entêté, un opiniâtre, qui radotoit déjà, j'ai été un mois de plus malade. Graces à Dieu & à l'Eau médicinale, dont j'ai pris une bonne dose, je jouis de la santé. J'aurois besoin d'en prendre encore ; mais a-t-on le tems de soigner sa santé ?

Je vous remercie des lettres que vous m'avez adressées, cela me rend toujours fort pour servir vos succès. J'ai fait mon possible pour que le Havre connoisse & jouisse de votre découverte. Je suis avec une parfaite reconnoissance, Monsieur, votre, &c. *Signé* DE ROBIEN.

No. 51.

M. HUSSON.

De Rouen, le 29 Mars 1780.

Monsieur, votre derniere lettre a rendu la confiance, dissipé les craintes, & fait résoudre à la persevérance les personnes intéressées au malade pour lequel je vous ai écrit. On en étoit pour lors à la troisieme prise, qui purgea peu & lentement ; en conséquence on a suivi le procédé indiqué dans le prospectus pour les tempéramens difficiles à émouvoir. Comme j'ai reçu votre derniere lettre à temps, on a fait prendre trois cuillerées à café de l'Eau médicinale, à la fin de la préparation. Cette quatrieme prise a assez purgé par bas. Jusqu'à cette époque, & le lendemain de cette quatrieme prise, les vapeurs & le délire ont été de jour en jour, & petit à petit en diminuant ; on s'apperçoit du mieux. Aujourd'hui, qui fait les huit jours francs, on a donné au malade même dose de trois cuillerées ; cela commence à opérer fortement par bas & par haut, ce qui donne la plus grande espérance, & me fait vous prier de m'envoyer, le plûtôt possible, une même quantité d'Eau médicinale, pour que l'on puisse, sans interruption, continuer le remede. J'ai l'honneur d'être, Monsieur, votre, &c. *Signé* PANGOT DE BENOUVILLE.

No. 52.

M. HUSSON.

De Troyes le 24 Avril 1780.

Monsieur, un Chanoine du Chapitre de Saint-Etienne, auquel

un de ſes Confreres, qui avoit une petite bouteille, avoit propoſé de la lui remettre, m'eſt venu trouver pour une perſonne condamnée des Médecins, adminiſtrée, n'évacuant depuis trois jours, ni par les urines, ni autrement, ayant le râle & prête à expirer. C'étoit une fluxion de poitrine, & on lui avoit (très-mal à propos) tiré ſeulement vingt-quatre palettes de ſang & donné beaucoup de drogues. On lui fit prendre cette priſe ſur les onze heures du matin. Une heure & demie après elle a uriné des vaſes pleins, après quoi elle a dormi trois heures. Sur les cinq heures elle a commencé à aller par haut & par bas, ce qui a continué la nuit, & la matinée d'hier elle a rendū des infections, des biles vertes, des glaires, des vers. J'y ai été hier matin, à mon arrivée elle a rendu par le haut des vers ; l'Eſculape qui la croyoit morte, a été étourdi en la voyant. Il ne ſçait rien de ce qui s'eſt paſſé, mais il a dit hier au ſoir au Chanoine qu'il en répondoit. Elle va au mieux, & la fiévre a déjà ceſſé. Ce miracle de l'Eau médicinale, joint à la paralytique qui n'eſt plus contrefaite de la bouche, a fait beaucoup de bruit, mais il m'en faut au plûtôt ; la paralyſée en a un beſoin extrême, elle met toutes les drogues d'Apothicaire de côté. Je viens d'avoir des nouvelles de la perſonne à fluxion de poitrine ; elle a encore rendu des vers vivans cette nuit. Elle va auſſi bien qu'elle peut aller. J'ai l'honneur d'être avec tous les ſentimens de reconnoiſſance que vous m'avez ſi fort inſpirés, Monſieur, votre, &c. *Signé* ALLEON, Chanoine Régulier de la Congrégation de France.

Nº. 53.

M. POLLISSARD.

De Tanqueux, le 16 Mai 1780.

Monſieur, j'ai rendu compte à M. Le Noir, Lieutenant Général de Police, de l'heureux ſuccès que j'avois eu dans toutes les épreuves que j'avois faites de l'Eau médicinale, tant ſur les hommes que ſur les animaux. Je lui rendis compte que le Curé de Chamigny, qui a de la célébrité dans le pays, & qu'on vient conſulter pour différentes maladies, de huit à dix lieues à la ronde, en avoit fait comme moi ufage avec beaucoup de fuccès, & récemment fur un Religieux de la Chartreufe de Bourg-Fontaine, auquel il avoit auparavant confeillé différens remedes, & qui reftoit perclus. Il n'a eu de foulagement que par cette Eau, qu'il lui a en dernier confeillé le mieux qu'il a marqué, lui-même annonçant actuellement fa guérifon, s'il a réitéré, ce que je ne doute pas. Je lui ai rappellé que je l'avois informé l'année derniere de différentes guérifons que j'avois opéré par le fecours de cette Eau, & notamment fur une vache, qui étoit fi mal, que l'écorcheur étoit venu pour en prendre la peau. Je finis ma lettre par les inftances les plus fortes pour avoir une permiffion pour que vous m'en livriez la quantité dont j'aurois befoin ; je lui remarquai même, que je regarde la permiffion que j'efpere qu'il m'accordera, néceffaire à la confervation de mes jours & de tout ce qui m'appartient. Je vous prie de me croire parfaitement, Monfieur, votre, &c. *Signé* COURTIN, Comte d'Uffy.

N°. 54.

M. POLLISSARD.

De Nancy, le premier Septembre 1780.

Monfieur, je me trouve parfaitement bien de l'Eau médicinale ; les fréquens maux de tête que j'avois font diffipés, voilà l'objet effentiel : fi cela continue, je regarderai l'Eau médicinale comme le dieu tutélaire de ma fanté ; j'en ai obligation à l'honnête Major qui a bien voulu me la procurer, ainfi que pour l'intérêt & les attentions qu'il a eu la bonté d'avoir pour moi. Il m'en refte encore vingt-huit gros, que je conferve très-foigneufement ; au moindre dérangement de ma fanté j'en ferai vîte ufage. Je vous prierai, comme je m'intéreffe vivement à cette Eau-là, & qu'elle doit avoir fait de belles cures, dont vous avez les notes, de vouloir bien me les faire paffer, cela me mettroit à même de l'indiquer à mes amis & connoiffances, s'ils venoient à être malades. J'ai l'honneur d'être très-parfaitement, Monfieur, votre, &c. *Signé* le Chevalier DE LESPÉE, Officier de Dragons.

N°. 55.

M. POLLISSARD.

Du Château de Pinceloup, par Ram-
bouillet, le 9 Septembre 1780.

Monfieur , je fuis très - fenfible.   .   .   .   .

.   .   .   .

.   .   .   .

Il faut que je vous parle un peu de moi , car je fuis affez bon
acteur dans la fcene de l'Eau médicinale pour y paroître.

Dans les premiers jours de Juillet je fentois quelques embarras dans les chevilles , j'ai pris deux cuillerées & demie de l'Eau
médicinale , & après une purgation abondante , mes chevilles
ont été débarraffées. Sur la fin du mois dernier j'ai été pris
d'un petit accès qui m'a privé de la promenade pendant trois
jours. Le quatrieme la goutte s'étoit fi bien emparée de tout le
pied , que ce n'a été qu'avec la plus grande difficulté que j'ai
pu aller de mon lit à un fauteuil , enforte que la Compagnie a
bien voulu s'affembler dans ma chambre. L'état de mon pied &
de fes chevilles a effrayé toute la fociété. Heureufement les
chaleurs qui avoient été exceffives ont diminué , & dès le foir
même j'ai pris deux cuillerées & demie de l'Eau médicinale, j'ai
parfaitement dormi ; l'effet du remede a commencé à fix heures
& demie du matin, le pied a dès ce moment-là commencé à
fe dégager , je marchois affez librement. Enfin l'accès a totalement difparu dans la journée , & le lendemain j'ai été en voiture à un rendez-vous de chaffe du Roi ; j'y ai marché fort librement & je n'en ai nul reffentiment. Cet événement a eu pour
témoins une douzaine de perfonnes qui n'étoient nullement difpofées à entrer dans la confiance que je témoignois à mon fpécifique. Je ne crains pas , Monfieur, de vous ennuyer par ces
détails. L'intérêt que vous avez bien voulu témoigner à ce qui
me regarde , m'enhardit à vous entretenir fur mon compte. J'ai
l'honneur d'être avec un fincere attachement, Monfieur, votre,
&c. *Signé* MOUETTE, ancien Procureur du Roi de la Chambre
du Domaine.

Nº. 56.

M. HUSSON.

De Montereau, le 22 Octobre 1780.

Monsieur, votre Eau a guéri des fievres & purgé des gens qui en avoient grand besoin. J'ai déterminé notre Médecin à en faire usage contre ses dartres ; il en prend & s'en trouve bien : il lui en faudra, je pense ; car il est furieusement hypothé-qué. N'importe, je lui ai promis de lui en fournir, & je lui tiendrai parole. Deux Chirurgiens m'en ont déja demandé, & je leur en ai donné. Si une fois je puis tenir les gens de l'art & en faire des profélytes, tout ira bien. Le Doyen de Bray conti-nue à en prendre. J'en ai donné hier à trois Curés de mes voi-sins. J'ai trois malades ici, qui sont abandonnés des Médecins & Chirurgiens, & que je traite ; j'ose espérer de les tirer d'af-faire : mais, de grace, ne me laissez pas manquer du secours essen-tiel, il ne me reste plus que six gros, & ils seront employés d'ici à Vendredi, que j'espere recevoir les quarante gros que je **vous** demande. Je les attends avec impatience, & suis avec tout l'at-tachement possible, &c. *Signé* THUIN, Curé de l'Eglise de S. Maurice, & ancien Chanoine de la Collégiale.

Nº. 57.

M. HUSSON.

De Fontenay en Brie, le 6 Novembre 1780.

Monsieur, je suis trop reconnoissant du servi ce que vous m'avez rendu, en procurant des secours à mon fils par la vertu de l'Eau médicinale, pour ne pas espérer que vous voudrez bien encore supporter mes importunités, non pour mon fils qui se porte on ne peut pas desirer mieux, mais pour un de mes amis qui, depuis environ huit ans, est attaqué d'un rhumatisme que l'on dit être goutteux. Ce rhumatisme court toutes les parties de son corps, & souvent se fixe pour du tems sur une seule partie, notamment sur la poitrine ou à la tête, auquel cas il est à la mort. Actuellement que je m'entretiens avec vous, ce rhuma-tisme est fixé sur la main gauche, au point qu'il n'en peut faire aucun usage : je lui ai parlé de la vertu de l'Eau médicinale ; il

paroit décidé à en faire ufage. Il croit que cette humeur lui eſt
furvenue d'une fraicheur qu'il a fupporté, il y a huit ans, en paſſant
une nuit. Je m'adreſſe donc à vous, Monſieur, pour ſçavoir ſi
vous êtes vivement perſuadé que l'Eau médicinale lui procurera
fecours, parce qu'il s'en rapportera aveuglément à votre avis.
Je fçais bien qu'en ſuppoſant qu'elle n'opérât pas l'effet qu'on
en attend, elle ne peut pas faire de mal ; néanmoins vous con-
viendrez qu'il feroit défagréable d'en faire ufage, s'il ne réful-
toit pas un bien réel. J'attends avec confiance votre réponſe, &
fuis avec le plus de reconnoiſſance, &c. *Signé* DUCHEMIN.

<h2 style="text-align:center">N°. 58.</h2>

M. POLLISSARD.

De Montereau, le 17 Novembre 1780.

Monſieur, votre prédiction commence à s'accomplir ; ma
maiſon eſt aſſiégée de toutes parts, & je puis à peine fournir aux
viſites des malades. Je les vois tous & adminiſtre moi-même le
remede, dans l'appréhenſion que ſi je le confiois à des étrangers, on ne fît quelques bévues préjudiciables au recouvrement
de la ſanté des malades, & à la juſtce & à la réputation du
remede, dans lequel j'ai la plus grande confiance. Le Médecin
de cette ville s'eſt déja purgé quatre fois depuis un mois avec
notre Eau ſans pareille. Il s'en trouve ſi bien, qu'il eſt abſolument déterminé à en faire ufage juſqu'à parfaite guériſon, & la
conſeille à d'autres. Deux Chirurgiens de ce pays-ci, qui
avoient trois malades, auxquels ils ne pouvoient donner aucun
foulagement, font venus me prier de les entreprendre. Trois
purgations avec l'Eau médicinale ont guéri les deux premiers
malades ; il en a fallu cinq pour le troiſieme, & c'eſt à votre
Eau, c'eſt à vous, mon cher maître, & primitivement à
M. Huſſon, à qui ils font redevables de leur ſanté. Graces vous
en foient rendues à l'un & l'autre. J'ai guéri avec deux priſes
différentes perſonnes affligées de fievres depuis très-long-tems.
Deux ou trois enfans ont perdu la fievre avec une ſeule priſe
d'une cuillerée à café. Un très habile Chirurgien en a pris deux
fois quatre cuillerées à café. Il a été très-parfaitement purgé & a

guéri d'une langueur. Un homme qui a eu le malheur de tomber de cheval, traité dans l'état le plus pitoyable par tous les gens de l'art, & même les Charlatans, a pris de l'Eau : il avoue qu'aucuns remedes antérieurs ne lui ont procuré le soulagement qu'il éprouve. Je le conduis prudemment ; fasse le Ciel qu'il guérisse, ce sera un miracle. Je tiens un registre exact de tous mes malades, du genre de leurs maladies, & du nombre de purgations que je leur donne ; marquant jour par jour l'effet du remede, & de quelle maniere il agit sur chacun d'eux. Je suis avec le plus sincere attachement & avec reconnoissance, &c. *Signé* THUIN, Curé de la paroisse S. Maurice.

N°. 59.

M. HUSSON.

De Montereau, du 24 Novembre 1780.

Monsieur, je dois, pour rendre justice à votre intéressante découverte, vous informer que notre Médecin, qui est très-habile, après avoir éprouvé tous les remedes pour se débarrasser d'une dartre qui lui couvre le corps, a eu recours à l'Eau médicinale. Il en a pris quatre prises en un mois ; il s'en trouve si bien, qu'il est déterminé à en faire usage jusqu'à parfaite guérison. Deux de nos Chirurgiens en ont éprouvé les plus satisfaisans effets. Je suis, Monsieur, animé du même zele qui vous fait agir, avec cette différence que vous avez parfaitement réussi dans la recherche de la découverte de votre Eau médicinale ; au lieu que toutes mes tentatives ont été presque infructueuses. Il y a vingt-cinq ans que j'étudie la Chirurgie & la Médecine, & que j'ai employé tout le tems de liberté que peuvent me laisser les fonctions de mon ministere, & je vous avoue ingénûment que je suis aujourd'hui plus habile avec votre Eau médicinale, que je ne l'étois avec toutes mes connoissances médicales & doctorales. Je vais donc fermer mes livres, & j'ose vous assurer qu'ils ne me serviront que pour administrer avec prudence le remede souverain dont vous voulez bien nous faire part.

C'est à M. Pollissard, mon camarade d'études & mon ami, que je suis redevable de la connoissance de votre Eau médicinale ; fon ardeur & fon zele à en faire connoître toutes les propriétés & à en confeiller l'ufage, méritent les plus grands éloges, & c'eft d'après fon affertion que je n'ai pas héfité à l'adminiftrer à tous les malades qui fe font adreffés à moi pour obtenir la guérifon de leurs maux : comme ils ont tous été guéris, il eft jufte que je me charge de vous témoigner leur vive reconnoiffance. Daignez donc, Monfieur, agréer leurs très-humbles remercimens, & les vœux ardens qu'ils ne ceffent de former pour la confervation de vos jours & la profpérité de vos entreprifes. Faffe le Ciel que mes vœux & les vôtres foient remplis, & que, par le moyen de votre remede incomparable & fouverainement bon, nous puiffions être de quelque utilité envers tous ceux qui font affligés de maladies. Je fuis, &c. *Signé* THUIN, Curé de l'Eglife de S. Maurice, & ancien Chanoine de la Collégiale.

Nº. 60.

M. HUSSON.

De Montereau, le 2 Janvier 1781.

Monfieur, depuis que je fais ufage de votre Eau merveilleufe, j'ai fauvé, j'ofe le dire, la vie à vingt perfonnes qui étoient dans un état déplorable depuis trois ou quatre mois ; tous avoient des fievres opiniâtres, qui les minoient depuis long-tems; des obftructions confidérables, dont ils fouffroient horriblement ; aucuns des remedes qu'on leur avoit adminiftré ne les avoient foulagés; les uns avec deux ; d'autres avec trois ; d'autres quatre ; d'autres fix & même huit prifes de votre Eau, ont été parfaitement guéris. Aucun ne s'en eft trouvé incommodé ; tous s'en louent ; tous en remercient le Seigneur, & tous béniffent l'heureux mortel dont la Providence s'eft fervi pour découvrir aux hommes un remede auffi merveilleux.

Le Médecin de cette ville, homme d'un vrai mérite, en fait ufage pour fe guérir de dartres affreufes dont il eft infecté dans tout fon corps depuis bien des années. Il s'en trouve bien, & efpere qu'au printems il fera parfaitement guéri.

Nos Chirurgiens, à qui je ne ceffe de parler des effets merveilleux de votre remede, font affez tentés d'en donner à leurs malades. J'ai l'honneur d'être , &c. *Signé* THUIN , Curé de S. Maurice , & ancien Chanoine de la Collégiale.

N°. 61.

M. HUSSON.

De Paris , le 7 Février 1781.

Vous n'avez pas oublié , Monfieur, toute la répugnance que M. Mouette mon parent & mon ami vous a témoigné pour l'ufage de l'Eau médicinale, combien j'ai employé d'efforts à vaincre le préjugé, motif de fon éloignement, & qu'il a réfifté plus de deux ans à la démonftration la mieux établie de faits qui devoient le déterminer.

M. Polliffard vous a fait part des premiers fuccès dont fon courage , ou plutôt fa raifon, ont été récompenfés : il vient d'éprouver un nouveau bienfait de votre remede dans un accès de goutte qui s'annonçoit être des plus violens. La goutte l'incommodoit fort depuis deux jours. Il a remis à prendre l'Eau médicinale dans le cas où elle augmenteroit ; elle n'a pas tardé à fe manifefter dans ce qu'elle avoit de plus douloureux. La nuit a été des plus fâcheufes ; il n'a pu mettre le pied hors du lit, qu'il a gardé toute la journée, avec un cerceau qui le garantiffoit du contaƈt des draps. La journée a été encore plus mauvaife. Enfin le foir, au milieu des plus vives douleurs , il a pris deux gros de l'Eau médicinale qui l'a purgé raifonnablement. J'ai été le voir le lendemain fur les 10 à 11 heures du matin : je l'ai trouvé déjeûnant tout en s'habillant pour fortir : il m'a dit n'éprouver aucune efpece de reffentiment , qui avoit difparu la veille, vers les 8 à 9 heures du foir, & qu'il avoit parfaitement dormi. J'aurois peine, Monfieur, à vous exprimer fa fatisfaction ; vous pouvez être affuré que le moindre effet de fa reconnoiffance fera de publier la fupériorité d'un remede fi admirable. Au furplus, Monfieur, il ne fera pas feul à rendre au fpécifique la juftice qui lui eft due. Je me fuis trouvé, deux jours après cet événement, dans une compagnie affez nombreufe, où étoit M. Bruna, Médecin ordinaire du Roi pour les châteaux de Choify & de Meudon, à qui je fis part de cette cure, dont

les moindres circonſtances ne m'avoient point échappées. Sa
réponſe fut que cela ne le ſurprenoit point, & avec la fran-
chiſe qui caractériſe l'homme honnête, & qui ne dit que ce
qu'il penſe. Il ajouta devant toute la compagnie (je vous rends
ſes propres expreſſions), que quoiqu'il ne ſoit pas malheureux
dans les traitemens de ſes malades, qu'après pluſieurs expériences qu'il avoit fait de l'Eau médicinale, dans différentes
maladies, & qui avoient toutes réuſſi, ainſi que ſur lui-même ;
s'il étoit jamais attaqué d'une maladie violente, il ne vouloit
point prendre autre choſe.

Ce témoignage, Monſieur, qui ne peut être ſuſpeƈt eſt aſſez
authentique pour devoir vous parvenir ; je veux encore vous
rapporter celui de M. de Brotonne, dont vous connoiſſez déja
l'opinion ſur le remede qu'il m'a également rendu depuis peu,
dans la chaleur d'une ſatisfaƈtion toute récente qu'il venoit d'é-
prouver à la vue d'un nouveau ſuccès. Je lui avois précédemment adreſſé pluſieurs perſonnes, qu'il a parfaitement guéries
avec l'Eau médicinale, ainſi j'en étois connu. Il m'arrête ſur le
boulevard, pour me dire qu'il ſortoit d'une maiſon où il avoit
été appellé par une femme âgée de 85 ans, qui ayant toujours
eu un grand appétit, ſe plaignoit de fréquentes indigeſtions. Il
me dit qu'interrogé par ſa fille ſi l'Eau médicinale dont elle
avoit perſonnellement fait uſage, ſeroit propre à l'état de ſa
mere, il lui avoit répondu qu'il ne doutoit pas que le remede employé à petites doſes, c'eſt-à-dire environ une demi cuillerée à
café tous les matins, donneroit du reſſort à cet eſtomach fatigué ;
que cette maniere avoit ſi bien réuſſi, que la malade jouiſſoit
de la meilleure ſanté.

D'après les épreuves journalieres que je vois, Monſieur, être
toutes à l'avantage de votre ſuperbe découverte, je ne puis
douter que l'inſtant de ſon triomphe ne ſoit très-prochain. Il
me paroît impoſſible que des faits auſſi multipliés ne par-
viennent juſqu'aux Magiſtrats ou gens en place, qui mettent au
rang de leur devoir la ſurveillance ſur ce qui intéreſſe la ſanté
des Sujets de Sa Majeſté. Cela doit néceſſairement occaſionner
des recherches de leur part ; & comme elles ne peuvent être
que

que satisfaisantes, il doit en résulter une protection ouverte de la part du Gouvernement ; peut-être même qu'il vous soit fait des propositions tendantes à faire jouir l'humanité entiere d'un bienfait aussi signalé.

L'intérêt que vous m'avez inspiré sous tous les points de vue ne me permet pas, Monsieur, de former d'autres vœux pour vous & cette même humanité. C'est avec ces sentimens que j'ai l'honneur d'être, &c. *Signé* CHARPENTIER DE BONNŒIL, maison de M. de Kalembach, rue Pavée, près celle du Roi de Sicile.

N°. 62.

M. POLLISSARD.

De Lyon, le 6 Août 1781.

Monsieur, le Seigneur a permis qu'une de mes nieces, âgée de 12 à 13 ans, a annoncé, par une fievre des plus violentes, battant la campagne, une fievre putride. J'ai eu bien de la peine à gagner la victoire. Enfin m'y trouvant, comme on alloit chercher le Médecin, & ce à 10 heures du soir, je lui donnai environ deux gros de l'Eau médicinale. Elle dormit une heure après. La fievre a disparu depuis. Elle a beaucoup vomi le lendemain matin, & rendu un gros ver d'environ un pied de long : elle fut peu par le bas ; deux jours après la même dose, un gros & demi : elle vomit même sans efforts des matieres vertes, tenaces, & des glaires en peau. Le surlendemain elle fut abondamment par le bas des infections ; elle fut le quatrieme jour, & alors la petite vérole parut, huit boutons au né & au visage, le reste mains, pieds & corps ; tous les deux jours un gros. Enfin, il y a huit jours qu'elle est entierement hors d'affaire, sans convalescence, la petite vérole commence à sécher. Cette cure a étonné, mais n'a pas encore converti totalement. Ma sœur, mere de la jeune fille, est au comble de sa joie ; une autre de mes nieces plus âgée a été guérie de maux d'estomach de sept années.

Mon frere m'inquiete, il a eu un mal d'estomach violent avant hier : il est fort foible ; il vous écrira au premier jour ; il vous fera une demande & vous satisfera : je suis pressé ; car je pars demain pour Troyes décidément. J'ai l'honneur, &c.
Signé ALLÉON, Chanoine Régulier.

E

Nº. 63.

M. POLLISSARD.

De Lyon, le 9 Août 1781.

Monsieur, je suis actuellement l'Eau médicinale & ne la quitterai qu'après entiere guérison, que j'obtiendrai sûrement & très-sûrement par son moyen. J'ai sous les yeux un exemple frappant de ses heureux effets. Une de mes nieces, âgée de douze ans, en a fait l'expérience la plus heureuse : elle annonçoit être attaquée d'une fievre violente & putride ; elle a cessé à la premiere prise ; la petite vérole s'est déclarée ensuite la plus belle possible ; son prompt rétablissement nous a tous étonnés. Je puis bien vous assurer que ce remede sera le seul que j'employerai pour moi, & je me flatte d'engager bien d'autres à n'user que de ce seul & unique remede, auquel je peux hardiment donner le nom de divin. J'attends que les chaleurs soient passées pour vous en demander davantage. J'ai l'honneur d'être avec des sentimens qui vous sont entierement dévoués, &c. *Signé* ALLÉON, Chanoine Régulier.

Nº. 64.

Je soussignée, Marie-Magdeleine Guilléminault, épouse de Pierre Bourdon, marchand Tonnellier, rue aux Feves à Paris, déclare qu'étant malade, depuis environ sept ans, d'un lait répandu dans tout le corps, après avoir employé les remedes ordinaires qui m'ont été administrés par les Médecins & Chirurgiens, sans éprouver le plus léger soulagement, j'ai été conseillée par une dame qui m'honore de ses bontés, de faire usage de l'Eau médicinale, que j'ai été parfaitement guérie en peu de tems, & n'en ai nul ressentiment. En foi de quoi j'ai signé & donné le présent certificat. A Paris, ce 6 Septembre 1781. *Signé* MM. GUILLEMINAULT.

Nº. 65.

M. POLLISSARD.

De Versailles, le 8 Septembre 1781.

Monsieur, je reçois dans l'instant la lettre que vous m'avez fait l'honneur de m'écrire, avec la copie de celle que vous avez reçue d'un Négociant de Lyon. La guérison dont il vous fait part, opérée fur fa niece par le moyen de l'Eau médicinale, ne me furprend point ; elle eft exactement la répétition de la guérifon de mes deux fils, & fur-tout de l'aîné, qui étoit dans une circonftance tout-à-fait femblable. D'ailleurs, les guérifons de deux enfans, l'un de 13 ans & l'autre de 33 mois, dont je vous fis part dans le tems, furent fi miraculeufes, qu'il eft incroyable qu'il refte encore quelques incrédules fur l'efficacité de ce remede. Il eft, par exemple, bien difficile de concevoir comment M. Champeaux, premier Valet-de-chambre de Mgr. le Duc d'Orléans, qui s'eft guéri par l'Eau médicinale d'une goutte héréditaire, n'ait pas penfé à y recourir pour guérir un fils unique âgé de huit ans, qu'il vient de perdre par une fievre putride & maligne. Il eft prouvé que cette maladie n'eft qu'un jeu pour l'Eau médicinale, & une affaire de 24 heures pour faire difparoître tous les accidens.

Recevez tous mes remercimens de votre obligeante attention, & foyez convaincu du fincere attachement avec lequel j'ai l'honneur d'être, &c. *Signé* LEGOUESLIER DE MONTCAREL.

Nº. 66.

1ᵉʳ Décembre 1781.

Je fouffigné, certifie que mon époufe étant accouchée fur la fin de Septembre dernier, elle fut atteinte d'une fuppreffion de lochies le quatrieme jour après l'accouchement, avec fievre putride & maligne, dont il s'eft enfuivi le tranfport au cerveau ; que d'abord, attendu la circonftance de la couche, elle a été traitée avec le régime ordinaire & ufité en pareilles circonftances ; mais que fa fituation devenant de plus en plus critique & inquiétante, je me déterminai, ainfi que M. de Brotonne, Docteur Régent de la Faculté de Médecine, qui fuivoit la maladie, à laiffer les premiers remedes pour leur préférer l'Eau médicinale, qui lui fut adminiftrée à la dofe d'un gros relativement à fon état de foibleffe, que la premiere prife a calmé la fievre, en la rendant plus louable ; que la deuxieme prife donna le cours aux vuidanges, & fupprima entierement la fievre avec tous les accidens & fymptômes fâcheux qui l'accompagnoit ; qu'enfin le cinquieme jour, qui étoit celui de la troifieme prife , mon époufe a été entierement délivrée de cette maladie accidentelle , que le huitieme jour elle étoit dans le meilleur état poffible , & que jufqu'à ce jour elle jouit d'une fanté la plus fatisfaifante, ce que je certifie , pour faire connoître d'autant l'importance de la découverte de M. Huffon, auteur du remede , & de quelle reffource il eft dans les maladies de cette nature , qui n'enlevent malheureufement que trop de meres de famille , & en même tems pour témoigner à l'auteur combien je lui fuis redevable pour cette deuxieme guérifon furprenante, qui, comme celle que j'ai certifiée en 1776, m'a confervé mon époufe, toujours par l'effet admirable du même remede. A Paris, le 1er Octobre 1781. POLLISSARD , marchand de vin du Roi, rue Geoffroy-l'Afnier.

N°. 67.

De Paris le 22 Février 1782.

Madame d'Efpagnac certifie les guérifons fuivantes qu'elle a opérées par le moyen de l'Eau médicinale, favoir.

D'un Frotteur attaqué d'une forte jauniffe.

D'un Laquais prévenu de maux de tête violens, efquinancie, & fiévre très-forte, guérie par deux prifes de deux gros d'Eau médicinale.

De M. l'Abbé d'Efpagnac, mon fils, pour la rougeole.

De ma Femme-de-chambre, d'obftructions en différentes parties du corps, dont elle a été délivrée au moyen de quelques prifes d'Eau médicinale.

De la fille d'un Invalide de l'Hôpital à toute extrémité, accablée de maux divers & compliqués, tous mortels, guérie en peu de tems par quelques prifes d'Eau médicinale.

D'une fille attachée à mon fervice, affligée d'une incommodité extraordinaire, rendant les régles par la bouche, également guérie.

D'une autre fervante de ma baffe-cour , d'un étouffement mortel, avec fiévres très-groffes & conféquentes , guérie également.

D'une de mes femmes de chambre, guérie par une feule prife, d'une diffenterie de trois mois qui avoit réfifté à tous remédes.

Et pour abréger le récit d'une infinite de guérifons que j'ai opérées & qui s'opèrent journellement sous mes yeux, je déclare que mon neveu, M. de Sahuguet, M. le Baron d'Espagnac & moi, attaqués en différentes fois d'indispositions graves, nous avons pris toujours & sans aucuns inconvéniens l'Eau médicinale, qui nous a réussi avec toute la plus grande satisfaction, ce que je certifie vrai. A Paris le 22 Février 1782, *Signé* la Baronne D'ESPAGNAC, Gouvernante des Invalides.

N°. 68.

M. POLLISSARD.

De Chamigny, le 24 Avril 1782.

Monsieur, j'ai déjà fait établir des dépôts de l'Eau médicinale à la Ferté, à Coulommiers & à Château-Thiery. Les Apothicaires de ces trois villes en distribuent. Aussi depuis quelque temps, voyez-vous peu de mes ordonnances ; j'aurois pu, j'en conviens, me mettre en état de fournir des mémoires de l'efficacité de cette Eau pour différentes maladies, sur-tout pour celles qui viennent d'oppressions, d'engorgemens, &c.

Je n'ai pas encore ôsé en faire usage pour les maladies inflammatoires, ayant adopté un traitement à ce sujet, dont j'éprouve un heureux succès depuis longues années. Mes occupations ne me donnent pas le loisir d'en faire davantage ; ce que je puis certifier, c'est qu'en aucune circonstance je n'ai jamais vu cette eau produire des effets sinistres, & qu'au-contraire elle en a opéré d'extraordinaires & d'inespérés. Mais la répugnance a souvent dégouté quelques malades d'en faire usage malgré les assurances que j'ai toujours donné, qu'il n'y avoit rien à craindre. J'aurois été charmé que mes occupations m'eussent permis de faire connoissance avec l'auteur. J'ai l'honneur d'être, &c. *Signé*, Curé de Chamigny.

N°. 69.

De Paris le 15 Mai 1782.

Je soussigné, Pierre Sulpice Duvivier de Cherfosse, ancien garde de la porte du Roi, vétéran, âgé de 61 ans, certifie qu'ayant été paralisé le 9 Janvier dernier, au soir, de tout le côté droit, de la tête aux pieds, je fus visité le surlendemain par M. Stoukrad, lequel voyant ma situation, fit tous ses efforts pour m'engager de prendre de l'Eau médicinale. En effet, il m'en fut donné une prise entre cinq & six heures du soir, laquelle me laissa reposer la nuit, durant laquelle j'ai pris quelques bouillons. Le lendemain, vers les neuf heures, je commençai à évacuer par bas sans aucune douleur ni tranchée, ce qui a continué presque toute la journée & fort abondamment; alors je me suis trouvé fatigué, mais mieux. J'en ai pris une seconde prise trois jours après, laquelle m'a fait merveille; enfin, j'ai toujours été de mieux en mieux, & ai gardé la chambre environ un mois, dans lequel espace de temps j'en ai encore pris deux prises, desquelles j'aurois peut-être pu me dispenser, qui m'ont fait également beaucoup évacuer sans douleurs, & qui m'ont fait certainement beaucoup de bien. Enfin, depuis le mois de Février je me porte on ne peut mieux, je me promene beaucoup tous les jours, bois, mange & dors mieux que ci-devant; enfin, je n'ai, dieu merci, aucun reliquat, & ne me suis ressenti, depuis cette époque, d'aucune petite douleur, ni engourdissement auxquels j'étois sujet auparavant. J'observe que je n'ai pris aucun autre médicament quelconque. Fait à Paris le 15 Mai 1782. *Signé* Duvivier, Ecuyer, sieur de Cherfosse, ancien garde de la porte du Roi.

Nº. 70.

De Paris le 15 Mai 1782.

Je soussigné, certifie que le 10 Janvier passé, me trouvant près de la porte de Paris & à deux portes de chez M. Duvivier, le bonheur a voulu que je montasse chez lui pour lui rendre une visite d'amis; je l'ai trouvé, contre mon attente, assis dans son fauteuil près de la cheminée, presque sans connoissance, paralisé du côté droit, depuis la tête jusqu'aux plantes des pieds, ne pouvant articuler un mot, mais pleurant comme un enfant. Sur le champ, j'ai envoyé chercher trois doses de l'Eau médicinale de M. Husson, lesquelles lui ayant été administrées dans l'intervalle de 20 à 30 jours, l'ont tellement rétabli en santé, qu'il y a environ six semaines il est venu au café de M. Chevalier, sur le boulevard de la porte Saint-Martin, où sa guérison subite & parfaite m'a surpris, & tous ceux qui avoient connoissance de son malheur. En foi de quoi, & pour le bien de l'humanité, j'ai signé le présent. Fait à Paris le 15 Mai 1782. *Signé* STOUCRAD, ancien Officier de Cavalerie au service de France, & Maître de la Manufacture de toiles peintes, privilégié du Roi, faubourg du Temple.

N°. 71.

De Paris le 16 Mai 1782.

Je soussigné, certifie que j'ai vu M. Duvivier, ancien garde de la porte du Roi, paralisé de tout le côté droit, de la tête aux pieds, & dans un état affreux, dans le mois de Janvier dernier, lequel est parfaitement rétabli depuis longtems, & a recouvert la santé en faisant usage de l'Eau médicinale de M. Husson ; en foi de quoi j'ai signé le présent certificat. Fait à Paris le 16 Mai 1782. *Signé* RAVETTTE.

N°. 72.

M. POLLISSARD.

De Troyes le 16 Novembre 1782.

Monsieur, M. Rabiez fils vous remettra cette lettre de ma part. M. son pere vient d'éprouver à l'article de la mort la vertu de l'Eau médicinale, il vous en fera le détail. J'ai suivi l'usage indiqué ; bref, ma néphretique est dissipée. Je suis entiérement libre & urine avec autant de facilité qu'autrefois. Mes forces sont rétablies, & me porte au mieux.

J'espere que vous voudrez bien me donner de vos cheres nouvelles & faire part à M. Husson de l'effet heureux de sa souveraine découverte, sur moi, pour la colique néphretique. Je suis avec reconnoissance, Monsieur, votre, &c. *Signé* ALLEON, Chanoine régulier de la Congrégation de France.

N°. 73.

M. POLLISSARD.

De Paris le 21 Décembre 1782.

C'est avec grand plaisir, Monsieur, que je vous fais part des heureux effets de l'Eau médicinale sur mon cocher. Cet

Homme avoit la fiévre quarte depuis deux mois & demi , & comme cette maladie eſt toujours la ſuite d'embarras dans les viſceres , mon Médecin craignoit qu'il n'en eût au moins pour ſon hiver. Cet homme avoit les jambes , le viſage & les mains enflées conſidérablement. Il avoit pris pendant mon abſence je ne ſais quel reméde , qui , je penſe , étoit la cauſe de cette enflure. Je lui ai adminiſtré moi-même ſix priſes d'Eau médicinale à deux gros chaque fois. A la troiſieme priſe , le friſſon qui précédoit la fiévre a diminué ; à la quatrieme , plus de friſſon & preſque point de fievre. Enfin elle lui a manqué totalement , hier pour la troiſieme fois. Il lui reſte un peu d'enflure aux jambes , qui diminue tous les jours. Je lui ferai prendre encore pendant quelque temps un demi gros d'Eau médicinale le matin pour conſolider ſa guériſon ; mais ſous fort peu de jours il me menera. Ce qu'il auroit déjà fait ſi je ne m'y fuſſe oppoſé. Vous êtes le maître , Monſieur , de faire de ma lettre l'uſage que vous jugerez à propos. Je répéterai verbalement tout ce qu'elle contient , ſi cela peut être néceſſaire. Je vous envoye ci-joint , copie de la lettre que j'écris à M. le Lieutenant général de Police. J'ai &c. *Signé* DE CHANGY, Ecuyer d'honneur du Roi , Capitaine de Dragons , Chevalier de l'Ordre Royal & Militaire de Saint-Louis.

N°. 74.

Copie de la lettre écrite à M. le Lieutenant général de Police , le 21 Décembre 1782 , par M. de Changy , Ecuyer d'honneur du Roi , Capitaine de Dragons , Chevalier de l'Ordre Royal & Militaire de Saint-Louis.

J'ai l'honneur de vous faire part , Monſieur , de la cure que je viens d'opérer avec l'Eau médicinale de M. Huſſon , ancien militaire , retiré à Sédan. Mon cocher avoit la fiévre quarte depuis deux mois & demi. Le Médecin lui trouvoit de l'embarras dans les viſceres. Cet homme avoit pris à mon inſçu un reméde qui l'avoit fait enfler conſidérablement. Je lui ai adminiſtré moi-même ſix priſes d'Eau médicinale à deux gros chaque. La fievre a toujours été en diminuant dès la troiſieme priſe. Enfin , elle lui a manqué tout à fait hier pour la troifieme fois. Il ne fubfifte plus qu'un peu d'enflure aux jambes, & cet homme me meneroit fi je ne voulois le laiffer tranquille pendant quelques jours encore.

Je dois auffi, Monfieur, pour rendre hommage à la vérité, certifier que les effets du remede n'ont pas été autres que ceux d'une médecine très-douce. J'ai entendu plufieurs perfonnes dire du mal de l'Eau médicinale. Quant à moi, je ne puis qu'applaudir à fes fuccès dont je fais la feconde épreuve. Un laquais à moi en ayant pris 36 gros en un mois, pour une fiévre quarte avec des obftructions très-confidérables, dont il eft guéri depuis deux ans. J'ai, &c. *Signé* DE CHANGY.

N°. 75.

Du 24 Décembre 1782.

Je fouffigné, bourgeois de Paris, y demeurant, rue Saint-Jean de Beauvais, certifie que la nommée Barbe Meûnier, veuve Gerin, ma domeftique, âgée de 73 ans, ayant eu le malheur de faire une chute très-grave dans mon efcalier, eft reftée prefque perclufe d'un bras, ne pouvant marcher, & qu'il s'étoit formé un abcès dans fa tête; que d'après l'avis de Médecin & de Chirurgien, cette malade a été vue par MM. Phlip, ancien doyen & Ecuyer actuel de la Faculté de Médecine en l'Univerfité de Paris, & Goubelly, Docteur, Régent de ladite Faculté, qui avoient déclaré fon état, être du plus grand danger. Défefperant de fa guérifon, rapport aux autres indifpofitions qu'elle avoit, je lui adminiftrai trois prifes de l'Eau médicinale, qui lui ont fait évacuer une quantité extraordinaire d'eaux, que l'abcès a été diffipé ainfi que tous les autres accidens. Ce que je certifie, tant pour rendre hommage à la vérité, que pour faire connoître (autant qu'il eft en moi) au public, combien eft précieufe la découverte de M. Huffon, auteur dudit remede. A Paris ce 4 Décembre 1782. *Signé* DUBIN, rue Saint-Jean de Beauvais.

N°. 76.

M. POLLISSARD.

A Verfailles le 24 Décembre 1782.

J'ai lu avec bien de l'intérêt, Monfieur, le nouveau détail

[74]

que vous m'avez fait l'honneur de m'adreſſer, relativement à
l'efficacité de l'Eau médicinale, je n'ai point été étonné de
ce nouveau ſuccès. Je ſavois par ma propre expérience, combien ce remede eſt infaillible, pour couper la fievre & en
empêcher le retour. Au reſte, je crois que la bonté du remede eſt trop généralement reconnue, la preuve en eſt trop
multipliée, pour qu'on puiſſe refuſer à M. Huſſon, la juſtice
qui lui eſt due. J'ai l'honneur, &c. *Signé* LE GOUESLIER de
Montcarrel, au Bureau des affaires étrangeres.

N°. 77.

M. POLLISSARD.

De Melun le 3 Janvier 1783.

C'eſt avec grand plaiſir, Monſieur, qu'en réponſe à votre
lettre du 31 Décembre dernier, je publie aujourd'hui que
l'Eau médicinale de M. Huſſon, dont je n'ai fait uſage que
modérément, a eu la vertu, toutes les fois que j'en ai pris,
de calmer mes vives douleurs de goutte & de hâter mon rétabliſſement, je crois même qu'elle a contribué beaucoup à
en éloigner les accès. Je déſire en conſéquence pour le bien
de l'humanité, que cette Eeau ſoit authentiquement connue
& adminiſtrée par des mains habiles, qui, après en avoir reconnu les bons effets, en déterminent les doſes. J'ai l'honneur
d'être, &c. *Signé* DAJOT, Maréchal des Camps & Armées
du Roi, Directeur du Génie & des fortifications.

N°. 78.

M. POLLISSARD.

De Paris, le 11 Janvier 1783.

Monſieur, lorſque les ſuccès d'un ſecret utile à l'humanité
ſont avérés, on ne ſauroit trop les faire connoître. Je vais,
ſans plus long préambule, vous rendre compte d'une guériſon
que je viens d'opérer, & qui n'eſt pas équivoque. Mon Poſtillon
avoit eu les fievres tierces au mois de Septembre; vers le
milieu d'Octobre, à force de drogues & de quinquina, la
fievre fut interrompue environ douze jours; mais au bout de
ce tems, elle revint avec la plus grande force, & prit le
caractere de fievre quarte. Comme je n'étois pas encore de

retour de la campagne, & qu'il étoit revenu à Paris pour se faire traiter, je ne pus point lui adminiftrer tout de fuite l'Eau médicinale. Le 26 Décembre dernier, je lui en fis prendre deux gros la veille de l'accès, & l'accès manqua entiérement. Il fut purgé confidérablement, & n'éprouva qu'une demi-heure d'un mal-aife affez fort. Le refte de l'effet ne le fit point fouffrir. Le 29, veille du fecond accès, je lui en ai encore fait prendre deux gros qui l'ont purgé beaucoup, mais fans aucune efpece de mal-aife ni de fatigue, & qui ont opéré fa guérifon parfaite. Il n'en a pas pris depuis; & non-feulement la fievre n'eft pas revenue, mais fon teint s'eft éclairci; des douleurs de côté qu'il éprouvoit ont difparu; & loin que le remede l'aye fatigué, fes forces ont commencé à revenir dès les premiers deux gros qu'il a pris. Je certifie, Monfieur, les faits que je viens d'avoir l'honneur de vous rapporter. Ils ne font qu'aug-menter ma reconnoiffance pour un remede dont l'utilité eft certaine, & dont on n'a jamais aucun mauvais effet à craindre. J'ai, &c. *Signé* MOREL DE VINDÉ, Confeiller au Parlement.

N°. 79.

M. HUSSON.

De Paris, le 25 Janvier 1783.

Vous defirez, Monfieur, favoir l'effet qu'a produit fur moi l'Eau médicinale dont j'ai fait ufage; j'ofe vous affurer qu'elle ne peut en avoir eu de plus falutaire. Depuis près de neuf ans j'étois continuellement dans un état de marafme complet, au point que l'exiftence m'étoit devenue prefque infupportable. Pendant tout ce tems, il n'eft forte de médicamens & d'eaux minérales qui ne m'ayent été adminiftrés; mais ces remedes n'opéroient point ma guérifon, & me laiffoient dans un état de langueur & de trifteffe inconcevable pour quiconque ne l'a pas éprouvé. Excédé de ce miférable état, j'ai pris la réfolution de faire ufage de l'Eau médicinale, dont plufieurs perfonnes de ma connoiffance louoient les effets, & j'ai déclaré ma réfolution à M. Fumée, mon Médecin. M. Fumée, dont l'habileté & l'honnêteté font connus, ayant approuvé mon deffein, j'ai pris, au mois de Juin dernier, quatre gros d'Eau médicinale dans l'efpace de huit jours. Ce purgatif m'a fait rendre une quantité prodigieufe de bile & de glaires qui tapiffoient mon eftomac, & fur lefquels les purgatifs ordinaires ne faifoient que gliffer ; & depuis ce moment, je jouis de la meilleure fanté. M. Fumée, après avoir vu l'effet qu'a produit fur moi l'Eau médicinale, eft convenu que c'étoit le feul remede qui me convînt. Vous devez juger, Monfieur, qu'après l'expérience que j'en ai faite, je me garderai bien d'en employer d'autres, puifque c'eft uniquement à ce remede que je dois le rétabliffement de ma fanté. J'ai, &c. *Signé* L'ECUYER, Procureur au Parlement.

N°. 80.

Je fouffigné, certifie à tous qu'il appartiendra, que dans le courant de l'été dernier, un jeune homme s'étant préfenté chez moi, ayant les yeux dans un état affreux, & menacé de perdre la vue par le mercure qu'on lui avoit mal adminiftré, je lui donnai par charité cinq prifes d'Eau médicinale de M. Huffon, & que dans l'efpace de quinze jours il fut guéri radicalement, & qu'il s'eft toujours bien porté depuis. En foi de quoi j'ai figné le préfent pour fervir & valoir ce que de raifon. A Paris, ce 24 Janvier 1783. *Signé* PRÉVERAUD, Ecuyer, Confeiller du Roi, Référendaire en la Chancellerie du Palais à Paris, ifle Saint-Louis.

N°. 81.

Je fouffigné, Entrepreneur de la Manufacture privilégiée de toiles peintes, fauxbourg du Temple, certifie que la nuit du 2 au 3 Septembre dernier, deux enfans, garçon & fille, le premier âgé de cinq ans, le deuxieme de dix ans, appartenans aux Sieur & Dame Joubert, Peintre employé dans ma Manufacture, auroient, étant dans une chambre féparée, bu entre eux deux la quantité d'un poiffon & plus de verd-de-gris qui avoit été laiffé, par mégarde, dans une bouteille ; que la fille vraifemblablement en ayant pris davantage, a reffenti la premiere les douleurs les plus vives ; qu'appellant fa mere à fon fecours, elle étoit auffi-tôt tombée dans de fortes convulfions ; que fon frere fut furpris peu-à-près du même état violent ; qu'ils avoient les membres contournés : qu'à cet afpect, la mere abandonnant les enfans à fon mari, elle vint toute éplorée me trouver pour me prier de leur prêter du secours, s'il étoit dans mon pouvoir ; qu'aussi-tôt je me suis muni d'une dose d'Eau médicinale de M. Husson, que j'ai toujours chez moi. Je mêlai cette prise dans un gobelet d'eau naturelle, que je donnai, avec proportion, aux deux enfans ; que peu de minutes après l'incorporation, les effets du remede se manifesterent par des vomissemens ; que les enfans rendirent d'abord la nourriture de leur soupé, imprégnée de verd-de-gris, & que les matieres verdâtres ont continué en s'évacuant de haut & de bas abondamment. J'ai observé que, dans l'effet, la fille a été délivrée de convulsions dans les trois heures qui ont suivi l'administration du remede ; mais que le petit garçon a été cinq heures dans ce triste état, évacuant considérablement ; que sur les deux heures après minuit les deux enfans se sont endormis, ont reposé très-paisiblement jusqu'à plus de neuf heures ; que ma surprise a été extrême de voir ces deux enfans dans ma cour, très-gais, allant, venant dans mon attelier en mangeant de très-grand appétit. Ce que je certifie véritable, ainsi que le pere & la mere, desirant que cette heureuse expérience ait la plus grande publicité pour le bien de l'humanité, & qu'il soit notoire que l'Eau médicinale est un contre-poison assuré.

Fait à Paris, ce 25 Janvier 1783. *Signé* STOUCRAD. LOUIS-FRANÇOIS JOUBERT. ARMAND JOUBERT. NÉE NICAISE.

N°. 82.

M. HUSSON.

De Troyes, le 4 Février 1783.

Monsieur, il ne faut qu'être ami de l'humanité pour donner son suffrage à l'Eau médicinale. D'après les effets étonnans, pour ne pas dire les *miracles*, en grand nombre, qui se sont opérés par l'Eau médicinale, on est forcé de convenir que c'est un excellent remede. Dans un moment plus favorable je rendrai publiques mes observations. Je saisirai, avec empressement, l'occasion de vous témoigner toute l'étendue des sentimens avec lesquels, &c. COLLET, D. M.

Maladies de l'un & l'autre Sexe traitées avec succès, par l'usage de l'Eau médicinale de M. Husson.

1°. Fievres anomales d'un caractere malin.

2°. Fievres lentes, fuite de maladies aigues, ou négligées, ou mal traitées.

3°. Fievres tierces, quartes, principalement rebelles au quin-quina & au traitement ordinaire.

4°. Fievres occafionnées par les vers.

5°. Hydropifies commençantes, maladies du foie, obftruc-tions.

6°. Folie manie, dont les calmans de toutes efpeces, même les bains froids à la glace n'avoient pu arrêter la fougue des fymp-tômes; ici l'Eau médicinale à haute dofe fait des miracles.

7°. La rage : un enfant de dix ans mordu par un animal foupçonné d'être enragé, a été préfervé de tous accidens.

Un Médecin de Troyes pour avoir fait fuer deux mordus qui n'ont point été guéris, a mal-adroitement fait inférer dans les Affiches qu'il étoit démontré qu'après les mercuriaux, la mé-thode des fueurs étoit le fpécifique pour la guérifon de la rage. D'après ce fait conftant, que diroit M. Thieffet, s'il étoit de bonne foi inftruit, & qu'il voulût fuivre les effets de l'Eau médicinale. Que feroit M. Thieffet, qui voit les enragés par quarantaine, *qui ictero laborant, vident omnia flava.*

8°. Apoplexies légeres, paralyfie récente.

9°. Fleurs blanches, vieilles gonorrhées.

10°. Suite de couche, lait épanché, bile répandue, lochies fupprimées.

11°. Fluxions de poitrine, crachemens de fang, vomiffemens habituels.

12°. Maux de tête périodiques, maux d'eftomach, maux d'eftomach à la fuite d'indigeftions, diarrhées bilieufes.

13°. Maladies chroniques qui avoient éludé les reffources de l'Art. A Troyes, ce 6 Février 1783. *Signé* COLLET, D. M. M.

Nᵒ. 83.

M. POLLISSARD.

De Marfal le 21 Mai 1781.

Monfieur, j'ai tiré de l'Eau médicinale les meilleurs effets, entre autres, un Brigadier qui venoit de paffer les remédes & avoit été traité au fublimé, le mercure s'étoit jetté fur la poitrine, & delà dans la tête, de maniere que ce malheureux

étoit sourd comme un pot : mais à la troisieme prise il a entendu d'une oreille, & je ne doute nullement qu'il ne recouvre
l'ouïe ; j'en serai d'autant plus aise, que c'est un excellent sujet.
J'en ai fait prendre à un autre pour la fievre, j'en suis à la
quatrieme prise, mais elle n'est encore que diminuée, & pas
encore tout à fait en allé, il est vrai qu'il y a 8 mois qu'il l'a.

Il y a une dame dans ce voisinage qui a des obstructions
à la rate, qui lui procurent fort souvent la fiévre, qui seroit tentée
de prendre de l'Eau médicinale : mais comme elle est fort
délicate, je veux avoir votre avis avant de lui en donner, &
la maniere de lui faire prendre. Faites-moi le plaisir, Monsieur,
de me mander ce que vous en pensez. Le mari de cette dame
a aussi la fievre, je vais lui en faire prendre ; par conséquent,
il faut que vous m'en envoyez encore 48 gros sitôt ma lettre
reçue. Si elle réussit pour la fievre, vous en vendrez beaucoup
dans ce pays, parce qu'elle y est fort commune à cause du
mauvais air. J'attends votre réponse avec grande impatience,
& les 48 gros. En attendant je suis, &c. *Signé* BOURGEOIS,
Major du troisieme régiment de Chasseurs à cheval.

N°. 84.

M. POLLISSARD.

De Salins le 6 Janvier 1783.

Monsieur, j'atteste que je n'ai jamais vu que de bons effets
de l'Eau médicinale, sans qu'il en soit jamais arrivé de mauvais, quand elle a été donnée à dose convenable au tempérament, à l'âge, & avec les précautions qu'on doit prendre.
Les maladies dans lesquelles je l'ai employée, principalement
sont la goutte, les rhumatismes chroniques, les fievres con-
tinues, rhumatismales, les fievres intermittantes invétérées,
avec obstructions dans les visceres du cœur, & les maladies
provenant de l'épaississement de la lymphe. J'ai traité presque
toujours ces maladies avec l'Eau médicinale, sans employer
d'autres remedes, & j'ai eue la satisfaction de le voir réussir
dans les maladies qui étoient curables, comme les rhumatismes, les fievres rhumatismales, les fievres intermittantes, elle
calme les douleurs de la goutte, comme par enchantement.

Ce remede qui est fondant & purgatif, évacue ordinairement

par le bas & quelquefois par en haut. J'ai toujours vu cet effet à ceux à qui je l'ai fait prendre, excepté dans un seul cas. Un jeune homme âgé de 22 ans, arrivant de Berne en Suisse, se présenta à notre Hôpital pour y être traité d'une fievre, tantôt tierce, tantôt double tierce, qu'il portoit depuis 7 mois, & qui étoit double tierce quand il y entra. Je n'employai que l'Eau médicinale dans le traitement de cette fiévre, avec le régime & la boisson nécessaire. Je lui en fis prendre cinq prises, en augmentant la dose d'une cuillerée à café, jusqu'à presque la cuilliere à bouche, sans qu'il eût la moindre évacuation de plus qu'à l'ordinaire, soit par les selles, soit par les urines & les sueurs. A la cinquieme prise les accès ne reparurent plus. La langue se nettoya, le teint qui étoit pâle & mauvais, devint bon & naturel, & l'apetit revint. Inquiet de ce qu'il n'avoit point eu d'évacuation sensible, & craignant que la fievre ne revînt, je lui en fis prendre encore deux doses assez fortes, à 7 à 8 jours de distance, mais sans aucune évacuation que la derniere, qui lui procura un flux d'urines assez considérable le jour qu'il l'avoit prise ; ce qui me tranquilisa sur le retour de la fievre, ce fut le bon état du malade. Il reprenoit tous les jours des forces & de l'embonpoint. Pour être sûr de sa guérison, je le gardai dans l'Hôpital cinq semaines de plus que je n'aurois fait pour un autre malade, & il en sortit aussi bien portant que s'il n'eût jamais été malade, à ce qu'il disoit lui-méme. Mon suffrage, Monsieur, est bien peu de chose, mais je desire ardemment qu'il puisse être de quelque utilité à M. Husson, qui est rempli d'honnêteté & d'humanité. J'ai l'honneur d'être, Monsieur, votre, &c.
Signé VUILLET, Médecin.

N°. 85.

M. POLLISSARD.

De Versailles le 16 Août 1781.

Je profite, Monsieur, d'une occasion qui se présente, pour vous prier de m'envoyer 4 bouteilles d'Eau médicinale; plus je fais usage de ce remede, plus j'en éprouve de salutaires effets, c'est même le seul dont je me sois servi depuis que

je

je fuis débatraffé du ver folitaire , lequel ma laiffé les inteftins dans un état de fenfibilité extraordinaire. Cette remarque me paroit être une preuve très-frapante de la douceur de ce remede , & combien il eft éloigné de toute caufticité. Je vais en faire prendre à mon fils ces vacances, dans la feule vue de purger les mauvaifes humeurs & d'adoucir les liqueurs. Je fais que vous avez de vives attaques à foutenir, qui ne peuvent être fufcitées que par la paffion la plus aveugle ; mais bon courage, Monfieur, vous avez droit à la reconnoiffance de l'humanité entiere , & elle vous aura un jour obligation d'un remede auffi falutaire qu'eft l'Eau médicinale, car je ne doute pas un inftant que par fes bons effets, elle ne triom-phe de tous fes adverfaires, à qui il ne reftera que la honte de la contradiction & d'un aveuglement volontaire. J'ai l'honneur d'être, Monfieur, votre, &c. *Signé* DE ROMAINVILLE.

<h2 style="text-align:center">N°. 86.</h2>

M. HUSSON.

De Paris, le 26 Janvier 1783.

Monfieur, s'il eft vrai, comme je l'entends dire , que votre incomparable remede eft journellement calomnié , & que les ennemis du bien public ne ceffent de faire les plus grands efforts pour tâcher de le fouftraire entiérement à l'humanité , je crois devoir, dans une circonftance fi importante, réclamer en fa faveur & groffir, par mon fuffrage, le nombre de fes défenfeurs.

Outre que je puis, Monfieur, me donner fans témérité ; ni brêche à la vérité, comme prefque témoin des trois prodiges de guérifons opérées en trois cas différens fur Madame Poliffard, qui peut bien dire qu'elle vous doit la vie, de même que M. fon mari ; j'ai, par ma propre & perfonnelle expérience, des preuves réitérées de l'efficacité de votre étonnant fpécifique.

Je revins, à la fin de Mai 1775 , de l'Alface, (où j'avois refté environ quatre ans) dans un état d'amaigriffement, qui me faifoit méconnoître de bien de mes connoiffances antérieures à cette abfence. J'étois fujet à de fréquentes courbatures, qui

E

avoient pour cause une humeur cathareuse dans la tête, qui se renouvelloit assez souvent. La fievre s'en suivoit, continue pendant trois, quatre, cinq jours, plus ou moins, avec une pesanteur de tête qui me jettoit dans un sommeil presque continuel. La sueur ne me quittoit point & étoit le seul remede à mon mal. L'accès plus ou moins long passé, il falloit que je me purgeasse une ou deux fois, après quoi tout étoit dit jusqu'à nouvel ordre. J'ai eu cinq ou six de ces assauts, dans le courant d'environ vingt mois écoulés, depuis mon retour jusqu'en Décembre 1776, qu'à la suite d'un pour lequel je pris une purgation que j'appelle de charlatan & qui me fit beaucoup de mal, je me décidai à prendre votre Eau médicinale, d'après ce que je sçavois de ses bons effets sur Madame & sur M. Pollissard. Ce premier essai me réussit parfaitement. Ce fut le jour des Saints Innocens que je le fis. J'en fus extrêmement fatigué pendant six jours, parce que le remede avoit à me dégager les intestins du dernier que j'avois fait, dont la base étant la scamonée, s'y étoit attaché, & me causoit des douleurs de colique continuelles. Je ne me trouvai bien dégagé que le 3 Janvier, jour de sainte Genevieve 1777. Le 9 Février suivant un retour, mais assez léger, de l'humeur cathareuse, me fit faire une seconde expérience de votre remede. J'en obtins le succès desiré ; au mois de Mai même année, autre accès pareil, avec dérangement d'estomach marqué, m'y fit recourir pour la troisieme fois, & ce fut avec un succès si complet, que jusqu'au 19 Mars 1779, je n'eus pas besoin d'y avoir recours. Depuis cette époque, celles des 27 Novembre 1780, 27 Août 1781 & 5 Décembre 1782, que j'en ai pris, sont plutôt celles de mes précautions que de besoins ou nécessités de purgations ; ce n'a été que des ressentimens & non des accès de cette ancienne humeur, qui m'ont rappellé à l'usage de votre précieuse découverte. Je dois ajouter, Monsieur, pour son honneur & le vôtre, que tourmenté depuis 1765 d'une goutte sciatique dans la cuisse & jambe gauche (par suite d'une maladie grave que je fis cette année-là, & d'une autre bien plus ancienne à l'âge d'onze ans, & encore d'une autre onze ans après) qui me tenoit cette jambe dans une contraction & enflure journaliere ; je me trouve, par l'ufage que j'ai fait de votre Eau, aux époques ci - deffus, & non autres, c'eft-à-dire, feulement fept fois en fix ans révolus, je me trouve, dis-je à préfent, avoir cette jambe & cuiffe bien autrement libres. J'avois à la cheville deffus & deffous des varices toujours douloureufes, gonflées & prêtes à s'enflammer ou s'ouvrir, c'eft ce que depuis au moins trois ans je n'éprouve plus, graces à Dieu & à vous. Les varices fubfiftent, mais fans douleurs ni inflammations. J'ai la jambe à peu près auffi libre que l'autre, quoique toujours un peu enflée du bas ,. & je puis vous affurer, Monfieur, que bien des gens plus jeunes que moi, qui touche à 70 ans faits, feroient plus fatigués que je ne le fuis des courfes que j'ai à faire dans cette grande ville.

Je me fais moins un plaifir qu'un devoir de confcience de rendre hommage à un bienfait de la Providence dans ce re-mede, dont la découverte eft le fruit de vos travaux & au-quel j'ai tant d'obligation. Je profite de cette occafion pour vous renouveller les fentimens diftingués d'eftime & de véné-ration avec lefquels j'ai l'honneur d'être, Monfieur, votre, &c. *Signé* GENTHON, Intéreffé dans les Affaires du Roi, Cloître Saint-Louis, rue & près faint Paul.

N° 87.

M. HUSSON.

De Sedan le premier Mai 1781.

Je ne puis trop, Monfieur, vous mettre à même de donner des preuves de l'efficacité de votre Eau médicinale. Non-feu-lement j'en ai obtenu pour moi, mon époufe & ma famille, le plus grand fuccès, mais encore fur une infinité d'autres à qui je l'ai procurée.

J'ai été témoin d'un miracle, pour ainfi dire, de ce remede.

M. Fauger, Négociant très-connu, dans la maifon duquel je demeure, avoit une de fes filles malade d'une privation de regles très-ancienne, étant entre les mains des Médécins de-puis plus de dix-huit mois, fans en avoir obtenu le moindre foulagement, au contraire, cette demoifelle a été réduite dans un tel état, que la nature étoit abfolument dérangée dans toutes fes fonctions. Elle n'évacuoit plus que par les vomiffemens les plus défagréables, qui lui portoient à la tête des vapeurs extraordinaires ; elle avoit, en un mot, depuis un an, ce qui s'appelle, en terme de l'art, le *Cholera morbus*.

Dans cet affligeant état, cette demoifelle voyant que fon Médecin l'avoit, pour ainfi dire, abandonnée, & ne la venoit plus voir, que quand on le mandoit, pria mon époufe, de l'agrément de Madame fa mere, de lui procurer de votre Eau. Deux gros lui ont d'abord fait rendre par le haut une bile très-jaune, très-infecte & en quantité, ce qui lui procura un foulagement confidérable. La malade encouragée voulut d'elle-même, le furlendemain, en prendre une deuxieme dofe, qui la fit évacuer du bas extraordinairement & pour la premiere fois, & lui caufa une joie inexprimable, ce qui engagea cette demoifelle à en reprendre une troifieme prife. L'évacuation du bas s'eft foutenue, les regles fe font rétablies, & tous les fimptômes fâcheux ont difparu. Depuis ce temps cette demoifelle jouit de la plus parfaite fanté. Cette cure fait ici le plus grand bruit & a étonné tout le voifinage. M. de *Montabourg*, Docteur de la Faculté de Médecine de Paris, fon Médecin, dont le mérite eft connu, l'avoit regardée comme incurable. On voit avec furprife les efforts qu'il fait maintenant pour nier que cette cure foit l'effet de votre Eau médicinale. Quant à moi, qui ai tout vu, & la rareté des vifites du Médecin vers la fin de cette maladie, & à fon défaut l'adminiftration du remede & de fes effets, je ne puis que vous en attribuer toute la gloire. Je rends bien volontiers ce témoignage à la vérité, & fuis avec confidération, Monfieur, votre, &c. *Signé* DELAVALETTE, maifon de M. Fauger, Négociant, rue Saint-Denis.

N°. 88.

M. HUSSON.

De Paris le 14 Février 1782.

Monfieur, pour rendre témoignage à la vérité, je me fais un plaifir de vous certifier les deux cures faites par l'Eau médicinale dont on dit que vous êtes l'Auteur.

Il y a environ quatre ans qu'une de mes filles fe trouva

attaquée d'une fievre des plus violentes, dont j'ignorois la cause;
le fieur Delavalette, mon ami, lui fit prendre, à huit heures
du foir, deux cuillerées à café de cette Eau ; fur le champ
la fievre fe calma, elle paffa très-bien la nuit ; le lendemain
la petite vérole fe déclara, elle jetta une grande abondance
de fang par le nez, une évacuation confidérable fuivit par le
bas ; pendant les neuf jours que la maladie a augmenté, il
n'y a pas eu le moindre danger, la moindre mauvaife odeur
dans la chambre de la malade ; au bout de quinze jours, j'ai
fait prendre à ma fille une deuxieme dofe qui a procuré de
fortes évacuations, & qui ont achevé de la guérir ; voilà ce
qui la regarde, & voici ce qui eft à moi.

J'étois depuis un temps confidérable affecté d'une humeur dartreufe, qui, outre l'incommodité, me mettoit hors d'état de vaquer à mes affaires, même de me préfenter ; après avoir inutilement employé tous les remedes ordinaires, j'ai fait ufage de
cette Eau, quatre prifes m'ont radicalement guéri. J'ai l'honneur d'être avec confidération, Monfieur, votre, &c. *Signé*
Bimont, Vérificateur des bâtimens de S. A. S. Monfeigneur
le Duc de Chartres.

N°. 89.

M. POLLISSARD.

Du château de Fenard, près Montargis, le 20 Décembre 1782.

J'ai reçu, Monfieur, en fon tems, l'envoi que vous m'avez
fait d'Eau médicinale : j'ai voulu en vous annonçant la réception
vous informer du fuccès qu'ont eu mes tentatives : je l'ai donné
dans des cas d'hydropifie de fept à huit mois de date, à la dofe
de deux gros, & j'en ai obtenu les fuccès les plus fatisfaifans.
Mais je l'ai adminiftré plus particuliérement dans des maladies
de lait ; entr'autres une jeune Fermiere âgée de 25 ans, qui le
troifieme jour de fes couches avoit vu difparoître & fon lait &
toute efpece d'évacuations. Depuis quatre mois on lui avoit adminiftré tout ce qui eft d'ufage en pareil'cas. Son mari & toute fa
craignoient beaucoup, parce qu'elle étoit d'une maigreur
que des coliques violentes & continuellesne lui per-
pas de prendre aucun repos, C'eft dans cet état que je

la déterminai à essayer quelques gros d'Eau médicinale. La premiere prise de deux gros n'excita aucun vomissement. La malade n'alla pas beaucoup à la selle ; mais les urines coulerent
abondamment, les coliques diminuerent, ce qui encouragea
la malade à en prendre une deuxieme prise de deux gros qui fit
le même effet ; mais l'on observa quelques instans après l'évacuation, que les urines étoient laiteuses, ce qui a continué à la
troisieme & quatrieme prise, de maniere que les coliques ont
été absolument dissipées. Depuis huit jours je lui en ai fait
prendre trois gros qui ont produit le même effet. Actuellement
elle dort bien, a de l'appétit, va, vient & travaille dans l'intérieur de sa maison, & n'attend que le beau tems pour se livrer
aux travaux de la campagne dans la ferme dont son mari est
chargé. Il faut observer que cette femme n'étoit pas fort pré-
cautionnée dans la nourriture qu'elle prenoit : elle suivoit quelquefois la bisarrerie de ses goûts, & empêchoit ainsi le bon
effet de l'Eau médicinale. Un jour elle m'avoua qu'elle avoit
mangé des nefles qui lui avoient occasionné la colique. Je ne
doute pas que si cette femme eût été soignée comme elle auroit
dû l'être en pareil cas, elle n'eût vu reparoître ses regles à la
quatrieme prise : au reste, à cela près elle va très-bien, son
mari est très-content & m'a fait beaucoup de remercimens.
Je lui en laisse trois gros, parce que je compte partir sous
quelques jours.

Vous pouvez mettre, Monsieur, cette expérience au nombre
de celles qui constatent l'efficacité de l'Eau médicinale dans les
maladies laiteuses : il y a tant & de si affreuses maladies causées
par l'humeur laiteuse, qu'on ne peut trop se réjouir de la
découverte de ce remede. — Vous avez bien fait de rendre
publique l'analyse de l'Eau par MM. Cadet & Parmentier.
Beaucoup de personnes se décideront plus aisément à en
prendre, en voyant qu'il n'y a rien à craindre de ses effets.
Vous devez avoir un grand panégyriste de cette Eau dans la
personne de M. Lécuyer. Sa guérison tient du miracle pour la
promptitude, & vu l'inefficacité de tous les remedes qu'il avoit
essayé inutilement depuis quatre à cinq ans. Je pense que
M. Fumé ne se refusera pas à rendre hommage à la vérité,

c'eſt lui-même qui l'a conſeillé de continuer, d'après les effets dont il avoit été témoin.

Quant à moi, je continue, quand le beſoin renaît, d'en faire uſage avec ſuccès. Depuis que j'en prends, je ne ſuis plus ſujet, comme cela m'arrivoit tous les ans, à des fievres qui me duroient ſix ſemaines ; l'humeur rhumatiſmale qui me faiſoit cruellement ſouffrir dans les reins pendant trois ſemaines de l'hiver, eſt beaucoup adoucie quand elle ſe jette ſur mon eſtomach ; avec deux gros la douleur diſparoît en deux ou trois heures. Je ſuis perſuadé que ſi je prenois de l'Eau médicinale de huit jours en huit jours pendant deux mois, je me débarraſſerois abſolument de cette humeur vague : mais quand on ne ſouffre plus, & qu'on a de l'occupation qui commande, on recule toujours juſqu'à ce que le mal force d'avoir recours au remede.

Je ſouhaite, Monſieur, que vous ayez un nombre d'expériences aſſez conſidérables, aſſez conſtatées pour engager la Faculté à ranger l'Eau médicinale au nombre des médicamens qu'elle a coutume d'indiquer. Ce n'eſt pas parce que la caſſe & la manne ſont rangées dans les catalogues des remedes qui ſont débités par les Apothicaires, que le public en prend avec confiance ; c'eſt parce que l'expérience a appris qu'elles ſont utiles dans telles & telles occaſions. Il en ſera de même de l'Eau médicinale, quand le public ſera bien convaincu de la réalité de ſes effets dans telles & telles maladies : perſonne ne tient contre l'expérience. Voilà ce dont M. Huſſon doit s'occuper. Chacun ayant la facilité de s'informer par lui-même de guériſons opérées par l'Eau médicinale, il eſt impoſſible que la confiance ne naiſſe pas de la vérification des faits. Je comptois écrire directement à M. Huſſon pour lui faire part de mes expériences. Je n'ai pas été fâché de les lui faire paſſer par vous. Je m'eſtimerai heureux d'avoir concouru en quelques choſes à la bonne œuvre de ce reſpectable Militaire. Je ſuis avec le plus ſincere attachement. *Signé* BLONDE, Avocat au Parlement.

N°. 90.

Nous ſouſſigné, Docteur en Médecine en l'Univerſité de Caen, Médecin de l'hôpital militaire & maritime de Cher-

F 4

bourg, & des fortifications, Bréveté du Roi ; Aſſocié , Titu-
laire , ancien Directeur de la Société littéraire académique de la
même ville , certifions que depuis pluſieurs années nous faiſons
uſage de l'Eau médicinale de M. Huſſon dans le traitement de
la goutte , ſur laquelle ce médicament a un empire ſingulier
pour en diminuer & retarder conſidérablement les accès ; qu'il
opere des effets prodigieux , ne cauſe aucune irritation ni changement dans le pouls, pas plus qu'un minoratif ordinaire ; nous
en avons fait l'heureuſe expérience par nous-mêmes. Nous
déſirons qu'il ſoit plus connu , d'un uſage plus fréquent pour
le ſoulagement de l'humanité ſouffrante. A Cherbourg , le 9 Février 1783. *Signé* DELAVILLE. D. M.

N°. 91.

M. POLLISSARD.

J'ai pris , Monſieur, en différentes fois chez vous ſix priſes
de l'Eau de M. Huſſon : un de mes amis ſe trouve en avoir
environ deux priſes , que je vous envoie pour vous prier de
me dire ſi elles ſont ſuffiſantes. Il n'a point d'imprimé pour
ſavoir la conduite qu'il doit tenir. Je vous prie de m'en envoyer
un. Votre Médecine m'a fait un bien étonnant ; depuis ſix mois
je ſouffrois des coliques & des douleurs d'eſtomach : je n'en
reſſens pas la plus légere. Cinq priſes m'ont rendu la ſanté.
J'ai l'honneur d'être très-parfaitement, Monſieur , votre , &c.
Signé le Chevalier DANÉS DE MONTARDOT , Capitaine d'infanterie.

Paris, *ce 18 Février 1783.*

N°. 92.

Nous Jean-Nicolas Touſtain , Conſeiller du Roi , & ſon
Procureur en la Mairie de l'Hôtel-de-Ville de Beaumont-le-
Roger, certifions avoir fait uſage de l'Eau médicinale de M.
Huſſon, tant ſur nous-même, que ſur différentes perſonnes
auxquelles nous l'aurions donnée dans des cas difficiles, critiques & déſeſpérés, dont nous avons obtenu les plus grands
ſuccès ſans aucuns inconvéniens.

Fait en notre Hôtel , à Beaumont-le-Roger, ce 8 Février
1783. *Signé* TOUSTAIN.

INDÉPENDAMMENT de ces Lettres & Certificats, on pourra se procurer un plus grand nombre de témoignages de l'efficacité de l'Eau médicinale, par les personnes ci-après indiquées.

Savoir;

M. Dalmieres, lieutenant de M. le premier chirurgien du roi, à Sens.

M. Bellier, chirurgien, successeur de M. Dubertrand, à Paris rue du Temple, en face du prieuré du Temple.

M. Cheignevert, chirurgien accoucheur, successeur de M. Ravenet, à Paris rue des Billettes.

M. Bruna, docteur en médecine, médecin ordinaire du roi pour les maisons royales de Meudon, Choisy & Bellevue, à Paris rue des Vieilles-Etuves Saint-Honoré.

Il a guéri un Lieutenant-Général des armées navales de S. M. sans garder la chambre, d'un scorbut invétéré qui avoit résisté à la plus savante médecine de Londres, d'Hollande & de Paris.

M. Quéquet, apothicaire à Château-Thierry.

M. Duchesne, apothicaire à Coulommiers.

M. Choquet, apothicaire à la Ferté-sous-Jouarre.

M. Marchais de Migneaux, correcteur des comptes, quai de Bourbon, Isle-Saint-Louis.

M. Collin de Cancey, auditeur des comptes, rue S. Antoine vis-à-vis celle de Fourcy.

M. Ricouart d'Hérouville, conseiller au parlement, rue Payenne au Marais, sous la conduite de M. Missa, docteur-régent de la faculté de médecine en l'université de Paris.

M. de Ménerville, rue de Richelieu, sous la conduite de M. de Brotonne, docteur-régent de la faculté de médecine de Paris.

M. Desavenelles de Grandmaison, maître des comptes, rue Coquilliere.

M. le Meignen, premier secretaire de monseigneur le duc d'Orléans, au Palais-Royal.

M. de Champeaux, premier valet de chambre de monseigneur le duc d'Orléans, au Palais-Royal.

M. Baudrillart, au bureau des finances de monseigneur le duc d'Orléans.

M. le comte d'Imécourt, à Metz.

M. Delisle, chef des haras du roi, rue Meslée vis-à-vis le passage du Noir.

M. le marquis de Grâville, rue & près la Madeleine de la Ville-l'Evêque.

M. de la Martiniere, avocat au parlement, rue des Deux-Boules Sainte-Opportune.

M. Challaye, avocat aux conseils, rue de la Poterie à la Greve.

M. Pasquier, valet-de-chambre de monseigneur le Comte d'Artois, à Versailles.

M. Gondouin, au bureau de la guerre, à Versailles.

M. l'abbé d'Haudimont, maître de musique & des enfans de chœur de S. Germain-l'Auxerrois, d'un rhumatisme avec perclusion, qu'aucun remede n'avoit pu guérir.

M. l'abbé Viet, pour une infirmité d'expériences qu'il a faites par lui-même, & fait faire dans l'étendue de son prieuré de Saint-Ouen près Chartres, par le ministere de ses curés & de ses vassaux. Sa demeure est rue Pavée S. André-des-Arcs, près les Freres cordonniers.

M. Lorimier, officier du roi, porte Saint-Honoré.

M. Constantin, procureur au parlement, isle Saint-Louis, en face du pont rouge, pour une maladie de la derniere conséquence, guérie en la personne de madame son épouse, & qui avoit résisté à la plus savante médecine de Paris. Douze prises d'eau médicinale l'ont rendue à la plus brillante santé dont elle jouit depuis trois ans sans interruption.

M. Tessier, officier de monseigneur le duc d'Orléans, au Palais-Royal.

M. d'Arbonne, ancien maire de la ville de Corbeil, d'une maladie très-conséquente qui avoit résisté à l'habileté de M. Borry son médecin, guéri avec cinq prises d'eau médicinale ;

fous les yeux de M. le Braffeur, ancien négociant, rue des Foffés-Saint-Germain-l'Auxerrois, & de toute fa famille.

M. Durand, directeur des fermes & aides, hôtel Bretonvilliers.

M. l'abbé Pernot, ancien Céleftin, à la communauté des Prêtres-Saint-Paul.

M. Gobert, négociant, fous les grands piliers des halles, guéri d'une folie de fept années, avec cinq prifes d'eau médicinale. Il a rendu par les urines un dépôt de pus & de fang, fuite d'une fievre putride-maligne, en février 1778.

M. Buard, maître ès-arts & de penfion, rue Meflée, pour rétention d'urines.

M. Martin de Buffy, fubftitut de M. le procureur général du grand-confeil, rue du Chaume.

M. Martin de Mentque, confeiller au grand-confeil, même demeure.

M. Lehoux, infpecteur de police, rue Bertin-Poirée.

M. Guidor, infpecteur de police, rue des Moineaux.

M. Santerre, infpecteur de police, fauxbourg Saint-Denis près les petites-écuries du roi.

M. Olivier, confeiller au châtelet, rue des Prouvaires.

M. Bailly du Coudray, ancien apothicaire, rue Sainte-Croix de la Bretonnerie.

M. Beauvais, rue de la Parcheminerie près la rue S. Jacques.

M. le comte de Croifmare, rue du Foin près la Place Royale.

M. le comte d'Aumale, barriere de Vaugirard, pour la goutte. Son valet-de-chambre a été guéri d'une maladie très-dangereufe.

M. Butard, négociant, rue S. Denis près celle des Prefcheurs.

M. & madame Lavallette, maifon de M. Fauger, négociant, rue S. Denis près celle des Prefcheurs.

M. & madame de Marcouville, maifon de M. de Lury, chirurgien-accoucheur, près le Pont-Rouge.

M. de Marcilly, gentilhomme ordinaire de la chambre du roi, rue des Trois-Pavillons, pour la guérifon de fon valet-de-chambre perclus de rhumatifme & fciatique, rebelles à tous remedes.

Madame la marquife de l'Efcalopier, rue de Thorigny.

M. Guillemain, l'un des fecretaires de la police, rue Saint-Pierre-Montmartre.

M. le chevalier de Larboulerie, brigadier des armées du roi, lieutenant-colonel du régiment de Béarn, à Paris fur le boulevard, attenant le dépôt des gardes françoifes, pour la goutte.

Le nommé Mangin, valet-de-chambre de M. Poiffonnier, médecin de la marine, rue des Vieilles-Audriettes, hôtel Trudaine, atteint d'apoplexie & paralyfie dans toute la moitié du corps, a éprouvé de l'eau médicinale un effet très-fenfible. L'eau médicinale n'a été adminiftrée que d'après l'inutilité bien reconnue des remedes ordinaires.

TABLE
DES PIECES JUSTIFICATIVES.

N°. 6. Certificat de M. Collet, qui confirme les fuccès de l'Eau médicinale.

N°. 7. Autre certificat de M. Collet, plus expreſſif, fur le même objet.

N°. 8. Lettre adreſſée à M. Huſſon par M. Debrotonne, docteur-régent de la faculté de médecine en l'univerſité de Paris, dont la lecture ne peut qu'être utile aux perſonnes qui veulent faire uſage de l'eau médicinale, vu les préceptes de conduite qu'elle renferme.

N°. 9. Notes de cinq guériſons opérées par le même docteur.

N°. 10. Autre lettre adreſſée à M. Huſſon par le même, contenant récit de la guériſon d'une fievre putride & lait répandu, par lui opérée par l'emploi de l'eau médicinale.

N°. 11. Lettre adreſſée à M. Polliſſard par M. de Préfontaine, docteur en médecine, médecin de l'intendance pour les épidémies, contenant l'apologie de l'eau médicinale.

N°. 12. Autre lettre adreſſée au même, par le même docteur, contenant une demande qui dénote fa confiance dans l'eau médicinale fondée fur l'expérience.

N°. 13. Autre lettre adreſſée au même, par le même docteur, contenant des obſervations fur l'adminiſtration de ce remede.

N°. 14. Lettre adreſſée à M. Huſſon par M. Delaville, docteur-médecin de l'hôpital militaire & maritime de Cherbourg, contenant le récit de la guériſon d'une goutte vague & des plus violentes.

N°. 15. Lettre adreſſée au même par le même docteur. Il rend compte de l'effet du remede fur une goutte invétérée.

N°. 16. Lettre adreſſée au même, par le même docteur, contenant fon aveu de l'empire fingulier de ce médicament fur la goutte, & la guériſon qu'il a opérée par le même fecours, d'une dartre approchante de la teigne.

N°. 17. Lettre du même adreſſée à M. Polliſſard, fur la bonté du remede, & fpécialement contre la goutte.

N°. 18. Lettre adreſſée à M. Polliſſard par M. Fleury, curé de

Pontchartrain, contenant envoi du certificat qui va être
énoncé au n°. 19, & récit de la guérison d'une humeur
dartreuse.

N°. 19. Certificat daté de Haute-Bruyere, *signé* Lavergne,
maître en chirurgie, contenant guérison de manie.

N°. 20. Extraits des certificats & lettres déposés entre les mains
de M. de Robien (& qui sont actuellement entre celles
de M. Polliffard) pour guérisons opérées avec l'eau
médicinale : Savoir, 1°. Sciatique ; 2°. Obstructions,
hémorroïdes internes & externes, rétentions d'urines,
vomissemens habituels, insomnie, &c. 3°. Obstructions
au diaphragme, au méfentere, état de marasme & scorbut ; 4°. Insomnie, fievre violente, crachement de
sang. maux de tête, &c. 5°. Goutte violente dans les
intestins, & qui étoit incurable par les remedes les plus
puissans ; 6°. Hémorroïdes, rhumatismes, crampes &
tiraillement de nerfs ; 7°. Fluxion de poitrine, pertes,
pustules par-tout le corps, jauniffe, catalepsie, mal vénérien ; 8°. Jauniffe, goutte universelle ; 9°. Fievre
lente avec redoublement reglé ; 10°. Goutte avec perclusion ; 11°. Abcès dans les reins ; 12°. Scorbut ; 13°.
Grand mal de tête, roideur dans tous les membres, &
dépôt à l'oreille ; 14°. Fievre ancienne ; 15°. Fievre
quarte ; 16°. Point de côté ; 17°. Douleurs d'entrailles ;
18°. Douleur dans la plante des pieds ; 19°. Migraine
de vingt ans, & humeur universelle sur toutes les parties du corps ; 21°. Maux d'estomac habituels, maux
de tête, foibleffe & expulsion d'un gros vers. 22°. Perte
de la durée d'un an ; 23°. Indigestions habituelles suivies
de souffrances & maladies aiguës ; 24°. Jauniffe
25°. Rétention d'urines ; 26°. Coliques rhumatismales, maux de nerfs, suite de tems critique.
27°. Perte de la durée de quatre mois ; 28°. Obstructions avec hydropisie universelle & vomissemens ; 29°.
Dartres, fievre ardente & rhume ancien ; 30°. Hémorroïdes internes & externes avec suppuration & chûte

de fondement ; 31°. Fluxion de poitrine, dépôt au côté droit, toux violente & rhumatisme confidérable; 32°. Maux d'yeux ; 33°. Dartres ; 34°. Epilepfie de dix-huit mois ; 35°. Goutte univerfelle & très-ancienne; 36°. Fievre de dix mois ; 37°. Maux d'yeux ; 38°. Maux de reins, d'entrailles, & fable dans les urines ; 39°. Lait répandu depuis dix-fept ans, avec furdité; 40°. Etat déplorable à la fuite d'une chûte & paffage d'une voiture fur le corps ; 41°. Eréfipele ; 42°. Nombres de maladies détaillées dans un écrit dont on peut prendre communication.

N°. 21. Lettre écrite à M. de Robien par M. d'Aubigny, fecretaire des commandemens de M. le duc de Laval, gouverneur de Sedan, contenant le récit de guérifons qu'il a opérées par l'eau médicinale : le détail en eft curieux ; mais comme il feroit difficile d'en donner ici un tableau raccourci, on renvoie le lecteur à la lettre même.

N°. 22. Certificat donné par madame la baronne d'Efpagnac, gouvernante des Invalides, contenant nombre de guérifons qu'elle a également opérées avec l'eau médicinale.

N°. 23. Certificat figné Stoucrad, ancien officier de cavalerie, entrepreneur de la manufacture de toiles peintes en or & argent, à l'hôtel de Gournay, rue de Charenton fauxbourg S. Antoine, portant que par l'ufage de l'eau médicinale, il a été guéri de crampes dans les gras de jambes qui le rendoient perclus pendant huit ou neuf mois de l'année, ainfi que d'autres infirmités.

N°. 24. Certificat figné Luce, prieur de Villiers le-Bel, portant que le nommé Bonnel fon paroiffien, qui eft l'objet de la guérifon énoncée en ce certificat, eft un très honnête homme qui a de la piété & aime le travail. Ce Louis Bonnel, maçon au même lieu, étoit depuis dix ans malade d'une colique & d'un vomiffement continuel. Son état fâcheux ayant réfifté aux remedes adminiftrés par nombre de gens de l'art dénommés au certificat qui eft encore figné du fyndic en charge & du collecteur en charge, il a été parfaitement guéri avec quatre prifes d'eau médicinale.

N°. 25. Certificat figné Senty femme Senty, portant qu'elle a été guérie d'une maladie de dix ans, colique d'eftomac, &c. & fleurs blanches. Le certificat eft foufcrit d'une approbation des faits allégués, & notamment que la cure appartient à l'eau médicinale. Signé Defclaires, vicomteffe de Sebourg.

N°. 26. Certificat figné F. Raffron, portant guérifon d'obftructions.

N°. 27. Certificat figné Liard, commis de la marine, rendu en faveur de l'eau médicinale, fans fpécifier les maladies.

N°. 28. Certificat figné Papion, entrepreneur de la manufacture royale de Tours, offrant le tableau le plus affligeant pour l'humanité, & la déclaration d'une cure parfaite.

N°. 29. Lettre adreffée à madame la baronne d'Efpagnac, fignée Crublier des Bordes, par laquelle on lui fait part de la guérifon d'une fievre, opérée fur un poftillon auquel elle avoit donné de l'eau médicinale.

N°. 30. Lettre adreffée à M. Huffon, de Metz, par M. Boislogé, capitaine au corps d'artillerie, par laquelle il lui fait part de plufieurs cures opérées avec l'eau médicinale, par M. Brugnieres, chirurgien major du régiment de Béarn, favoir, deux fcrophuleux, plufieurs dartres, une plaie confidérable occafionnée par le paffage d'une voiture fur la jambe d'un enfant, & plufieurs autres maladies. Cette lettre eft intéreffante par l'expérience dont elle rend compte de l'utilité de l'eau médicinale employée en topique.

N°. 31. Autre lettre au même, également datée de Metz, par le même, contenant le récit de la guérifon d'une épileptique, par le même M. Brugnieres, dont la lettre précédente annonçoit le commencement du traitement. Elle confirme la guérifon d'une fcrophuleufe qui a été vue

dans

dans cet état par M. Louis, fameux chirurgien à Paris. Son opinion sur cette cure.

N°. 32. Lettre adressée à M. Husson, de Cherbourg, par M. le chevalier Gigault, qui confirme la bonté de l'eau médicinale, par l'expérience qu'en a faite M. de Caux, directeur du génie.

N°. 33. Lettre adressée de Versailles à M. Husson, par M. de Gournay, ancien capitaine de cavalerie, contenant demande de quatorze onces d'eau médicinale, & aveu du bon effet que madame Thierry sa belle-sœur, a éprouvé de ce remede.

N°. 34. Lettre du même au même, par laquelle il accuse la réception des quatorze onces demandées par la lettre précédente, & fait part de l'épreuve du remede sur un jeune homme accablé depuis un an d'un sommeil continuel, & qui, par l'effet de deux prises, donne de grandes espérances de guérison.

N°. 35. Lettre adressée à M. Husson, de Metz, par M. Brugnieres, chirurgien-major du régiment de Béarn, contenant la confirmation des cures énoncées aux lettres de M. Boislogé, n°s 30 & 31.

N°. 36. Lettre adressée à M. Husson, datée de Sédan par M. Heck, ministre au régiment de Dierbak, suisse, contenant sa surprise sur les effets inespérés de l'eau médicinale, & notamment sur une suite de couches des plus fâcheuses. Cette lettre est très-intéressante par les particularités qu'elle renferme sur l'avantage de l'eau médicinale dans les maladies épizootiques.

N°. 37 Lettre datée de Versailles, écrite à M. Pollissard par M. le Gouellier de Montcarel, commis principal des affaires étrangeres, contenant le récit de deux cures opérées sur deux enfans, dont un âgé de trente-deux mois, & dans un état désespéré occasionné par une fievre putride, de la guérison d'une fievre maligne & putride ; du bon effet de l'eau médicinale dans quatre petites véroles, & dans une fievre violente, & de celui qu'il en a lui-même éprouvé fur une humeur bilieufe & glaireufe.

N°. 37 *bis*. Lettre écrite de Paris à M. Huffon, par M. Charpentier de Bonoeil, au fujet de la cure opérée fur fon laquais dans une maladie très-compliquée.

N°. 38. Lettre de M. de Montcarel, en réponfe à M. Huffon, qui donne raifon de fa confiance en l'eau médicinale.

N°. 39. Lettre écrite à M. Polliffard par M. Fleury, curé de Pontchartrain, contenant la guérifon de deux petites véroles & d'une infirmité de huit ans dans une fille âgée de quarante ans, qui avoit été mouillée confidérablement dans un tems critique, ainfi que d'une dartre.

N°. 40. Certificat figné Mongirot, gouverneur des pages de MONSIEUR, du bon effet qu'il a éprouvé de l'eau médicinale.

N°. 41. Lettre à M. Polliffard, de Verfailles, écrite par M. le Goueflier de Montcarel, qui rend compte de l'effet qu'il a éprouvé de l'eau médicinale, dans un état dangereux occafionné par une forte abondance de bile.

N°. 42. Lettre écrite à M. Polliffard, de l'Orient, par M. Gourlade, négociant & armateur, contenant le récit de la guérifon d'un fcorbut des plus accrédité.

N°. 43. Lettre du même au même, contenant apologie de l'eau médicinale.

N°. 44. Lettre datée de Paris, adreffée à M. Polliffard par la fœur de l'Incarnation de l'hôtel-dieu de Paris, fur l'état d'une perfonne folle qui avoit été confiée à fes foins pour l'adminiftration de l'eau médicinale. On ne peut rapporter d'autre témoignage par écrit de la perfection de la cure que cette lettre.

N°. 45. Lettre datée de l'Orient, écrite à M. Polliffard par M. Gourlade, qui lui fait une nouvelle apologie de l'eau médicinale.

N°. 46. Lettre datée de Paris, écrite à M. Huffon par M. Aubray, caiffier de la recette des aides du port S. Paul, qui lui fait part de fa guérifon de dartres par tout le corps,

& particulierement à une jambe menacée de gangrene.

N°. 47. Lettre datée de Tanqueux, adreſſée à M. Polliſſard par monſieur le comte d'Uſſy, contenant le récit de cures opérées par l'eau médicinale ſur une vache, deux moutons & poules.

N°. 48. Lettre datée de Pithiviers, adreſſée à M. Huſſon par M. Morel, notaire, au ſujet d'un épanchement de lait ſurvenu à ſon épouſe, & d'une fiſtule dont il étoit perſonnellement affligé.

N°. 49. Lettre adreſſée à M. Polliſſard par M. Fleury, curé de Pontchartrain, par laquelle il lui rend compte de pluſieurs cures opérées par l'eau médicinale, telles qu'hydropiſie, colique violente, &c. & lui demande une demi-bouteille de cette eau.

N°. 50. Lettre de M. de Robien à M. Huſſon, par laquelle il lui fait part de la guériſon qu'il vient d'éprouver d'une humeur de goutte vague qui avoit réſiſté aux remedes donnés par les gens de l'art.

N°. 51. Lettre datée de Rouen, adreſſée à M. Huſſon par madame de Bénouville, qui lui rend compte du bon effet de l'eau médicinale ſur un malade.

N°. 52. Lettre écrite de Troyes à M. Huſſon par M. Alléon, par laquelle il lui fait part de l'effet étonnant de l'eau médicinale ſur une perſonne à la derniere extrêmité par une fluxion de poitrine, & l'entretient de l'état d'une autre perſonne paralytique qui a commencé à éprouver l'efficacité du remede.

N°. 53. Lettre datée de Tanqueux, ſignée Courtin, comte d'Uſſy, adreſſée à M. Polliſſard, contenant le bon effet du remede ſur pluſieurs malades, & récemment ſur un religieux de la chartreuſe de Bourgfontaine, qui étoit perclus, & la demande qu'il a faite à M. Lenoir, lieutenant général de police, d'une permiſſion adreſſée à M. Polliſſard, pour lui livrer la quantité d'eau médicinale dont il aura beſoin.

N°. 54. Lettre datée de Nancy, adreſſée à M. Polliſſard par M.

N°. 70. Certificat donné par M. Stoukrad, de la cure ci-
dessus.

N°. 71. Certificat signé Ravette, de la même cure.

N°. 72. Lettre de M. Alléon, de Troyes, à M. Pollissard, par
laquelle il lui fait part d'une nouvelle cure opérée par
l'eau médicinale.

N°. 73. Lettre écrite à M. Pollissard par M. de Changy, écuyer
d'honneur du roi, capitaine de dragons, chevalier de
l'ordre royal & militaire de S. Louis, par laquelle il lui
fait le récit de la guérison d'une fievre qui tenoit son
cocher depuis long-tems, & le prévient qu'il en va
donner connoissance à M. Lenoir.

N°. 74. Copie de la lettre écrite à ce sujet par M. de Changy
à M. Lenoir.

N°. 75. Certificat signé Dubin, bourgeois de Paris, portant que
la nommée Barbe Meunier veuve Gerin, sa domesti-
que, âgée de soixante-treize ans, a été guérie par l'eau
médicinale d'accidens graves & désespérés par les médecins & chirurgiens, suite d'une chûte.

N°. 76. Lettre à M. Pollissard par M. de Montcarel, contenant nouvel aveu de la bonté de l'eau médicinale, &
de son infaillibilité pour dompter la fievre.

N°. 77. Lettre datée de Melun, adressée à M. Pollissard par
M. Dajot, maréchal des camps & armées du roi, directeur du génie & des fortifications, portant une reconnoissance formelle de la bonté du remede dans ses accès
de goutte.

N°. 78. Lettre écrite à M. Pollissard par M. Morel de Vindé,
conseiller au parlement, par laquelle il lui donne avis
que son postillon a été guéri de fievres quartes par deux
prises d'eau médicinale.

N°. 79. Lettre écrite à M. Pollissard par M. l'Ecuyer, procureur au parlement, qui lui rend compte de la guérison
qu'il vient d'éprouver d'une maladie de neuf ans, par
l'usage de l'eau médicinale qui a eue l'approbation de
M. Fumée, docteur-régent de la faculté de médecine en
l'université de Paris, son médecin.

N°. 80. Certificat signé Preveraud, écuyer, conseiller du roi, référendaire en la chancellerie du palais à Paris, portant qu'un jeune homme menacé de perdre la vue par le mercure qu'on lui avoit administré, a été radicalement guéri dans l'espace de quinze jours avec cinq prises de l'eau médicinale.

N°. 81. Certificat signé du sieur Stoukrad & de Louis-François Joubert, & Armande Jouberte née Nicaise, pere & mere des enfans dont est question dans le certificat, portant que deux enfans, fille & garçon, celui-ci âgé de cinq ans, & la fille de dix, ont été guéris en cinq heures de tems du poison pris par un poisson & plus de verd-de-gris.

N°. 82. Nouvelle lettre en date du 4 février 1783, adressée à M. Husson par M. Collet, médecin à Troyes, qui contient l'hommage le plus éclatant à l'éfficacité de l'eau médicinale, & l'engagement de rendre publiques ses observations, & un état souscrit de ce docteur de quatorze maladies traitées avec succès par l'usage de l'eau médicinale.

N°. 83. Lettre datée de Marsal, adressée à M. Pollissard par M. Bourgeois, major du troisieme régiment de chasseurs à cheval, contenant le récit du bon effet de l'eau médicinale sur un brigadier malade à la suite du traitement du mal vénérien.

N°. 84. Lettre datée de Salins, adressée à M. Pollissard par M. Vuillet, médecin, dans laquelle il lui rend compte du succès constant de l'eau médicinale dans nombre de maladies contre lesquelles il l'a employée, ainsi que d'un effet singulier de ce remede sur une fievre opiniâtre.

N°. 85. Lettre écrite de Versailles à M. Pollissard par M. de Romainville, par laquelle, en se louant de l'usage de l'eau médicinale, il annonce qu'il se propose de l'administrer à son fils. Il encourage M. Pollissard à persister dans la peine qu'il prend à la publicité de ce remede, &c.

Fin de la table des Pieces juſtificatives.

Aujourd'hui est comparu pardevant les Conseillers du Roi, Notaires au Châtelet de Paris :

Sieur Jacques-Louis Codercq, Secrétaire de M. de Gourlade, Ecuyer, Conseiller au Conseil Supérieur de Pondichery, Seigneur de Saint-Vrain, demeurant ordinairement en la ville de l'Orient, de présent à Paris, logé rue Saint-Martin, paroisse S. Nicolas-des Champs ;

Lequel a, par ces présentes, apporté & mis en dépôt ès mains de Me Girard, l'un des Notaires soussignés, pour être par lui placé au rang de ses minutes, un certificat par lui fait & souscrit de l'épreuve salutaire qu'il a faite sur lui-même de l'Eau Médicinale de M. Husson, de Sedan, dans l'accès le plus violent d'une goutte dont il est attaqué depuis nombre d'années, ainsi qu'il est plus au long expliqué audit certificat, & ce tant pour rendre justice à la vérité, que pour perpétuer le souvenir d'une cure qu'il regarde comme merveilleuse, & enfin pour la rendre plus notoire & publique.

Lequel certificat, contrôlé à Paris par Lezan, Greffier, cejourd'hui représenté par ledit sieur Codercq, en conséquence & de sa réquisition expresse demeuré annexé à la minute des présentes, pour en être délivré des expéditions à toutes personnes qu'il appartiendra, en son absence comme en sa présence ; ledit certificat dudit sieur Codercq certifié véritable, signé & paraphé en présence des Notaires soussignés.

A ce faire étoient présens & sont intervenus M. Jacques-Alexandre de Gourlade, Ecuyer, Conseiller du Roi en son Conseil Supérieur de Pondichéry, Seigneur de Saint-Vrain, demeurant ordinairement en la ville de l'Orient, de présent à Paris susdite rue Saint-Martin, paroisse S. Nicolas-des Champs ;

M. Jean

M. Jean Pothonier, Négociant, sous la raison Pothonnier & Compagnie, demeurant à Paris susdite rue Saint-Martin, & paroisse S. Nicolas-des Champs;

Et M. Laurent Besne, aussi Négociant, demeurant à Paris susdite rue & paroisse;

Lesquels ont déclaré & certifié, pour servir de notoriété quand & à qui il appartiendra, avoir la plus parfaite connoissance des faits rapportés dans le certificat dudit sieur Codercq, dont mention est ci dessus, & qui est annexé à la minute des Présentes, comme tout s'étant passé sous leurs yeux, ce qu'ils attestent pour rendre justice à la vérité.

Dont acte requis & octroyé pour servir & valoir ce que de raison.

Fait & passé à Paris ès demeures des Parties, l'an mil sept cent quatre-vingt-trois le sept Mars, & ont signé la minute des présentes demeurée à Me Girard, l'un desdits Notaires soussignés.

Suit la teneur dudit Certificat.

JE soussigné Jacques-Louis Codercq, Secrétaire de M. Courlade, Écuyer, Seigneur de Saint-Vrain, Conseiller au Conseil Supérieur de Pondichéry, demeurant à l'Orient, de présent en cette Ville, même maison que M. Girard, Notaire, & Mrs Pothonnier & Compagnie, Négocians, rue S. Martin, certifie que depuis sept ans j'ai été sujet à de violentes attaques de goutte dont les fréquens accès dans tous les membres me causoient des douleurs insupportables, qui se terminoient par être perclus des mois entiers; qu'un de ces accès très-violens, est celui qui m'est survenu en arrivant à Paris avec M. Gourlade, sur la fin du mois dernier; qu'aussi-tôt j'ai, comme les précédens accès, eu recours aux remedes usités, tant internes qu'externes, mais toujours infructueusement; qu'enfin réduit dans l'état le plus affligeant, j'ai heureusement été informé,

formé,

formé, par un ami de M. Gourlade, que l'Eau
Médicinale de M. Huffon de Sedan, avoit finguliérement la vertu d'arrêter, promptement & fans
danger, la fureur de cette redoutable maladie ; que
d'apres les affertions de cette perfonne, & les invitations de M. Gourlade, j'ai pris, dans le fort de ces
accès, deux gros d'Eau Médicinale. Je déclare donc,
que dans l'efpace de deux heures, après l'incorporation, j'ai paffé de l'état de fouffrance à celui d'un
grand calme ; que je me fuis endormi très-paifiblement ; que mon fommeil a été des plus tranquilles ;
que le lendemain, à mon réveil, je n'ai reffenti,
ni éprouvé d'échauffement & d'irritation ; qu'enfuite
de quelques évacuations que j'ai fubies dans la journée, l'enflure, dont j'étois prévenue, a tellement
diminuée, que j'ai pu, dès le même jour, remuer
les mains & les doigts, que même j'ai pu me lever,
pour donner le temps de faire mon lit ; que les jours
fuivans, je me fuis trouvé abfolument libre, exempt
de douleur ; que le troifieme jour qui a fuivi, j'ai
repris une deuxieme prife, qui a confolidé & achevé
mon rétabliffement, & j'ai reffenti mes forces fe
rétablir fenfiblement ; j'obferve de plus, qu'à raifon
du grand nombre d'attaques précédentes, ma main
gauche étoit tellement affoiblie, qu'à peine je pouvois, de cette main, foulever le moindre objet ; que
maintenant elle a recouvré la même force qu'avant
les accès de goutte, dont je fixe l'époque à l'année
mil fept cent foixante-quatorze. Je dois ajouter encore aux préfentes declarations, que ma fanté fe
fortifie de jour en jour, par l'exemption abfolue où
je fuis de toute douleur ; ce que je certifie d'autant
plus volontiers, que le cinquieme jour, qui étoit le
Mardi Gras, j'ai été, partie à pied, dîner auprès
de Montmartre, & le lendemain à la Comédie,
accompagné de MM. Pothonnier & Befne. Sans cette
heureufe expérience que je viens de faire fur moi-

même,

même, je ne pourrois jamais me perſuader qu'un moyen ſi ſimple, & d'un ſi petit volume, puiſſe renfermer une vertu auſſi puiſſante, & tant d'effi-cacité, contre un mal auſſi cruel & irrémédiable juſqu'à préſent que la goutte. C'eſt pourquoi je de-ſire, pour le bien de l'humanité, que ma déclaration ſoit publique, & qu'elle contribue à rendre à l'auteur d'une auſſi importante découverte, toute la juſtice qui lui eſt due. Fait à Paris, le ſix Mars mil ſept cent quatre-vingt-trois, *ſigné* CODERCQ. Au deſſous eſt écrit, contrôlé à Paris le ſept Mars mil ſept cent quatre-vingt-trois, *ſigné* LEZAN.

L'original dudit Certificat, certifié véritable, ſigné & paraphé, & demeuré, comme dit eſt, annexé à la minute de l'acte, dont expédition eſt des autres parts, le tout demeuré audit Me Girard, Notaire. *Signé* MONY & GIRARD. En marge eſt écrit, ſcellé leſdits jour & an, avec paraphe.

ERRATA.

Page 14, *ligne* 7, qu'on a, *lisez* qu'on en a.

Page 17, ligne 1ʳᵉ, il est encore, *lisez* la goutte est encore.

PIECES JUSTIFICATIVES.

Page 5, *à la note, ligne* 2, Rhétoutaine, *lisez* de Préfontaine.

Page 9, *ligne* 15 *de la Lettre n°.* 8, ont fait une foule d'humeurs, *lisez* ont fait une fonte d'humeurs.

Page 18, *ligne* 17, ankiose, *lisez* ankilôse.

Page 30, *ligne* 24, Je soussigné véritable, *lisez* Je soussigné certifie véritable.

Page 35, *ligne* 23, remplie aussi, il n'a rien, *lisez* remplie, aussi il n'a rien.

Même page, ligne 29, maladies, *lisez* malades.

Page 50, *lignes* 9 & 10, le malade a été parfaitement guéri, *lisez* la malade a été parfaitement guérie.

Page 63, *ligne* 21 *du n°.* 61, de ressentiment, qui avoit, *lisez* de ressentiment de goutte qui avoit

Page 73, *ligne* 8 *du n°.* 75, Ecuyer, *lisez* Censeur.

Page 83, *à la date du n°.* 87, De Sedan, *lisez* De Paris.

Page 89, *ligne* 7, successeur de M. Dubertrand, *lisez* éleve de M. Dubertrand.

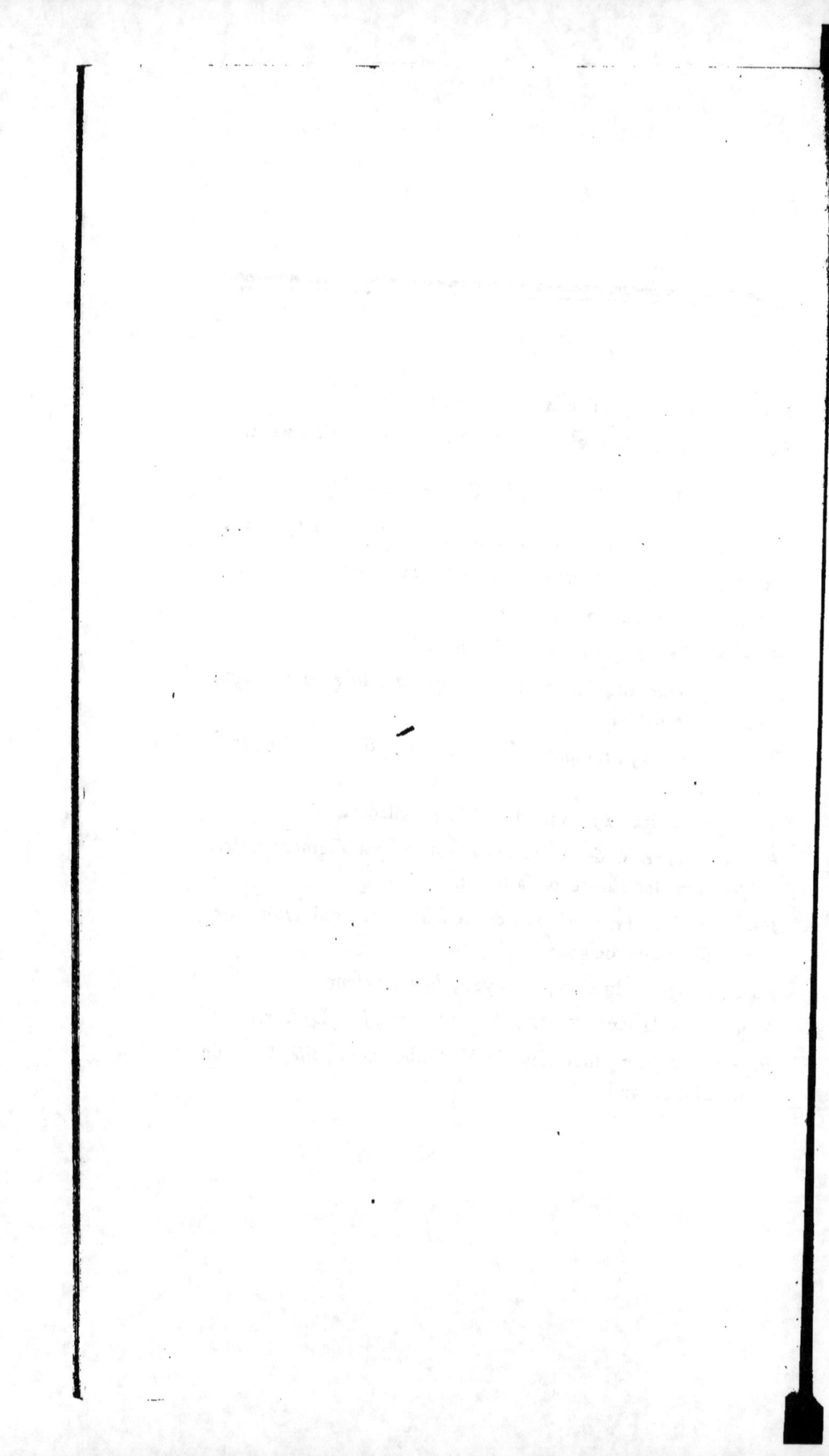

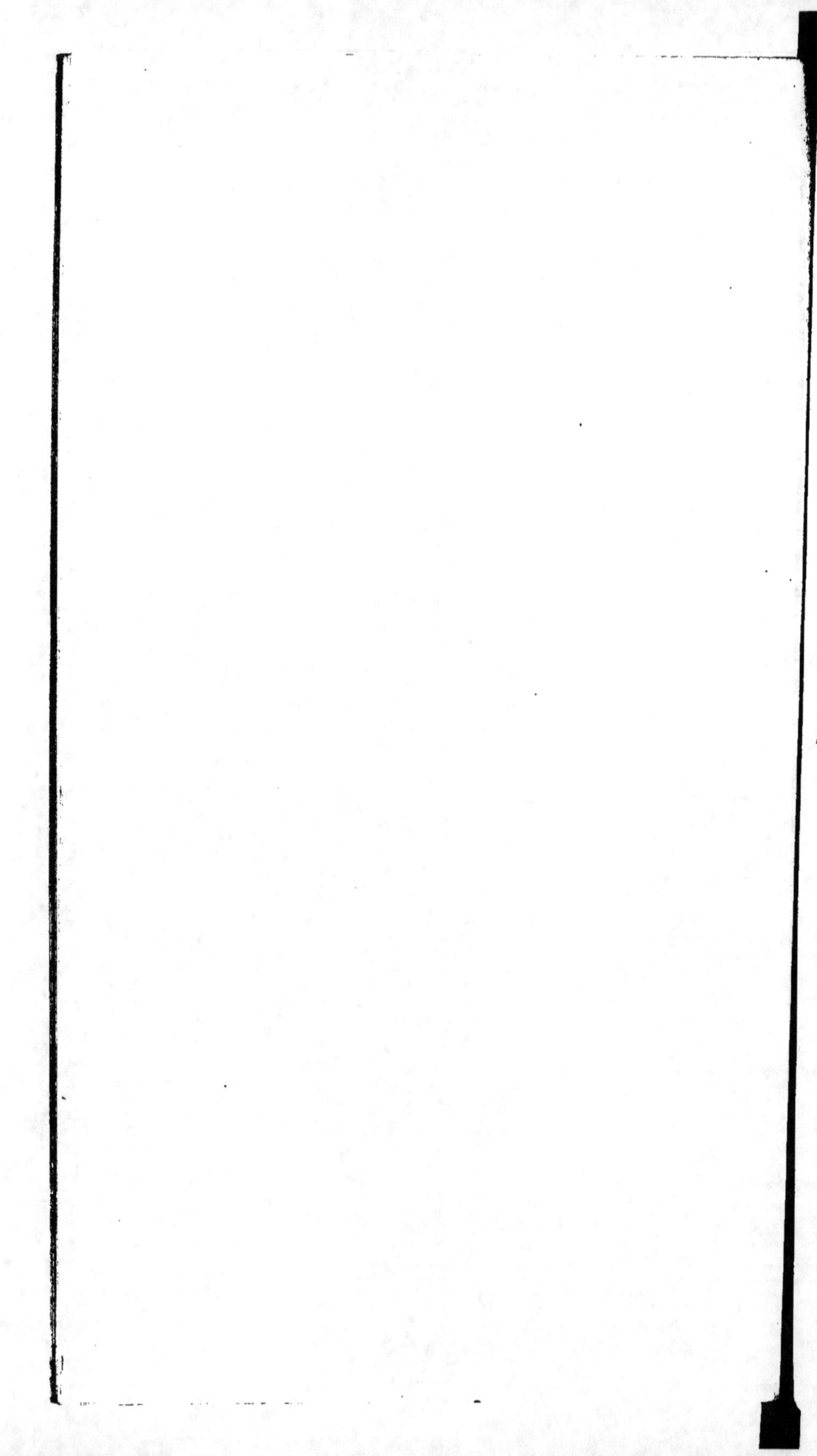

A

SUITE

DES
EXPÉRIENCES
FAITES
AVEC L'EAU MÉDICINALE.

AVERTISSEMENT.

L'INVENTEUR de l'Eau Médicinale ayant con-
tracté avec le Public l'engagement de lui faire part
des expériences qu'il a faitesde puis la publication
de la premiere collection , il se hâte de le remplir.

C'est un service trop important pour l'humanité,
pour qu'il ne témoigne pas de l'empressement à le
rendre, sur-tout dans une circonstance où il paroît
se former une espèce de ligue contre ce remede.

L'auteur, qui connoît les hommes, avoit bien senti
que l'annonce des propriétés de l'Eau Médicinale,
feroit naître contr'elle un préjugé tiré du grand nombre de maladies qu'elle guérit. Il s'est donc attaché à
prouver la possibilité de ces effets , *pag. 15* de sa
Préface, & cette preuve est demeurée sans réplique.
Comme la simple possibilité prouvée ne servoit qu'à
dissiper le préjugé dont on vient de parler, il a joint
au raisonnement l'expérience qui seule est la maîtresse du genre humain, qui subjuge les plus opiniâtres,
& qui arrache, pour ainsi dire, la confiance, quoique
ce sentiment soit le plus libre & le plus opposé à
toute espèce d'empire.

La multitude de faits , dont le très-grand nombre
est attesté par des personnes qui jouissent , à juste titre,
de l'estime publique, a produit l'effet que l'expérience

a produit

produit toujours en pareils cas, la confiance & la joie d'avoir rencontré un secours de plus contre les maladies sans nombre, qui affligent l'humanité.

Il paroît cependant que quelques personnes résistent à l'expérience : ce ne peut être sans doute qu'en la contestant, ou en produisant une expérience contraire. Contester les faits contenus dans la premiere collection, ne pourroit venir que d'une mauvaise volonté, ou de la négligence à interroger ceux qui peuvent en attester la vérité, & qui ne diront certainement pas le pour & le contre. D'ailleurs, un seul fait douteux, sur mille qui ne le sont pas, ne pourroit effacer l'impression qui résulte de la vérité de ces derniers.

Allegue-t-on une expérience contraire ? Non. Les mal-voulans, quel que soit leur motif, font bien leurs efforts pour le persuader ; mais aucun ne cite de faits qui prouvent le danger de l'Eau Médicinale : c'étoit cependant le seul moyen de détruire l'impression qui résulte de ceux qui en prouvent l'utilité & l'efficacité. A peine citent-ils une personne ou deux qui aient péri dans l'usage de l'Eau Médicinale : encore ne craint-on pas de dire que ces exemples ne tiendront pas contre le plus léger examen. On sçait & on a des preuves que l'accident de l'un ne vient que de l'imprudence du malade, qui, sans consulter sa foiblesse, en a pris beaucoup au-delà de la dose prescrite ; & pour l'autre, que sa mort a une toute autre cause, qu'on sçauroit indiquer au besoin.

Ce qui doit tranquilliser le Public, c'est que le sage

&

& vigilant Magiſtrat qui préſide à la police de la Capitale, a commis un Inſpecteur de police, pour faire les informations les plus exactes ſur les plaintes qu'on pourroit former contre l'Eau Médicinale. Qu'on interroge l'un & l'autre, & ſi on ne veut pas en croire l'auteur, au moins ne ſuſpectera-t-on pas le témoignage de celui qui, chargé par état, de faire les perquiſitions les plus exactes, atteſtera que tout eſt en faveur de l'Eau Médicinale, & rien contr'elle. On dit, rien *contr'elle* ; parce qu'on ne fera pas l'honneur à un certain clabaudeur, qui nous entendra ſans doute, de compter ſon ſuffrage. Le nommer ſeroit le vouer à l'indignation publique. Mais l'auteur de l'Eau Médicinale ne ſçait que faire du bien, & s'il laiſſe échapper ici quelques plaintes, c'eſt encore ſon amour pour l'humanité, qui le fait gémir qu'il ſe trouve des perſonnes aſſez ennemies de leurs ſemblables, pour décrier par paſſion, un remede auſſi généralement utile.

Il vient de s'élever contre ce remede une voix qui, après avoir déclaré *qu'on pouvoit ſans danger en faire uſage*, ſemble ſe rétracter. Une lettre de M. Cadet, apothicaire, inſérée dans le journal de Paris, a ſurpris étrangement tous ceux qui avoient lu l'analyſe qu'il avoit faite de l'Eau Médicinale ; ils le ſont également qu'il ait fait parler M. Parmentier, ſans en avoir été chargé, & contre ſon intention. Du reſte, ſi on veut apprécier cette palinodie de M. Cadet, & connoître l'opinion publique, on n'a qu'a lire deux

a ij   lettres

lettres de madame la Baronne d'Espagnac , l'une à M. Cadet de Vaux , l'autre à M. Vicq d'Azyr , elles terminent cet avertissement.

On a répandu dans plusieurs papiers publics, que l'Eau Médicinale étoit l'extrait de la gratiole ; dans d'autres, que si ce n'étoit pas la *gratiole*, celle-ci pouvoit en tenir lieu, & qu'elle étoit préférable pour les pauvres, à raison du bon marché.

La réponse aux premiers a déjà été faite par l'auteur ; il a attesté & il atteste , qu'elle est *l'extrait simple d'une plante dont les propriétés ont été ignorées des anciens comme des modernes*. Il a offert au Gouvernement l'acquisition de son secret , il est donc très-aisé de le mettre en défaut , si son assertion est fausse.

Quant aux seconds, on les défie d'opérer avec la gratiole les effets qu'opére l'Eau Médicinale : s'ils y réussissent , l'auteur s'en réjouira , & jamais on ne l'entendra s'élever contre cette découverte. Il observera seulement à ces écrivains mal-intentionnés, qu'en faisant entendre que la prise d'une médecine est trop chere à 40 sous , ils auroient dû ne pas omettre que très-souvent il n'en faut qu'une , & par conséquent que la guérison n'est pas chere.

D'ailleurs l'auteur ayant employé vingt-cinq à trente ans à faire & à perfectionner cette découverte, n'est-il pas juste qu'il trouve une ressource dans sa vieillesse , & qu'une découverte , suivie de succès aussi nombreux , aussi précieux à l'humanité , lui procure

cure un juste dédommagement de ses dépenses & de ses travaux? L'offre qu'il a faite au Gouvernement d'acheter son secret, prouve le desir qu'il a de rendre son remede plus commun & moins dispendieux.

Sans doute le Gouvernement a voulu attendre qu'une expérience, réitérée assez souvent pour constater l'efficacité du remede, lui prouvât qu'il ne seroit pas exposé à employer les deniers publics à l'acquisition d'une chose inutile. Voilà sans doute une réponse suffisante pour ceux qui trouvent le prix trop cher.

L'auteur a encore à répondre à une objection plus imposante par l'espèce d'autorité dont sont dépositaires ceux qui la forment, que par les moyens sur lesquels elle est appuyée.

Il existe, dit-on, une Société de Médecine, établie par Lettres-Patentes, & chargée d'examiner tous les remedes nouveaux, & dont la sanction est nécessaire pour que le débit en soit autorisé. Elle s'engage à garder le secret. Pourquoi l'inventeur de l'Eau Médicinale ne se conforme-t-il pas à ce qui est prescrit par les Lettres-Patentes ?

Les citoyens de tous les états, qui ont éprouvé les effets salutaires de l'Eau Médicinale, ont déjà répondu pour l'auteur ; ils ont demandé s'il peut exister une loi qui condamne un malade à n'employer que les remedes déja connus ; & si, lorsqu'il est convaincu de leur insuffisance, & même de leur nullité, il n'est pas de droit naturel qu'il ait recours

a iij à

à un remede dont il a vu ou déjà éprouvé perfon-
nellement l'efficacité ? Enfin, fi ce droit une fois
reconnu, n'emporte pas celui de la diftribution ;
car permettre de faire ufage d'un remede, & en
défendre la diftribution, font chofes contradic-
toires. On n'a rien répondu à une fi importante
queftion.

On ne croira pas fans doute avoir fait une réponfe fatisfaifante, en difant, que c'eft à l'auteur à
leur en faciliter l'acquifition, en découvrant fon fecret ; car la prohibition feroit une peine qui, en
paroiffant être infligée à l'auteur, ne feroit de mal
réel qu'aux citoyens à qui le remede pourroit fauver
la vie, ou épargner des douleurs très-aigues.

On ne croira pas non plus avoir fait une meilleure
réponfe, en difant que l'auteur peut compter fur le
fecret. On ne connoît de fecret bien gardé que celui
de la confeffion : foit motif de religion, foit crainte
des peines graves prononcées contre le violateur du
fecret, foit auffi raifon plus profonde & tenant davantage à l'économie de la religion catholique, &
à la Providence qui veille fur elle, ce fecret eft bien
gardé : au moins il eft très-peu violé, c'eft un fait
reconnu. Mais qui eft-ce qui garantit le fecret promis fur la compofition des remedes ? On en demande
pardon à ceux des membres de la Société, qui font
fi jaloux de l'exercice de l'autorité que leur confie
les Lettres-Patentes ; fi on témoigne quelque défiance,
ce n'eft certainement pas dans le deffein de les offen-
fer,

fer : ils le fçavent comme nous, que la confiance ne
fe commande pas.

Mais indépendamment de ces réflexions que font
tous ceux qui defirent continuer l'ufage de l'Eau Médicinale, parce qu'ils en ont toujours éprouvé du
foulagement, ne pourroit-on pas dire que l'efprit des
Lettres-Patentes n'a pas été de prohiber toute efpèce
de diftribution, qui n'auroit pas l'attache de la Société?

En effet, prendre à la lettre cette prohibition,
c'eft annoncer à ceux qui feroient tentés de faire
quelque découverte utile pour la médecine, qu'ils
doivent y renoncer. Qu'on pefe cette obfervation,
& on en fentira la vérité. Pour faire une découverte
en médecine, ou bien pour connoître qu'une plante
a des propriétés capables d'opérer la guérifon d'une
maladie, il eft néceffaire de faire des expériences.
Cependant toute expérience eft prohibée lorfqu'elle
n'eft pas approuvée par la Société. Il faut donc que
tous ceux qui veulent faire des expérien ces, en
demandent la permiffion. Mais pour fe porter à cette
démarche, il faut déjà avoir quelques preuves du
fuccès, ou autrement quelques expériences. Voilà
donc au moins de premières tentatives faites fur quelques individus, fans l'attache de la Société. Dès-
lors, où il faut dire que la prohibition n'eft pas générale, ou qu'elle feroit une défénfe de faire de
nouvelles découvertes dans les fimples.

Si la prohibition n'eft pas générale, quel fera le
terme qu'on donnera à celui qui aura fait la décou-

a iv   verte,

certe, pour en faire part à la Société ? Ce terme sera-t-il arbitraire ? Et ne pourra-t-il pas y avoir telle circonstance capable de suppléer à l'examen de la Société ? Par exemple, s'il se trouve des milliers de faits tous bien prouvés en faveur du remede, & qu'on n'en cite aucun qui dépose contre, à quoi peut servir alors l'examen de la Société ? A quoi même peut servir son avis ? Les expériences constatées n'en disent-t-elles pas plus que l'opinion de trois Médecins, lesquels ne connoîtront pas la plante, & seront obligés eux-mêmes de s'en rapporter aux expériences faites par l'auteur. Dira-t-on qu'ils en feront faire l'analyse ? On peut la faire sans eux. Et si elle est faite, que diront-ils de nouveau ? Encore s'ils pouvoient garantir l'exactitude dans le débit : mais ils viennent de déclarer, comme si on ne le sçavoit pas bien, qu'ils ne garantissent que ce qu'ils ont eu entre les mains. Alors, que nous garantissent-ils donc ? S'ils ne garantissent rien, cette formalité à laquelle on assujettit les inventeurs, n'est donc qu'une espèce de servitude onéreuse pour eux, nuisible au Public, qui court le risque d'être privé des découvertes que ces entraves empêcheront nécessairement.

Ces observations pourroient être poussées plus loin; mais elles doivent paroître suffisantes pour justifier la distribution de l'Eau Médicinale.

L'auteur, dans l'exposé des faits dont il produit les certificats, avoit cru nécessaire de citer les Médecins qui avoient vu les malades, & dont les trai-

temens

temens n'avoient pas réuffi à leur procurer la fanté : Cela paroiffoit néceffaire pour conftater davantage l'utilité & l'efficacité du remede. Cependant, comme fon deffein n'eft pas d'indifpofer le public contre les Médecins, dont la profeffion & les travaux méritent de la reconnoiffance, mais au contraire de leur fournir un remede de plus, qui, employé avec toutes les connoiffances de leur art, aura des effets bien plus étendus & plus sûrs ; il fupprimera dorénavant les noms des perfonnes de l'art, qui n'auront pas confenti à être nommées.

Peut-être trouvera-t on que ce nouveau recueil d'expériences n'eft pas affez fourni. Il eft important que ceux qui defirent un plus grand nombre d'expériences, fe rappellent, 1°. ce qu'on a déja dit dans le premier recueil, que beaucoup de malades de l'un & l'autre fexe, peu curieux qu'on fçache qu'ils ont été attaqués de certaines maladies, refufent des certificats, & ne permettent pas même qu'on les cite. Cette délicateffe, qu'on n'a garde de blâmer, prive d'une très-grande partie des certificats qui rendroient plus conftantes les propriétés de l'Eau Médicinale ; 2°, que la première partie ayant paru en Mars, on n'a ici que les expériences de cinq à fix mois ; 3°, qu'on n'a pas eu le temps de recevoir ceux des provinces éloignées ; 4°, qu'il n'eft pas aifé d'en avoir des pauvres qui, quand ils font guéris, ne reparoiffent plus. Le temps fuppléera à tout, en ne négligeant pas de fe procurer les certificats des per-

fonnes

fonnes affez courageufes & affez amies de l'humanité;
pour ne pas les refufer, on formera un recueil capable de réduire les plus incrédules.

Comme parmi les détracteurs de l'Eau Médicinale,
il y en a qui ont pouffé l'injuftice & la paffion jufqu'à
avancer qu'elle étoit un poifon. L'auteur ne croit pas
devoir fe contenter d'y oppofer le grand nombre
d'heureux effets qu'elle a opérés; parce qu'on pourroit
lui dire qu'il y a des fimples ou autres fubftances qui,
feules, font un poifon actif., & mêlées avec d'autres
extraits, produifent des effets falutaires. Il affure
donc ici non-feulement qu'elle n'eft point un poifon,
mais encore qu'elle eft un contre - poifon très-
puiffant; & cette affertion, il l'appuye de deux expériences bien capables de fixer pour toujours le jugement du Public fur une imputation auffi grave.

La premiere fe trouve, *pag. 76, n°. 81* de la premiere collection. Il s'y agit de deux enfans empoi-
fonnés par une forte dofe de verd-de-gris, lefquels
ont été guéris en vingt quatre heures.

La feconde expérience a été faite en 1780. Le
nommé Dubois, maître jardinier, vendant vin, rue
& vis-à-vis St: Victor, fa femme, fes enfans & fes
domeftiques eurent le malheur d'être victimes des
empoifonneurs publics qui s'étoient répandus à Paris
& dans les Provinces. Quelques-uns de ces fcelerats
étant entrés chez ce jardinier, pour y faire ce qu'ils
appelloient un *écot*, jetterent du poifon fur un plat de
viande. Quand ils fe furent retirés, Dubois & toute fa

famille

famille mangerent de ce plat qui leur étoit resté : Ils ne tarderent pas à ressentir les effets du poison. Malgré les secours qu'on leur donna, ils tomberent dans un état de langueur accompagné de syncopes presque continuelles. On leur conseilla l'Eau Médicinale : quelques prises firent cesser tous les accidens & rétablirent en peu de temps leur santé.

Dubois & sa femme ont consigné ce fait dans un Mémoire qu'ils ont présenté à M. le Lieutenant de Police.

L'auteur a entre les mains deux certificats d'un célèbre Médecin de la Faculté de Paris, qui, après avoir pris de l'Eau Médicinale à différentes fois, a déclaré qu'elle étoit un excellent stomachique, & qu'elle l'avoit bien purgé sans tranchée & sans aucune irritation. Il n'a pas permission de le nommer ni de produire les certificats : ainsi on s'en abstiendra.

Il espere que tant d'expériences si bien constatées, feront enfin cesser les préventions, & que les Médecins convaincus de la bonté de ce remede, l'employeront avec autant de securité, que ceux qu'ils font prendre chez les Apothicaires, & qu'ils le rendront encore plus précieux & plus utile par leurs conseils, & par l'étude qu'ils feront de ses propriétés & de ses effets.

Si les Médecins doivent montrer de la constance à résister à l'empyrisme, l'auteur, qui est certain, autant qu'on peut l'être, de l'excellence de son remede, ne doit pas montrer moins de fermeté à lutter

contre

contre les préjugés, & à faire les plus grands efforts
pour faire jouir ſes ſemblables d'un des plus beaux
preſens que la Providence ait offert aux hommes
depuis pluſieurs ſiécles.

LETTRE

LETTRE de Madame la Baronne d'Espagnac à M. Vicq-d'Azyr, Secrétaire perpétuel de la Société Royale de Médecine, du 13 Août 1783.

MONSIEUR, comme je suis bien persuadée que c'est dans de bonnes vues que la Société Royale de Médecine a voulu exciter de la défiance dans le public touchant l'Eau Médicinale ; je suis bien aise de contribuer autant qu'il est en moi à faire connoître un remede dont je me sers depuis huit ans avec succès. Je conviens que son usage doit être soumis aux lumieres des gens de l'art, & c'est dans cette intention que Madame la Marquise de l'Escalopier & moi en fîmes faire l'analyse par MM. Cadet & Parmentier : ils nous assurerent, comme ils l'ont mis dans leur rapport, que le remede ne leur avoit présenté dans la décomposition *aucunes substances dangereuses, & que nous pouvions continuer de nous en servir avec la plus grande confiance.* Depuis ce temps M. Cadet m'a adressé lui-même des personnes qu'il avoit encouragé à se servir de ce remede, en leur assurant qu'il en avoit vu de bons effets. D'après cette conduite de sa part, j'ai lieu d'être surprise de la lettre qu'il a fait insérer dans le journal de Paris du 7 de ce mois. Le manuscrit de son rapport existe ; il étoit libre quand il l'a fait, ainsi il est difficile d'entendre ce qu'il veut dire, quand il se plaint qu'on a abusé de son nom. La réputation de M. Cadet, comme Chymiste & comme honnête homme, nous avoit fait croire que nous ne pouvions pas choisir un meilleur garant ; où en seroit-on, si sur des matieres aussi importantes on devoit s'attendre à trouver chez la même personne deux opinions, l'une pour le public & l'autre pour le particulier ? La mienne, Monsieur, me paroît justifiée par la santé dont je jouis depuis que je fais usage de l'Eau Médicinale. Plusieurs personnes qui s'en trouvent très-bien, ainsi que moi, desireroient qu'elle fût autorisée, étant persuadés que ce seroit un avantage pour l'hu-

manité

manité que l'ufage de ce fpécifique contre plufieurs maladies. J'efpere de votre honnêteté, Monfieur, que vous voudrez bien m'indiquer quelques moyens d'obtenir la fanction d'un remede auffi utile. Rien ne pourra égaler ma reconnoiffance que les fentimens d'eftime avec lefquels j'ai l'honneur d'être, Monfieur, &c. *Signé*, la Baronne D'ESPAGNAC.

Cette Lettre eft reftée fans réponfe.

Lettre de M. Cadet de Vaux, Apothicaire, rue Saint-Antoine, à Madame la Baronne d'Efpagnac.

Paris, le 13 Août 1783.

Madame la Baronne, je fuis feul coupable, dans l'affaire de l'Eau Médicinale ; & fi mon fiere n'eût pas réclamé, en fon propre & privé nom, je l'euffe fait au mien, parce que je fçavois que l'*Académie, la Société & les Médecins en général, ne jettoient tous qu'un cri contre l'analyfe faite* par M. Parmentier & mon frere, & que je fouffrois impatiemment d'en être fuppofé l'auteur. La lettre n'a pas été communiquée à M. Parmentier ; mais il m'avoit fait part, dans le temps, du regret qu'il avoit de voir fon nom affiché & diftribué au coin des rues : ils ne fçavent pas à quel dégré ils ont été compromis par leur condefcendance, ou plutôt par l'abus qu'on en a fait ; leur analyfe, qui n'étoit que négative, a été dépofée chez un Notaire à leur infçu ; on en a fait une piece de notoriété, on l'a imprimée fans leur attache. Je fçavois bien que vous protegiez ce remede ; mais j'étois auffi bien convaincu que la réputation de mon frere & de M. Parmentier, vous étoit plus chere. Un Charlatan n'a rien à perdre ; ces deux Meffieurs ne font pas dans ce cas, ils ont une réputation à conferver ; & tel homme l'a perdue fans reffource, pour avoir été le fauteur des hommes à fecret. Du refte, j'ai fait part à Monfieur Lenoir de la publicité de cette réclamation, qui a été précédée comme vous avez dû le voir de celle de la Société.

Je me fuis empreffé de vous faire connoître les motifs de ma juftification, convaincu que vous ne pourriez qu'applaudir aux

motifs

motifs de ma conduite, qui étoient l'honneur de mon frere,
de mon corps, & le mien. Je suis avec un profond respect,
Madame la Baronne, votre très-humble serviteur. *Signé*, CADET
DE VAUX.

Lettre de Madame la Baronne d'Espagnac à M. Cadet de Vaux,
Apothicaire.

Du 6 Septembre.

Je suis bien éloigné, Monsieur, d'applaudir à la fausse démarche dans laquelle vous avez engagé M. votre frere : vous
avez compromis sa réputation & son honneur, par la lettre que
vous l'avez engagé à rendre publique. Le compte qu'il avoit
rendu du résultat de l'Analyse de l'Eau Médicinale, n'étoit que
l'exposé vrai & exact de ce qu'il avoit découvert. Madame la
Marquise de l'Escalopier desiroit sçavoir, *si l'Eau Médicinale,*
des effets de laquelle elle étoit contente, ne contenoit point de
mineraux & autres substances contraires à la santé. M. votre frere,
d'après l'analyse, répond que le remede dont il s'agit *ne ren-*
ferme rien de métallique, ni de corrosif, & que, *si Madame la*
Marquise de l'Escalopier est contente de ses effets, ainsi qu'elle
l'assure, elle peut continuer D'EN USER AVEC LA PLUS GRANDE
CONFIANCE. On ne peut rien de plus précis que la question ;
y a-t-il des minéraux ou des substances contraires à la santé ? La
réponse l'est également, sur-tout quand elle est rapprochée de
la question. *Le remede ne renferme rien de métallique,* voilà pour
la première partie de la question ; *ni de corrosif,* voilà pour la
deuxieme ; & ce qui leve toute équivoque, c'est ce qui suit :
elle peut continuer d'en user avec la plus grande confiance.

Comment M. votre frere a-t-il pu dire depuis dans la lettre
insérée au Journal, que *l'Eau Médicinale pouvoit être soupçonnée*
de tenir en dissolution les principes extractifs de plantes au moins
suspectes ; c'est sans doute pour sauver cette contradiction qu'il
s'est rendu coupable d'une infidélité bien repréhensible, en
retranchant une partie de la question proposée par Madame la
Marquise de l'Escalopier. *Cette demande, dit-il, se bornoit à*
s'assurer

s'assurer s'il existoit, ou non, une substance métallique : il sçavoit bien cependant que la question portoit, *ou autres substances contraires à la santé.* Jugez à présent, Monsieur, si j'ai raison de dire que vous avez engagé M. votre frere, non pas simplement à une palinodie qui le compromet, mais encore à une infidélité qui lui fait le plus grand tort, dans l'esprit des gens honnêtes. Vous dites, Monsieur, que vous êtes *seul coupable* dans cette affaire; vous ne pensiez pas, sans doute, que cet aveu auroit des suites aussi fâcheuses pour vous : je vous conseille, Monsieur, de ne pas vous charger d'une pareille iniquité; laissez porter le fardeau à celui qui est le vrai coupable, car M. votre frere ne se lavera jamais d'un pareil procédé : c'est contre sa conscience qu'il a inspiré de la défiance sur l'Eau Médicinale, puisqu'il a écrit depuis la publication de la collection des expériences, une lettre dans laquelle il dit (*), *qu'il se réjouit de voir une ressource de plus aux maux de l'humanité.*

Ni lui, ni vous, Monsieur, n'êtes point excusés, par ce que vous dites que *l'Académie, la Société & les Médecins en général, ne jettoient tous qu'un cri contre l'analyse.* Si la vérité avoit dicté à M. votre frere l'exposé de cette analyse, rien ne devoit l'engager à s'en départir; & s'il y avoit eu de l'erreur dans son résultat, il devoit l'avouer simplement & sans détours, & ne pas avoir recours à un moyen aussi odieux, que celui de tronquer la question proposée par Madame la Marquise de l'Escalopier.

Ainsi, Monsieur, nous sçavons à présent le vrai motif de la palinodie de M. votre frere. Ce n'est pas l'amour du vrai, ni de l'humanité, c'est la crainte de déplaire aux Médecins. Vous nous avez donné dans cet aveu le contre-poison de cette rétractation. Il faut que les Médecins soient bien rédoutables, puisqu'ils inspirent la terreur, au point de faire manquer à la vérité, à l'honneur & à la bonne foi. Je ne sçais si les Médecins seront fort satisfaits de cet aveu : au moins je suis bien sûr, pour quelques-

(*) Lettre à M. Polliffard, du 20 Mai 1783.

uns qu'ils font très-mécontens qu'on les mette en jeu , & s'il y a
des Médecins ennemis jufqu'à la fureur de l'Eau Médicinale ;
beaucoup d'autres plus vrais leur ont foutenu en face qu'on ne
pouvoit contefter les effets bienfaifans de ce remede : & dans
la Société de Médecine , qui eft plus intéreffée à en empêcher
le débit , plufieurs n'y trouvent d'autres inconvéniens que le
fecret gardé vis-à-vis d'eux fur la plante dont l'Eau Médicinale
eft extraite.

Je ne dois pas vous laiffer ignorer , Monfieur , que j'ai été
étrangement furpris que M. votre frere ait fait parler M. Parmentier dans fa palinodie. *Nous croyons devoir ne pas laiffer
fubfifter.......* C'eft encore un faux bien marqué , parce que
M. Parmentier n'a jamais donné pouvoir de parler en fon nom,
& encore moins de le faire recourir à des moyens auffi peu
honnêtes, que ceux qu'on a employés ; je fçais qu'il en eft très-
griévement bleffé ; il n'auroit jamais permis qu'on jetta le
moindre foupçon fur la fidélité des diftributeurs de l'Eau Médicinale. M. votre frere a fait un injure grave au citoyen honnête
& vertueux, qui eft dépofitaire de cette Eau. Il fçait très-bien
que la diftribution ne s'en fait que chez l'auteur en Province, &
à Paris chez un de fes amis : lequel par reconnoiffance & par
l'intérêt de l'humanité, s'eft chargé de la diftribution. C'eft
donc de fa part une injure grave contre ce citoyen, que la précaution qu'il a prife d'avertir *qu'il ne garantiffoit pas le remede
que l'on prend chez les diftributeurs.* Je ne crois pas que M. votre
frere veuille le difputer en honnêteté, en probité, & en vertus ,
avec ce citoyen recommandable : je n'ai pu que reffentir de
l'indignation de le voir ainfi traité , fans néceffité ; car à quels
propos prendre une telle précaution ? Y a-t-il la moindre vraifemblance que l'analyfe d'un remede foit regardée comme une
annonce *qu'on ne peut compter fur l'exactitude de tous les diftributeurs ?.* C'eft donc dire une injure , pour avoir le plaifir d'injurier.

Vous avez raifon , Monfieur , de dire que je prends intérêt à
la réputation de M. votre frere ; c'eft pour cette raifon, que
j'ai été révoltée de la lettre qu'il a rendue publique, & que

B je

je vous ai fait part des réflexions qu'elle m'a fait naître.

La protection que vous dites que je donne à l'eau Médicinale, n'est pas chez moi l'effet de l'enthousiasme ; elle est l'effet des nombreux succès qu'elle a eus sous mes yeux , & de la collection des expériences faites & attestées par des personnes distinguées par leur mérite & leurs vertus sociales. Quoiqu'en disent ceux qui voyent avec peine ces succès ; ils ne persuaderont jamais que des milliers de personnes , dont les uns ont eu la goutte la plus douloureuse ; d'autres des dartres , ceux-ci des plaies scorbutiques , invétérées , avec inflammation, &c. ils ne persuaderont , dis-je , jamais , que toutes ces personnes se soient accordées à dire qu'elles ont été guéries , si effectivement elles ne l'ont pas été. J'ai l'honneur, &c. BERGER, Baronne D'ESPAGNAC.

Lettre de M. Husson, ancien Officier au service de S. M. T. C. , Auteur de la découverre de l'EAU MÉDICINALE , adressée aux Auteurs du Journal en réponse aux Observations de M. Petitfils, ci-devant Médecin des troupes du Roi en Corse, actuellement Médecin-Adjoint de l'Hôpital Militaire de Sedan , insérée le 15 Mai dernier dans cet Ouvrage périodique.

Messieurs, si l'on en croit M. Petitfils , le végétal qui enferme l'*Eau Médicinale*, est la gratiole, qu'on infuse dans du vin d'Espagne. *La preuve de cette assertion*, dit-il, *est qu'ayant fait infuser dans de l'eau-de-vie une quantité déterminée de gratiole , j'ai obtenu une espece d'eau-de-vie allemande que j'ai employée avec succès pour différens Malades , & dans les cas où j'avois besoin d'évacuations abondantes & d'inciser fortement.* Les propriétés de la gratiole se bornent à évacuer les humeurs aqueuses rebelles & les bilieuses des parties les plus éloignées, tant par haut que par bas. On peut l'employer dans l'hydropisie, la jaunisse, & les autres maladies de ce genre. Elle expulse du corps les vers & la vermine ; mais il faut la corriger avec la canelle, la semence d'anis, la réglisse, &c. M. Chomel conseille de ne se servir des feuilles de cette

plante

plante, qui purgent violemment par haut & par bas, que
pour des corps robuftes. Il ajoute qu'il a vu des perfonnes
délicates fouffrir des tranchées & des fuperpurgations dangereufes pour en avoir ufé inconfidérément.

Il ne faut que comparer les propriétés de la gratiole avec
celles de l'*Eau Médicinale*, qui ont donné lieu à ma brochure (1), pour être affuré que cette eau n'en eft point extraite. M. Petitfils tâche de perfuader que, par une mauvaife
adminiftration, *plufieurs en ont été les trifles victimes*.

Je ne rapporterai que trois faits, pour prouver qu'il ne peut
y en avoir eu.

Un Militaire diftingué, Chevalier de Saint-Louis, Major
au Corps Royal de l'Artillerie, vint réfider à Sedan, en
1777, en qualité de Commandant de l'Artillerie de cette
ville. Depuis feize ans, il étoit attaqué de la maladie hypocondriaque, d'obftructions, d'une chûte de fondement, d'hémorroïdes internes & externes; il étoit dans un marafme effrayant; il fut fix fois aux eaux, par ordonnance des Médecins, fans avoir éprouvé de foulagement. La nouveauté le
détermina à faire ufage de l'*Eau Médicinale* : les hémorroïdes
difparurent, le fondement reprit fon fiege, les obftructions
furent levées, l'atrabile fut évacuée, il reprit de l'embonpoint.

Ami de l'humanité, il effaya lui-même les effets que pouvoit produire une forte dofe de cette eau; il en prit fix gros;
il fut beaucoup purgé par haut & par bas, fans tranchées,
ni douleurs; quatre jours après, il fit à pied une promenade
de trois lieues.

Il alla paffer quelques mois à Metz; il m'écrivit qu'il avoit
encore fait fur lui-même un fecond effai pareil au premier;
que je pouvois être affuré qu'une forte dofe d'*Eau Médicinale*
ne fçauroit avoir de mauvaifes fuites; qu'il fe portoit à
merveille.

______

(1) Elle a pour titre : *Récit hiftorique de la découverte, du progrès & de
la publicité de* l'EAU MÉDICINALE, &c. in-8°, de 104 pages.

Madame fa fœur, qui réfide à une lieue de Metz, donna fix gros d'*Eau Médicinale* à une payfanne qui, depuis long-temps, avoit aux deux bras, depuis l'épaule jufqu'au bout des doigts, une dartre ou lepre qui, par fa couleur, fon épaiffeur, reffembloit à une écorce d'arbre, & l'empêchoit de vaquer aux travaux ruftiques. Elle lui recommanda d'en prendre la moitié en une fois, & l'autre huit jours après. La payfanne, de retour à fon village, confidérant le petit volume de la liqueur, prit le tout : elle fut travaillée, pendant quatre jours, d'évacuations par haut & par bas; dix jours après, elle alla remercier Madame de Lory, qui lui demanda fi elle avoit pris en deux fois ce qu'elle lui avoit donné. *J'ai tout pris en une*, répondit la payfanne : *voyez, Madame*, ajouta-t-elle en découvrant fes bras, *j'en fuis guérie*.

Il réfulte de ces trois expériences que cette Eau, prife à fortes dofes, n'occafionne point de fuperpurgations dangereufes.

Il y a neuf ans qu'une pauvre femme, le quatrieme jour de fes couches, fe trouva fort incommodée d'une chûte de matrice groffe comme une bouteille de pinte; fes cuiffes, fes jambes étoient enflées & rouges. Elle étoit abandonnée; on lui fit prendre trois gros d'*Eau Médicinale*; huit heures après, la matrice rentra comme un trait d'arbalêtre; en vingt-quatre heures, l'enflure, la rougeur des cuiffes & des jambes difparurent. L'*efpece d'eau-de-vie allemande* de M. Petitfils opere-t-elle de pareilles guérifons, & en auffi peu de temps?

Ce Médecin, dont la charité eft extrême, pour prévenir le Public contre les prétendus mauvais effets de l'*Eau Médicinale, par des vomiffemens fi long-temps foutenus*, avance que *plufieurs en ont été les victimes*. Quelques recherches qu'il puiffe faire, je lui porte le défi d'en produire.

Tous ces fâcheux événemens, dit-il, font arrivés, parce qu'il fuppofe gratuitement que je n'ai pas *la moindre connoiffance de l'économie animale, & la premiere notion anatomique des parties malades*. Les Sauvages de l'Orient & de l'Occi-

dent

dent ne font pas des Winflow ; cependant ils fe guériffent de leurs maladies avec des jus d'herbes qu'ils approprient.

M. Petitfils prétend qu'*un militaire, pour l'être bon, ne doit pas être autre chofe.* L'étude de la Botanique eft auffi utile à un Militaire que celle de la Tactique ; j'en ai fouvent reconnu tous les avantages dans mes voyages de mer & de terre. Nos premiers peres, n'ayant pour objet que la propagation & la confervation de l'efpece, en firent leurs principales occupations : elle fut donc la premiere fcience. Le triomphe des Confuls Romains étoit orné des plantes les plus rares des Empires qu'ils avoient conquis. De grands & puiffans Rois, la plupart des anciens Philofophes, les Egyptiens fur-tout, ont recherché & connu les fecrets de la nature, qui nous ont été tranfmis de fiecle en fiecle, comme des héritages. Tous les Souverains de l'Europe ont de magnifiques jardins botaniques que l'on cultive avec le plus grand foin, remplis des plus rares & des plus riches productions du regne végétal ; plus analogue aux hommes que les deux autres. L'étude de cette fcience eft devenue tellement à la mode, que prefque toutes les Dames qui paffent fept à huit mois dans leurs campagnes, en font leur principale occupation : elles y trouvent l'utile & l'agréable.

Ce Médecin ajoute, *qu'il eft de la derniere fimplicité d'imaginer qu'on doit faire fortune hors de fon état primitif.* Difcoride, Anazarbéen, Prince des Botaniftes, étoit Soldat : s'il n'eût, pas quitté fon état primitif, pofféderions-nous fa riche & magnifique collection de plantes ? Si le Pâtre de Montalte n'eût pas fecoué le joug de fon état primitif, feroit-il monté au plus haut dégré de la puiffance fuprême ? Si le célebre Boërhaave n'eût pas quitté fon état primitif de Miniftre évangélique, eût-il été un des plus grands & fçavans Médecins de l'Europe ? Peu d'années avant fa mort, converfant avec fes amis, il leur dit : *Je ne défefpere pas que, quelque jour, on découvre des plantes, qui remédieront aux maladies rebelles aux remedes connus.* Si Léonard de Vinci, Florentin, n'eût pas développé les talens de fon vafte génie, eût-il été habile

B 3   Architecte,

'Architecte, bon Sculpteur, grand Méchanicien, sçavant Mathématicien, Musicien, Philosophe, Poëte, Historien &, qui plus est, Anatomiste.

Il y a un an que j'eus l'honneur d'avoir un entretien avec M. Valmont de Bomare, célebre Naturaliste : je lui représentai que les gens de l'art assuroient que tout étoit connu dans le regne végétal : il me répondit que tout en étoit encore en l'a b c ; que ce regne étoit inépuisable ; qu'il y avoit plus à découvrir qu'on n'a découvert jusqu'à présent. Il m'a donc été possible de mettre ma main curieuse sur un simple dont les propriétés médicales ont été ignorées des anciens & des modernes : l'*Eau Médicinale* qu'il renferme est le fruit de vingt-deux ans de voyages, de recherches très-pénibles & très-dispendieuses.

M. Petitfils a joint à sa lettre un *P. S.* conçu en ces termes : *L'amour de la vérité, de l'humanité, mon état, m'engagent à dire que la liste des victimes de cette Eau, imprudemment administrée dans notre ville & ses environs, surpasse de beaucoup celle des certificats donnés de cures prétendues opérées dans ce Pays, certificats que la plupart des personnes désignées désavouent, en ajoutant qu'elles n'ont point eu la témérité de se servir d'un remede aussi violent, vraiment guerrier & bravement destructeur.* Sans doute les Lecteurs judicieux me dispenseront de répondre à ces assertions purement gratuites, & à toutes celles du même genre qu'on pourra faire.

On ne connoît point d'exemple qu'un nouveau remede ait causé autant de surprise, d'étonnement, de réflexions, de mouvemens, d'analyses & de recherches que celui-ci.

Il y a des gens intéressés (& en grand nombre) qui emploient tout ce que le mensonge & la calomnie ont de plus noir pour anéantir cette eau, qu'ils assurent être un mauvais remede, sans pouvoir en donner de preuves. D'un antre côté, une infinité d'individus, convaincus que l'*Eau Médicinale* est une des plus précieuses productions médicales de la nature, n'épargnent ni soins, ni peines, ni dépenses, pour en découvrir la source. Si cette Eau étoit un mauvais remede, elle

ne feroit pas décriée avec tant d'acharnement par les pre=
miers, ni recherchée avec tant d'empreſſement par les derniers. Il eſt des hommes pervers qui, dominés par la paſſion
du reſſentiment, de l'envie, de la jalouſie, de l'intérêt parti-
lier, ne craignent point de ſe couvrir de honte & d'igno-
minie, en ſacrifiant la vérité au menſonge. Les uns diſent
que cette Eau eſt un extrait d'éſule, d'autres de juſquiame,
de belladone, &c. Il y en a qui ont publié que j'étois en
correſpondance avec un Epicier-Droguiſte de la rue des Lombards, à Paris, qu'il m'envoyoit des charretées de noix vo-
miques, avec leſquelles je compoſois l'*Eau Médicinale.* D'autres
qui, ſans doute avoient une maniere d'analyſer ſupérieure à
celle de MM. Cadet & Parmentier (1), ont répandu qu'après
un long & pénible travail, ils avoient enfin découvert que
cette Eau n'étoit autre choſe que du jus de laitues, aiguiſé
avec de l'eau de chaux & quelques grains de verd-de-gris.
Il en eſt qui ont dit & ne ceſſent de dire à ceux qui font uſage
de cette Eau, que c'eſt un poiſon lent; ils prédiſent aux uns
que, dans ſix mois, ils ne ſeront plus de ce monde, à d'autres dans deux ans, ſix ans, dix ans : comme ſi l'on ne
devoit point mourir !

Malgré toutes ces mauvaiſes inſinuations, l'*Eau Médicinale*
par ſes ſalutaires & conſtans effets, a obtenu la ſanction de
la plus ſaine partie du Public. Il y a près de huit ans que
le Dépôt général de cette Eau eſt établi à Paris, chez M. Polliſſard, Négociant, rue Geoffroy-l'Aſnier. C'eſt une vérité
que, pendant ces huit années, le Magiſtrat de la Police n'a
entendu aucunes plaintes du Public ſur les prétendus mauvais
effets de cette Eau, mais beaucoup de gens intéreſſés, qui,
à force de vives & preſſantes ſollicitations, obtinrent, au
mois d'Avril 1778, la ſuppreſſion de la diſtribution : il y eut
tant de réclamateurs de conſidération de Paris & de Verſailles,
qu'elle fut rétablie le cinquieme jour.

---

(1) Voyez le *Journal Encyclopédique* du premier Mars 1783, pag 342-
344.

B 4   Je

Je n'ai pas prétendu, par cette lettre, plaider ma caufe; mais celle de la nature. Elle n'accorde fes faveurs qu'au travail & à la conftance dans la recherche de fes tréfors, qu'elle étale généreufement, fans myftere, aux yeux des mortels.

J'ai l'honneur d'être, &c.

A Sedan, le 9 Juin 1783.

Réponfe de M. Collet, Docteur en Médecine à Troyes, à la critique que M. Petitfils, Docteur en Médecine à Sedan, avoit faite de l'Eau Médicinale, dans le Journal Encyclopédique.

Troyes, le 1ᵉʳ Janvier 1783.

Monfieur, d'après la lecture de vos affertions, inférées dans le Journal Encyclopédique, en date du 15 Mai dernier, je vous prie de me donner la lifte intéreffante des victimes de l'Eau Médicinale, & le nom de ces perfonnes *honnêtes* qui défavouent leurs certificats. Puiffe cette piece cyrieufe défiller tous les yeux. En attendant, permettez que je rendre un légitime hommage à M. Huffon, votre compatriote, ancien Officier, également cher à la fociété par les vertus militaires & fociales.

Claffez, comme il vous plaira, fon remede; qu'il foit, ainfi que vous l'avez adroitement deviné, l'extrait d'une plante trop commune pour être chere, la gratiole.... l'herbe à pauvre homme infufée dans du vin d'Efpagne. D'autres *habiles Chymiftes* affurent que le cocombre fauvage *Afininus dictus*, ou encore le *bonnet de Saint-Ignace*, &c. &c. &c. en font la bafe, & *eft nihil horum*.

D'accord avec l'expérience & la raifon, il fera toujours vrai de dire que l'Eau Médicinale eft un précieux médicament, fans craindre les huées du peuple Médecin, qui guérit à peine avec les remedes les plus connus, avouez-le. J'en fais ufage fuivant l'indication; je l'affocie fouvent avec d'autres préparations, & mes malades s'en trouvent bien. Il veut être manié avec circonfpection, quoiqu'il ne foit pas deftructeur & meurtrier, comme le crient ceux qui ne le connoiffent point; il y auroit du danger de le donner à la boullevue & moutoniere-

ment,

ment. L'émétique , adminiftré à propos & bien dofé , fait des miracles ; entre des mains novices & inhabiles, c'eft un poifon , j'en appelle à la pratique. Ne confondez pas, Monfieur, le Charlatan avec le Phyficien vraiment obfervateur ; autant l'un eft méprifale, autant l'autre mérite d'éloges. Sans l'activité d'hommes célebres & laborieux nous ferions encore au temps d'Adam.

A la lueur du flambeau de l'obfervation, l'art de guérir, la Médecine eft fortie des ténébres ; fi elle brille de nos jours, c'eft à l'aide des découvertes utiles dont les Sçavans l'ont enrichie. L'humanité fouffrante doit avoir de grandes obligations aux fçavans Helvetius , Baxer, &c. &c. &. pourquoi n'en auroit-elle pas au brave Huffon ; fes motifs font louables, fon remede eft falutaire. Répondez ?

J'ai l'honneur d'être, &c. *Signé* COLLET , D. M. M.

Comme les Lettres qu'on vient de lire font autant de réponfes aux détraĉteurs de l'Eau Médicinale, on a cru devoir les mettre à la fuite de l'Avertiffement.

SUITE des Expériences faites avec l'Eau Médicinale, depuis le mois de Mars 1783.

N°. 1.

A M. HUSSON.

Troyes le 7 Mai 1783.

Donnez-vous de garde, Monſieur, de relever le certificat des Invalides, il ne prouve abſolument rien contre l'Eau Médicinale, les faits, les obſervations que vous avez rendus publics ſont plus que ſuffiſans pour l'anéantir. Point de détail.

Que ce certificat ait été mandié ; que la paſſion l'ait dicté après coup ; qu'il ſoit ſigné de gens faits, ou peu faits (comme les Chirurgiens) pour décider de la vertu d'un médicament. Peu importe. Vous avez des miracles à oppoſer à des riens....

J'ai reçu deux Lettres de M. Marin Lequeſne, Négociant à Rouen. Dans la premiere, il demande mon avis ſur l'Eau Médicinale ; par la ſeconde, il me fait part des bons effets qu'il en a éprouvés. Goutteux depuis pluſieurs années, âgé de ſoixante ans, il ne pouvoit remuer ni bras ni jambes, il eſt ſoulagé ; auſſi eſt-il déterminé à en continuer l'uſage. Il iroit trop vîte, ſi je ne l'arrêtois dans ſa marché ; ſa confiance eſt pléniere. J'ai l'honneur d'être, &c. *Signé*, COLLET, D. M. M.

N°. 2.

A M. POLLISSARD.

L'Orient, le 24 Mai 1783.

Monſieur, un de mes amis, arrivant de Paris, vient de me faire part, en faveur d'un enfant que j'ai malade à la ſuite d'une fiévre écarlatine avec fiévre & bouffiſſure générale, état qui m'inquiete, de l'ouvrage de M. Huſſon, ainſi que de deux fioles d'Eau Médicinale, de laquelle j'ai fait commencer l'uſage ce matin, malgré la fiévre ; le friſſon nous a paru moins long ainſi que l'accès de près de deux heures, ce qui ſemble m'an-

noncer

noncer un fuccès heureux. D'après les témoignages authentiques inférés dans cet ouvrage que j'ai tout parcouru, les
miracles qu'elle a opérés, le certificat y joint de M. Codercq,
habitant de cette ville, les reffources qu'elle peut procurer à
nos habitans, dans mille cas où la Médecine échoue, me
détermine, Monfieur, à vous marquer le defir........
Votre très-humble ferviteur. *Signé*, GENTHON, Apothicaire
de l'Amirauté.

<h2 style="text-align:center">N°. 3.</h2>

AU MÊME.

Troyes le 28 Mai 1783.

Monfieur, je me preffe de vous envoyer le pendant du
certificat des Invalides, piece peu redoutable. Vous parlez
d'une agitation univerfelle, vous en verrez ici une efquiffe ;
de grace point de réponfe à tous ces petits cris de guerre.
Quand les armées feront en préfence & que les ennemis feront
égaux en force, nous combattrons.... jufqu'à ce moment que
j'attends avec impatience, *Paratus fum & non fum turbatus.*

Donnez de l'Eau Médicinale, foyez utile à l'humanité, le
triomphe fera affuré ; des faits, des guérifons, voilà l'appareil
de la guerre, & les armes feules propres à nous rendre victorieux.... Encore une fois, je fuis tout prêt & tout enchanté de trouver l'occafion de vous affurer des fentimens diftingués avec lequels je ne cefferai d'être, Monfieur, &c.
Signé, COLLET, Docteur en Médecine.

<h2 style="text-align:center">N°. 4.</h2>

A M. DUPONT, Contrôleur des Fermes du Roi.

De Caen le 1er Juillet 1783.

Monfieur & cher papa, je fuis déja à court de la provifion
d'Eau que vous m'avez envoyée, je n'en ai plus qu'une bouteille. J'ai entrepris avec le traitement de deux femmes, l'une
jeune & attaquée depuis huit mois de fpafmes nerveux du
côté de l'eftomach ; elle rendoit, pendant des heures, des
vents par la bouche avec une tention convulfive de tout le
corps, elle devenoit noire comme l'encre, prête à étouffer ;

les

les différens remédes, les bains même fembloient avoir augᵐᵉⁿté fes accidens. Dans une des attaques je lui en donnai un gros, autant le lendemain ; cela n'a procuré aucune évacuation, mais les accidens ont difparu ; j'ai procédé de même les deux autres jours. Le cinquieme jour j'ai donné potion entiere, qui fut fuivie de quelques évacuations glaireufes ; quelques jours après je revins à la demie potion que j'adminiftrai deux jours de fuite ; enfin pendant tout ce temps qui a été de douze jours, la malade n'a eu aucune attaque, mais trois jours après le dernier demi gros, ce fut dimanche, la malade eut une attaque ; je crus devoir accufer l'arrivée des regles & une quantité de pois que la malade avoit mangés malgré les regles. J'ai fait prendre potion entiere, qui a purgé doucement, hier Jeudi j'ai réitéré ; il n'y a point eu d'accident depuis Dimanche ; j'efpere beaucoup, ainfi que les perfonnes qui s'intéreffent à cette dame, auxquelles il a été fait les plus grands éloges du médicament par M. Piron, fils du Libraire, Confeiller, goutteux, qui en a fait ufage à fon grand bien. Le recueil des certificats eft entre les mains de plufieurs perfonnes de la ville, toutes me preffent d'en avoir toujours provifion, ce que je ferai, & j'en pourrai procurer un grand débit.....

Je traite encore une femme malade d'une perte depuis deux ans ; à la fuite de laquelle eft furvenue ulcere à la matrice, un écoulement *fanieux* de la plus mauvaife qualité, enfin dans un état où l'art n'offre abfolument point de reffources. Je n'ai point vu d'obfervations de l'emploi de l'Eau dans cet état ; je l'ai tenté, la fuppuration me paroît plus louable, la malade plus vigoureufe, mais toujours tourmentée de coliques locales fixes, en conféquence de la playe de la matrice . . . . Au reçu de la préfente faites m'en paffer au moins vingt-quatre bouteilles ; je les attends avec la plus grande impatience, & fuis avec le plus tendre refpect, votre fils & ferviteur. *Signé*, DEJEAN, Docteur & Profeffeur royal aux Ecoles de Médecine de Caen.

Nº. 5.

N°. 5.

AU MÊME.

De Caen le 12 Août 1783.

Monfieur & cher papa, les bouteilles vont me manquer; j'ai parfait la guérifon de ma femme vaporeufe moyennant neuf bouteilles données, tantôt par demi, tantôt par potion entiere; ma femme à ulcère en a déja pris neuf. Je vois chez elle un changement fenfible en bien, depuis plufieurs jours le fang ne coule plus; les coliques locales ayant la plaie pour caufe & pour fiége ont beaucoup diminué; l'écoulement eft blanc & peu abondant; j'en adminiftre à une femme dont la rate & le foye, après un an de fiévres quartes devenues continuelles, ont acquis un volume énorme. Le foie paroît en meilleur état, la malade eft plus à l'aife, la fiévre a diminué, l'appétit eft revenu. Je traite la petite Larcher, réduite au plus pitoyable état par la fuppuration de prefque toutes les parties de fon corps, dont les extrémités font mutilées à faire horreur, j'en fuis à la quatrieme bouteille; les douleurs font calmées, les chairs beaucoup plus vermeilles; les fuccès pourront d'autant plus fuivre mon adminiftration de la liqueur, que je l'accompagne des moyens adoptés par l'art dans les différens cas; j'ai guéri auffi un goutteux, c'eft-à-dire, j'ai anéanti le paroxime au moyen de quatre gros; les deux premiers en deux fois, le fecond d'une feule potion.... Je crois qu'il eft du plus grand intérêt pour M. Huffon, que fon Eau foit adminiftrée par un homme de l'Art de bonne foi, qui rende en tout temps hommage à la vérité, & qui n'en hafarde pas l'ufage au péril de la difcréditer. Je vous prie, cher papa, de m'en envoyer vingt-quatre bouteilles, fous peu de jours vous pourrez m'en faire un envoi plus confidérable, dont je prévois avoir befoin... Recevez, s'il vous plaît, les refpects les plus tendre de votre fils, mon cher papa. *Signé*, DEJEAN, D. M. Profeffeur Royal de Médecine en l'Univerfité de Caen.

N°. 6.

N°. 6.

M. POLISSARD.

De Caen, le 4 Septembre 1785.

Monsieur, j'ai reçu, ces jours derniers, une lettre de reproches de M. Dupont, sur ma négligence à répondre à la lettre
honnête que vous m'avez écrite. Je confesse que je n'en suis
pas tout-à-fait exempt, & je vous prie d'en agréer mes ex-
cuses. Je desire bien vraiment, Monsieur, comme ami de l'humanité & consacré par état à son service, que les moyens de
diminuer ses maux se multiplient, n'importe par quelles mains ;
& l'intérêt en vain élévera des ennemis contre un remede dont
on aura éprouvé d'heureux effets. Je vous avouerai cependant
que l'homme d'état qui l'administre n'est pas sans crainte, jusqu'à ce que des succès multipliés, dans ses mains, le mettent
à même de lever la tête ; je me crois néanmoins obligé de
rendre hommage à l'Eau de M. Husson, dans le cas où je l'ai
employé. Premierement, l'été dernier en ayant emporté de
Paris une bouteille de six gros, à la sollicitation de M. de Montcarel ; je fus à même de l'essayer en arrivant à ma campagne :
une pauvre femme de quarante & quelques années, à la suite
d'une fiévre mal traitée, étoit tombée dans une bouffisure considérable ; ses cuisses, ses jambes étoient d'une grosseur effrayante ; le ventre, l'estomac étoient remplis d'un volume
d'eau qui menaçoit la malade d'une suffocation prochaine ; elle
étoit dans la plus grande foiblesse. Je lui administrai une cuillerée à café de l'eau ; trois heures après le vomissement des
matieres pituiteues fût abondant. Le vomissement fini ; l'estomac fut débarassé ; le lendemain, une nouvelle prise provoqua
un flux d'urines extraordinaire ; le défensflement s'opéra à vue
d'œil ; une troisieme prise termina la cure : la convalescence
ne fut pas longue. Quelque temps après, j'en administrai
deux gros à une femme que j'avois traitée méthodiquement
d'une fievre quarte ; elle avoit eu plusieurs rechûtes de fievres
de différens genres, & ce, depuis quatorze mois. Le lendemain
d'un nouvel accès, ces deux gros lui procurerent doucement
plusieurs évacuations ; elle ne revit plus de fievres. Je voulus

m'administrer

m'adminiftrer à moi-même une forte portion du reftant de l'Eau, à deffein de me purger ; elle ne produifit aucun effet ; & je crois devoir vous communiquer à ce fujet une remarque intéreffante : Etonné du peu d'impreffion que l'Eau avoit faite fur moi, j'obfervai la bouteille, & j'examinai un dépôt dans le fond ; dépôt qui n'étoit dû qu'à la matiere tenue en diffolution dans la liqueur qui s'étoit précipitée, foit par le laps de temps, foit par quelque mouvement de fermentation ; ce qui doit confidérablement changer l'effet. J'ai depuis traité une jeune femme, attaquée de vapeurs convulfives depuis plus de huit mois ; tous les remedes qui paroiffoient indiqués, les bains même, avoient augmenté les accidens ; elle avoit des paroximes de deux à trois heures, dans lefquels elle étoit fur le point de fuffoquer. La premiere demie prife fufpendit un de ces accès fans procurer d'évacuation ; la feconde, donnée le lendemain, en procura deux ou trois : après quatre demie potions, une entiere purgea amplement de matieres glaireufes. Dans l'efpace de plus d'un mois, il n'y eut que trois accès, encore on crut devoir les attribuer à quelques indifcrétions dans le régime. On a employé jufqu'à dix-huit gros ; ce qui m'étonna ce fut que les deux derniers gros procurerent un vomiffement confidérable de matieres glaireufes pendant tout un jour, & jufqu'alors la malade n'avoit pas même éprouvé de nauzées ; elle jouit de la meilleure fanté.

Je traitois dans le même-temps une femme réduite au plus trifte état par une perte de deux ans, fuivie d'une ulcere à la matrice ; elle rendoit alternativement ou du fang ou un pus icoreux de la plus mauvaife qualité, tellement acre qu'il lui corrodoit les parties & les cuiffes : cette femme avoit été fujette aux hémorroïdes, & étoit de conftitution très-billieufe. Je lui ai adminiftré neuf bouteilles, tantôt par prifes entieres, tantôt demie ; la bile a été évacuée ; la perte à-peu-près fupprimée, & le pus a tellement changé de qualité qu'il reffemble plutôt à des fleurs blanches, & tellement adouci qu'il ne fait plus appercevoir fon paffage.

Quatre gros adminiftrés à un des principaux goutteux de

notre

notre ville, ont suspendu le paroxime dans deux fois vingt-quatre heures : il en avoit ordinairement pour plus d'un mois. Je tente de guérir une jeune fille de quinze ans, ulcérée dans toutes les parties de son corps, ayant perdu tous les doigts d'une main, excepté le pouce ; l'autre main affectée au point de faire craindre la même perte ; les cuisses, les pieds entamés, sur-tout un considérablement sous les doigts. La plaie s'est desséchée, les croutes sont tombées ; & ont laissé une chair vermeille, nous n'avons plus de plaie qu'à une main ; l'affection prend son origine au berceau & tient du scrophuleux & du vénérien : j'en vais continuer le traitement avec assiduité ; elle est à la sixieme prise de sa bouteille : je desire encore une fois que mon zele à être utile puisse tomber & sur le Public & sur l'Auteur, qui méritera grandement de ses semblables. Dans l'instant on me remet une boîte de quarante gros de liqueur, elle va se trouver consacrée suivant l'intention de M. Husson : il en sera pour son Eau, moi pour mes démarches ; & je lui ferai l'hommage de tout l'honneur ; ce sera son bien. Il regne ici des fievres de tous les genres ; c'est un champ ouvert aux succès de son Eau ; j'en vais faire des essais ; je desire qu'ils soient heureux. Remerciez-le, Monsieur, du généreux de son procédé, comme je vous remercie de l'y avoir porté. Il doit (m'écrit mon papa) faire un nouveau recueil de l'Eau Médicinale. Je souhaite que mes observations vous forcent d'y ajouter un troisieme volume. Je serai vrai sur tous les points. S'il arrivoit quelques accidens, ce que je ne prévois pas, vu la précaution que je prends, n'allant d'abord que par demi – doses, je vous en ferai part de même, & M. Husson sera sûrement d'aussi bonne foi envers le Public.

Je suis avec les sentimens qui vous sont dus, &c. *Signé* DEJEAN, Docteur Médecin, & Professeur Royal de Médecine en l'Université de Caen.

N°. 7.

AU MÊME.

De Rouen le 3 Juin 1783.

J'ai, Monsieur, administré l'Eau Médicinale avec beaucoup
de

de fuccès ; fes effets m'ont furpris. Si vous acceptez la pro-
pofition que vous fait M. Lequefne, je ferai à même d'en ufer
fur toutes les maladies qui font indiquées dans la brochure que
j'ai & de vous en rendre un compte exact. J'ai l'honneur d'être,
avec la plus parfaite confidération, Monfieur, votre très-
humble ferviteur. *Signé*, D AV I D, premier Chirurgien à l'Hôtel-
Dieu.

N°. 8.

AU MÊME.

De Rouen, le 4 Septembre 1783.

Monfieur, M. Lequefne m'a fait remettre, dans le temps,
la boîte & l'envoi d'Eau Médicinale que vous avez bien voulu
m'annoncer; recevez-en, Monfieur, je vous prie, mes finceres
remerciemens, qui n'ont été retardés que par des affaires multipliées de mon état. Dans ce temps-ci, je l'emploierai exactement fuivant vos vœux de bienfaifance, & je me ferai un
plaifir d'en rendre le bon témoignage, que l'ufage que j'en
ferai juftifiera fans doute ; car jufqu'ici, fi elle n'a pas eu un
fuccès auffi prompt & auffi complet que des perfonnes indif-
cretes dans leurs efpérances l'avoient defiré ; je vois avec
plaifir qu'elle a toujours fait du bien, & jamais de mal, &
qu'elle eft un excellent remede, fur-tout pour la goutte. Je
vais en faire ufage pour des fleurs blanches habituelles, &
cela chez plufieurs femmes à l'Hôpital & ailleurs : je vous
ferai, avec plaifir, part du réfultat ; mais quoi qu'il en foit,
que cette Eau foit le fuc d'une feule plante quelconque (ce
que je crois) ou qu'il entre dans fa préparation des ingrédiens
particuliers, il n'en eft pas moins vrai qu'elle produit des
effets heureux dans bien des cas où les remedes ordinaires,
les mieux indiqués, ont été fans effet ; je dirai toujours hautement ce que je penfe à l'égard de ce remede. J'ai l'honneur
d'être, &c. *Signé*, D AVID, Maître en Chirurgie des Colle-
ges de Paris & de Rouen, premier Chirurgien de l'Hôtel-
Dieu.

C

N°. 9.

N°. 9.

CERTIFICAT *de M. Codercq.*

Aujourd'hui eft comparu pardevant les Confeillers du Roi, Notaires au Châtelet de Paris :

Sieur Jacques-Louis Codercq, Secrétaire de M. de Gourlade, Ecuyer, Confeiller au Confeil Supérieur de Pondichery, Seigneur de Saint-Vrain, demeurant ordinairement en la ville de l'Orient, de préfent à Paris, logé rue Saint-Martin, paroiffe St. Nicolas-des-Champs.

Lequel a, par ces préfentes, apporté & mis en dépôt ès mains de Me Girard, l'un des Notaires fouffignés, pour être par lui placé au rang de fes minutes, un certificat par lui fait & foufcrit de l'épreuve falutaire qu'il a faite fur lui-même de l'Eau Médicinale de M. Huffon, de Sedan, dans l'accès le plus violent d'une goutte dont il eft attaqué depuis nombre d'années, ainfi qu'il eft plus au long expliqué audit certificat, & ce tant pour rendre juftice à la vérité, que pour perpétuer le fouvenir d'une cure qu'il regarde comme merveilleufe, & enfin pour la rendre plus notoire & publique.

Lequel certificat, contrôlé à Paris par Lezan, Greffier, cejourd'hui repréfenté par ledit fieur Codercq, en conféquence & de fa réquifition expreffe, demeuré annexé à la minute des préfentes, pour en être délivré des expéditions à toutes perfonnes qu'il appartiendra, en fon abfence comme en fa préfence ; ledit certificat dudit fieur Codercq certifié véritable, figné & paraphé en préfence des Notaires fouffignés.

A ce faire étoient préfens & font intervenus M. Jacques-Alexandre de Courlade, Ecuyer, Confeiller du Roi en fon Confeil Supérieur de Pondichery, Seigneur de Saint-Vrain, demeurant ordinairement en la ville de l'Orient, de préfent à Paris, fufdite rue Saint-Martin, paroiffe St. Nicolas-des-Champs.

M. Jean Pothonier, Négociant, fous la raifon Pothonier & compagnie, demeurant à Paris, fufdite rue Saint-Martin, & paroiffe St. Nicolas-des-Champs.

Et M. Laurent Befne, auffi Négociant, demeurant à Paris, fufdite rue & paroiffe. Lefquels

Lesquels ont déclaré & certifié, pour servir de notoriété quand & à qui il appartiendra, avoir la plus parfaite connoissance des faits rapportés dans le certificat dudit sieur Codercq, dont mention est ci-dessus, & qui est annexé à la minute des présentes, comme tout s'étant passé sous leurs yeux, ce qu'ils attestent pour rendre justice à la vérité.

Dont acte requis & octroyé pour servir & valoir ce que de raison.

Fait & passé à Paris ès demeures des Parties, l'an mil sept cent quatre-vingt trois, le sept Mars, & ont signé la minute des présentes demeurée à Me Girard, l'un desdits Notaires soussignés.

Suit la teneur dudit Certificat.

Je soussigné Jacques-Louis Codercq, Secrétaire de M. de Courlade, Ecuyer, Seigneur de Saint-Vrain, Conseiller au Conseil Supérieur de Pondichery, demeurant à l'Orient, de présent en cette Ville, même maison que M. Girard, Notaire, & Messieurs Pothonnier & Compagnie, Négocians, rue Saint-Martin, certifie que depuis sept ans j'ai été sujet à de violentes attaques de goutte dont les fréquens accès dans tous les membres me causoient des douleurs insupportables, qui se terminoient par être perclus des mois entiers ; qu'un de ces accès très-violens, est celui qui m'est survenu en arrivant à Paris avec M. Courlade, sur la fin du mois dernier ; qu'aussitôt j'ai, comme les précédens accès, eu recours aux remedes usités, tant internes qu'externes, mais toujours infructueusement, qu'enfin réduit dans l'état le plus affligeant, j'ai heureusement été informé, par un ami de M. Courlade, que l'Eau Médicinale de M. Husson de Sedan, avoit singuliérement la vertu d'arrêter, promptement & sans danger, la fureur de cette redoutable maladie ; que d'après les assertions de cette personne, & les invitations de M. Courlade, j'ai pris, dans le fort de ces accès, deux gros d'Eau Médicinale. Je déclare donc que, dans l'espace de deux heures, après l'incorporation, j'ai passé de l'état de souffrance à celui d'un grand calme ;

C 2　　que

que je me fuis endormi très-paifiblement ; que mon fommeil
a été des plus tranquilles ; que le lendemain , à mon réveil ,
je n'ai reffenti ni éprouvé d'échauffement & d'irritation , qu'enfuite de quelques évacuations que j'ai fubies dans la journée ;
l'enflure , dont j'étois prévenu , a tellement diminué , que j'ai
pu , dès le même jour , remuer les mains & les doigts , que
même j'ai pu me lever , pour donner le temps de faire mon
lit ; que les jours fuivans , je me fuis trouvé abfolument libre ,
exempt de douleur ; que le troifieme jour qui a fuivi , j'ai
repris une deuxieme prife , qui a confolidé & achevé mon
rétabliffement , & j'ai reffenti mes forces fe rétablir fenfiblement ; j'obferve de plus , qu'à raifon du grand nombre d'attaques précédentes , ma main gauche étoit tellement affoiblie ,
qu'à peine je pouvois , de cette main , foulever le moindre
objet ; que maintenant elle a recouvré la même force qu'avant
les accès de goutte , dont je fixe l'époque à l'année mil fept
cent foixante-quatorze. Je dois ajouter encore aux préfentes
déclarations , que ma fanté fe fortifie de jour en jour , par
l'exemption abfolue où je fuis de toute douleur ; ce que je
certifie d'autant plus volontiers , que le cinquieme jour , qui étoit
le Mardi Gras , j'ai été , partie à pied , diner auprès de Montmartre , & le lendemain à la Comédie , accompagné de MM.
Pothonnier & Befne. Sans cette heureufe expérience que je
viens de faire fur moi-même , je ne pourrois jamais me perfuader qu'un moyen fi fimple , & d'un fi petit volume , puiffe
renfermer une vertu auffi puiffante , & tant d'efficacité , contre
un mal auffi cruel & irrémédiable jufqu'à préfent que la
goutte. C'eft pourquoi je defire , pour le bien de l'humanité ,
que ma déclaration foit publique , & qu'elle contribue à rendre
à l'auteur d'une auffi importante découverte , toute la juftice
qui lui eft due. Fait à Paris , le fix Mars mil fept cent quatre-
vingt-trois , *figné* CODERCQ. Au-deffous eft écrit ; contrôlé à
Paris le fept Mars mil fept cent quatre-vingt-trois , *figné* LEZAN.

L'original dudit Certificat , certifié véritable , figné & paraphé ,
eft demeuré , comme dit eft , annexé à la minute de l'acte , dont
expédition

expédition eſt des autres parts ; le tout demeuré audit Me Girard , Notaire. *Signé* MONY & GIRARD. En marge eſt écrit ,
ſcellé leſdits jour & an , avec paraphe.

N°. 10.

CERTIFICAT *de M. le Chevalier de Jaſſaud.*

Je ſouſſigné , certifie & déclare à qui il appartiendra , m'être
ſervi perſonnellement en différentes circonſtances de l'Eau Médicinale de M. Huſſon , ancien Officier au ſervice de Sa Majeſté , réſidant à Sedan , dont j'ai éprouvé les effets les plus
ſalutaires , & entr'autres avoir vu une diſſolution d'un gonflement de rate , tendant à l'obſtruction , traité par les remédes
ordinaires , & qui n'a cédé qu'à cet excellent reméde , & que
la perſonne qui en a fait uſage ſur mon conſeil jouit de la
plus parfaite ſanté ; en foi de quoi j'ai ſigné le préſent. A Paris ,
ce 7 Mars 1783. *Signé* , DE JASSAUD , Chevalier de l'Ordre
Royal & Militaire de Saint Louis.

N°. 11.

M. HUSSON.

Paris le 12 Avril 1783.

Monſieur , je me reprocherois d'avoir été ſi long-temps à
vous donner des témoignages de ma reconnoiſſance , ſi je
n'avois cru devoir m'aſſurer bien poſitivement , que les incommodités pour leſquelles j'ai fait uſage de votre Eau Médicinale , ne ſeroient ſujettes à aucun retour. Aujourd'hui que je
crois avoir acquis cette certitude , je m'entretiendrai volontiers
des obligations infinies que je vous ai , & j'entrerai dans le
détail des incommodités dont cette Eau bienfaiſante m'a procuré la guériſon.

Il y a environ dix ans que je m'apperçus , pour la premiere
fois , d'une petite rougeur accompagnée de démangeaiſon , qui
m'étoit ſurvenue ſur la main droite entre le pouce & l'index.
Cette rougeur augmenta inſenſiblement aſſez pour reconnoître
que c'étoit une dartre ; cependant comme elle n'étoit pas conſidérable , je n'y fis pas pour lors grande attention. Elle ſe diſ-

C 3　　ſipa

fipa d'elle-même au bout d'un certain temps, & c'eſt de cette
époque que j'ai commencé à me ſentir la reſpiration gênée en
marchant, & ſur-tout en montant, ce qui m'occaſionnoit de
la toux, du ſiflement & tous les ſymptômes qui caractériſent
l'aſthme. Je ne ſaiſis pas d'abord le rapport de ces deux incommodités, que je regardois comme accidentelles & indé-
pendantes, je ne commençai à le ſoupçonner qu'après pluſieurs
repriſes alternatives de ces deux incommodités, qui augmen-
toient à chaque repriſe.

J'habitois une terre en Champagne l'hyver de 1777 à 1778 ;
je vins paſſer trois mois à Paris ; peu de temps après mon arrivée ma dartre reparut plus vive qu'elle n'avoit encore été
& dura tout le temps de mon ſéjour. Je repartis vers Pâques ;
pendant la route ma dartre diſparut tout-à-coup. Je ceſſai d'en
être ſurpris, lorſque je me déchauſſai en arrivant, & que je
me trouvai la jambe toute rouge ; je compris que l'humeur
n'avoit fait que ſe déplacer pour ſe porter ſur la jambe ; effectivement au bout de deux jours de repos la rougeur de la jambe
ſe diſſipa & la dartre reparut. Le Médecin que je conſultai me
fit prendre des bouillons amers pendant trois ſemaines, & me
purgea ; après ces préparatifs il m'a fait prendre d'une poudre
compoſée d'Athiops antimonial, de pierres d'écreviſſe & de
ſucre ; j'en ai fait uſage pendant trois mois, & n'ai point entendu parler de dartres depuis ; mais je n'ai point été quitte
de mon aſthme, qui, au contraire, eſt devenu plus incommode
que jamais, ſur-tout lorſque je me mettois en train de marcher ;
ſoit à jeun, ſoit après mes repas, l'étouffement me prenoit
accompagné de ſifflement & augmentoit par degré, au point
que la reſpiration me manquant abſolument au bout de quatre
ou cinq cens pas, j'étois obligé de m'arrêter & de reſter en
place à ſouffler & à touſſer l'eſpace d'environ une demi
heure. Cette premiere criſe paſſée, je pouvois continuer de
marcher, difficilement à la vérité, & la reſpiration gênée,
mais du moins je n'étois plus obligé de m'arrêter ; cette incommodité n'a ceſſé que pour faire place à une ſciatique extrêmement douloureuſe, qui m'a duré environ trois ſemaines,
au

au bout defquelles elle m'a quitté pour faire place à l'afthme ;
comme j'en étois fort incommodé, j'ai confulté de nouveau,
on m'a remis à l'ufage des bouillons ameis, on m'a purgé
plufieurs fois, fans que j'en aie refferti aucun foulagement ; ne
fçachant comment m'en procurer, j'imaginai de me remettre
à l'ufage du café à l'eau après diner, que j'avois interrompu
depuis long-temps, je réuffis par là à déloger cette humeur qui
s'étoit fixée fur la poitrine, mais je n'y gagnai pas beaucoup,
puifqu'elle fe reporta auffi-tôt d'un autre côté, & je fus pris
d'une fciatique auffi douloureufe que la premiere, mais beaucoup plus longue, puifqu'elle m'a duré fix mois entiers, pendant lefquels je ne pouvois ni refter affis, ni fupporter la voiture. Au bout de fix mois de fouffrance cette humeur fe dé-
plaça encore pour fe reporter fur la poitrine, c'eft pour lors
que je me trouvai fort mal. J'avois perdu l'appétit ; j'étois prodigieufement changé & maigri ; cette humeur me fuffoquoit ;
je ne fçavois que faire ; on me confeilloit de me faire faire
un cautere, & j'y avois une extrême répugnance. C'eft dans
ces circonftances qu'un de mes amis me rendir le plus grand
des fervices en m'indiquant votre Eau Médicinale, à laquelle
je fuis redevable de ma parfaite guérifon. J'eus l'honneur de
vous écrire pour lors, il peut y avoir deux ans & demi, &
fur votre réponfe, je me déterminai à en faire ufage ; l'effet
a furpaffé mon attente ; à peine avois-je pris la premiere prife,
que je fentis que cela me détachoit les humeurs qui m'enve-
loppoient la poitrine ; le lendemain j'attendois avec quelques
inquiétudes les vomiffemens, ou les évacuations abondantes
que je croyois devoir en être la fuite, rien de tout cela ; fur
les quatre heures de l'après midi, voyant que cela n'opéroit
pas, je fortis pour me promener, j'éprouvai encore mon étouffement ordinaire, mais ce fut pour la derniere fois ; le foir
je commençai à être un peu purgé, & cela continua le lendemain. Ce jour-là, lorfque je fortis encore l'après midi, je
fus merveilleufement furpris de marcher librement, fans avoir
la refpiration gênée que très-médiocrement ; vous jugez bien
que cela m'encouragea à continuer ; après la troifieme prife

C 4   je

je me fuis fenti la poitrine abfolument dégagée, l'appétit re-
venoit, & j'éprouvois un bien-être que je ne connoiffois plus
depuis long-temps, j'ai continué en éloignant les prifes & obfervant de plus longs intervalles. C'eft ainfi que dans l'efpace
de trois mois je me fuis infenfiblement rétabli, l'appétit eft
revenu, j'ai repris mon embonpoint & meilleur vifage, &
jouis depuis d'une très-bonne fanté, fans aucun retour des incommodités, qui m'avoient tant fatigué.

Les expreffions me manquent pour vous exprimer toute
ma gratitude, je vous dois, Monfieur, le bien le plus précieux,
& défefpérois de m'acquitter, fi je ne fçavois que l'eftime &
la confidération publiques fur lefquelles vous vous êtes acquis
de fi juftes droits, font le feul prix qu'ambitionne quiconque,
ainfi que vous, confacre fes veilles au foulagement de l'humanité fouffrante. J'ai l'honneur d'être, &c. *Signé*, LELARGE,
ancien Payeur des rentes.

N°. 12.

M. POLLISSARD.

Paris, le 12 Avril 1783.

Je ne fçais, Monfieur, de quels termes me fervir pour vous
marquer ma reconnoiffance ; en effet, je fuis plus pénétré que
je ne péux l'exprimer. L'Eau Médicinale que vous m'avez fait
paffer m'a produit un effet miraculeux. Depuis le 3 Mars j'é-
tois tourmenté par la goutte dans les deux bras, les deux mains,
les deux genoux, & les deux pieds. Je ne pouvois m'aider
d'aucuns de ces membres qu'avec des douleurs inouies. J'ai été
dans cet état jufqu'au 6 Avril, époque à laquelle M. de Buffy
me fit confeiller de faire ufage de cette excellente Liqueur.
Des trois prifes que vous m'avez envoyées, j'ai pris la premiere
ledit jour 6 Avril fur les dix heures du foir, & le lendemain
huit heures du matin je n'avois plus de douleurs. L'enflure
confidérable que j'avois dans toutes les parties affectées dif-
parut abfolument, & je fis le tour de ma chambre fans bâton
& fans le fecours de perfonne. J'ai continué à prendre les
deux autres prifes de quatre jours en quatre jours, comme

vous

vous me l'avez ordonné. Ces dernieres m'ont enlevé les dartres que j'avois aux deux jambes, qui ne paroissent plus. Si
je ne marche pas encore aussi facilement que j'ai fait, ce n'est
que l'effet de la foiblesse. Je n'ai absolument plus de douleurs.
Il faut que j'aie cruellement souffert, puisque ma peau s'est
renouvellée dans toutes les parties qui ont été affectées.

La découverte de cette composition, ou pour mieux dire
de la plante dont on tire cette Eau bienfaisante, mérite que
l'humanité éleve un trophée à celui qui l'a faite. Veuillez, Monsieur, dans votre correspondance, lui en marquer toute ma
gratitude. J'ai l'honneur d'être avec la plus parfaite considération, &c. *Signé* B I L L O T, Echevin de la Ville d'Espinal
en Lorraine, & de présent rue Croix - des - Petits - Champs,
Hôtel Bourbon.

<h2 style="text-align:center">N°. 13.</h2>

AU MÊME.

Du Raincy, près Paris, le 28 Avril 1782.

Monsieur, je n'ai pas assez de voix pour dire à tout le
monde ce que j'ai ressenti des bons effets de l'Eau Médicinale. J'en ai rendu compte à S. A. S. Monseigneur le Duc
d'Orléans. Je suis originairement goutteux. J'ai particuliérement depuis quinze à seize ans éprouvé de furieux accès,
presque à chaque renouvellement de saisons, quand je m'en
trouvois quitte pour huit à douze jours de cruelles douleurs,
& autant & souvent un mois, même plus, de bien gênante
& laborieuse convalescence (mon frere est dans le même cas).
Je fus pris d'un accès au pied le jour de Pâques, 20 du courant. Je souffris le Lundi, mais le Mardi les douleurs étoient
excessives. Je m'attendois à passer une cruelle nuit, quand à
neuf heures du soir je pris une prise de votre Eau. A dix heures la vivacité des douleurs se passerent. Je dormis paisible-
ment jusqu'à sept heures du matin que le purgatif commença
son effet. L'un de mes pieds étoit alors très-enflé ; & quoique
ne souffrant point au lit, il me fut impossible de me poser
sur ce pied : à chaque selle je me trouvois mieux ; de sorte

qu'à

qu'à quatre heures après-midi je me chauſſai & fûs dans mon ſallon joindre une nombreuſe ſociété d'amis , occupés moins à jouer qu'à plaindre la ſituation où ils me croyoient encore. Rien n'égala leur ſurpriſe de me trouver chauſſé , leſtement diſpoſé & très-en état de danſer ; ce que je ne fis pourtant pas , à cauſe du purgatif qui me mena encore plus de huit heures après. Je montai à cheval le Jeudi , ai beaucoup été à pied , ainſi que depuis , ſans plus de reſſentiment que ſi jamais je n'eus connu la goutte. Il ne me reſte plus qu'une de ces précieuſes bouteilles. J'en ai cédé à des amis , & donné trois à des pauvres de la Paroiſſe pour différentes maladies.... J'irai l'un de ces jours faire une nouvelle proviſion chez-vous. J'ai l'honneur d'être , avec reſpect & reconnoiſſance , Monſieur , votre très-humble ſerviteur. *Signé* CHARLEMAGNE , Maître de Poſtes & Fourrier des Ecuries d'Orléans.

N°. 14.

AU MÊME.

Villers-Cotteret , le 29 Avril 1783.

Monſieur , je vous prie de m'envoyer pour dix-huit livres d'Eau Médicinale de M. Huſſon. Je vous prie auſſi que ce ſoit des petites bouteilles par portions. Comme c'eſt pour trois perſonnes , vous m'enverrez auſſi des imprimés pour les remettre aux perſonnes , pour leur indiquer la maniere de la prendre. Moi-même j'ai déjà pris une priſe qui m'a fait beaucoup de bien. Demain je prends la ſeconde. J'eſpere qu'elle opérera beaucoup pour le mieux....... J'ai l'honneur d'être , &c. *Signé* LENTE , Valet-de-Chambre de Monſeigneur le Duc d'Orléans.

N°. 15.

Extrait d'une Lettre écrite de l'Orient par Madame Codercq à ſon mari.

Le 5 Mai 1783.

Sçais-tu que nos Habitans t'ont une obligation infinie d'avoir été ofé prendre de l'Eau Médicinale. Encouragés par ton exemple, Etienne le Tailleur en a pris. Il fouffroit de la goutte depuis le mois de Septembre. Vendredi dernier fes douleurs étoient extrêmes, il avala une dofe, fouffrit encore une demi-heure, & s'endormit. A fon réveil il fe trouva foulagé : il avoit une main dont il ne pouvoit faire ufage, à préfent il s'en fert comme de l'autre. M. Fortin, pere de Madame Defchateles, en a pris pour même caufe : il a été à la felle 12 fois, & le lendemain a été à l'affemblée chez fa fille.

M. Bonnet, pour fes maux d'eftomac, en a pris auffi ; il fe trouve foulagé. Les Médecins avoient crié contre toi, à préfent ils crient qu'il faut attendre, & qu'il faut des expériences répétées avant de prononcer pour. Cependant on convient que pour la goutte cela eft bon. Le mal, c'eft qu'il n'y a gueres de cette Eau ici : on devroit y établir un Bureau. Je te croirois obligé, comme bon Citoyen, de donner avis de ce remede dans ton pays, où tu fçais qu'il y a bien des martyrs de cette malheureufe maladie.

N°. 16.

M. POLLISSARD.

Rouen, le 10 Mai 1783.

Monfieur, j'ai différé réponfe à la lettre que vous m'avez fait l'honneur de m'écrire le 29 : voulant voir l'effet que me feroit l'Eau Médicinale par continuité, j'en ai pris fix dofes en différentes fois. Je m'apperçois à préfent que l'effet en eft merveilleux, & que c'eft un vrai remede pour détruire la goutte ; mais comme j'ai cette miférable torture depuis très-long-temps....., ce feroit toujours beaucoup fi les accès étoient interrompus, & que les attaques fuffent moins fréquentes. J'ai trouvé jufqu'à préfent dans le remede beaucoup de foulagement, puifque je fuis plus lefte, le fommeil meilleur : j'ai même la peau plus graffe, & toute la portion ordinairement affectée plus libre.... Je me figure guéri pour le bien aife où je me trouve, pourquoi je fuis bien décidé à continuer à prendre l'Eau Médicinale tous les huit jours, obfervant, fi le remede me fatigue,

de

de mettre un intervalle plus long & plus court si je puis le supporter.

...... Il ne me gênera pas de distribuer l'Eau Médicinale
que j'ai de trop pour mon usage. J'en ai donné une vingtaine
de phioles, & aussitôt que j'en aurai encore j'en distribuerai pareille quantité : c'est pourquoi je vous prie de m'en envoyer
encore cent douze bouteilles. Je dois vous dire que M. David,
Chirurgien de notre Hôtel-Dieu, doit l'administrer à une dame
qui a des vapeurs tournantes à la folie, &c. Je vous prie de me
croire, avec le plus parfait dévouement, Monsieur, votre très-
humble serviteur. *Signé* MARIN LEQUESNE, Négociant, Admi-
nistrateur de l'Hôtel-Dieu, à Rouen.

N°. 17.

AU MÊME.

L'Orient, le 30 Mai 1783.

Monsieur, sur la réputation qu'acquiert journellement l'Eau
Médicinale de M. Husson, dont vous avez le dépôt, & notamment l'effet qu'elle vient de produire derniérement sur deux
de nos concitoyens, M. Arnoux Dessaulsays & le sieur Etienne,
tous deux attaqués de violens accès de goutte, qui en ont été
soulagés aussitôt l'usage de cette Eau, c'est-à-dire, de là même
maniere que a été M. Codercq, Secrétaire de M. de Gourlade. Ces bons effets ayant eu lieu sur des sujets connus, m'engagent à vous faire une demande, Monsieur, de quatre boû-
teilles d'Eau Médicinale de M. Husson, de chacune huit gros
ou une once, afin d'en avoir pour secourir au besoin les personnes qui desireroient s'en procurer sur le champ ; car depuis
quelques mois je m'apperçois que cette eau s'accrédite singuliérement ici, & qu'il n'y a que la difficulté de s'en procurer qui
en éloigne l'usage. Bientôt les environs de cette Ville en feront
autant. J'ai l'honneur d'être, avec considération, Monsieur,
votre très-humble serviteur. *Signé* COIFFARD.

N°. 18.

AU MÊME.

Rouen, le 3 Juin 1783.

Monsieur, j'ai différé réponse à celle dont vous m'avez honoré

noré le 26 Mai, parce que j'ai effuyé une attaque de goutte qui a été diffipée par quelques cuillerées d'Eau Médicinale, en conféquence je fuis mieux, puifque la douleur eft à peu-près paffée, & que je me fens en état d'écrire. Je crois que par le paffé j'ai ufé avec trop de précipitation de ce remede ; c'eft ce qui m'a dérangé. Je comprends facilement que la goutte qui me tourmente étant un très - ancien mal , je ne puis gueres en efpérer une guérifon complette ; ce qui fait que je ne manque cependant pas de courage, c'eft que j'éprouve de bons effets, tant du remede que du régime; & fi abfolument il faut fe priver de fouper, je ne mangerai plus le foir qu'une foupe......

M. David, qui, comme la Faculté, n'avoit pas de confiance à l'Eau Médicinale, eft furpris de fes effets. La dame à qui il en a adminiftré cinq dofes, eft tranquille à préfent ; fes vertiges font à peu - près ceffés, ce qui l'engage à fuivre de très - près l'effet de ce remede. S'il eft en votre pouvoir, vous pouvez lui en envoyer cent phioles qu'il adminiftrera aux pauvres de l'Hôtel-Dieu , & à coup sûr cet habile homme rendra juftice au remede.....J'ai l'honneur d'être, Monfieur, votre très-humble serviteur. *Signé* MARIN LEQUESNE , Adminiftrateur de l'Hôtel-Dieu.

N°. 19.

AU MÊME.

Chatou , le 21 Juin 1783.

Recevez, Monfieur, mes remercimens & ma plus fincere reconnoiffance de l'accueil que vous avez bien voulu faire à celui qui a été, de ma part, vous demander des Imprimés de M. Huffon ; vous pouvez être bien affuré qu'à l'exception d'un exemplaire que je garde pour moi, les autres feront employés à porter au loin dans nos Provinces la connoiffance du remede de M. Huffon , & vous devez vous attendre que plufieurs perfonnes ne tarderont pas de recourir à vous fur l'invitation que je leur en ai fait ; car je ne dois pas vous taire que la feule lecture du petit Livret, quand j'y ai vu tant de bons effets atteftés par tant d'honnêtes gens, fous les yeux de Médecins auffi habiles & auffi bons Praticiens , cette lecture m'a tellement

ment

ment affecté , que j'ai regardé comme un devoir pour moi d'en faire part à mes amis malades , sur-tout de maladies les plus invétérées ; elle m'a inspiré le desir d'en faire usage pour moi-même, pour sortir, s'il est possible, de l'état de souffrance où la goutte me tient depuis près de six mois : ce que je ferai incessamment aussitôt que j'aurai quelques jours de loisir. Si j'étois dans le cas d'avoir besoin d'autres exemplaires de petits Livrets, je recourrai à vous avec confiance, d'après l'offre obligeante que vous avez la bonté de me faire , & en cela je croirois servir, non-seulement mes amis, mais aussi toute la patrie ; car je crois devoir vous observer que le petit Imprimé est trop laconique pour pouvoir jamais faire la même impression que celle du Livret. Je sens parfaitement que dans un débit considérable la multitude innombrable de Livrets deviendroit trop dispendieuse ; mais n'y auroit-il pas moyen d'y suppléer ? La premiere fois que vous ferez réimprimer les petits Imprimés, il suffiroit, ce semble, de dire dans une petite addition l'abrégé du Livret. Cet abrégé ne contiendroit autre chose, sinon qu'on a annoncé au Public, avec les lettres & certificats sur la fievre tierce invétérée...... de guérison sur la goutte , &c..... sur chaque maladie, le nombre de guérison, en y ajoutant le nombre, & même les noms, si cela n'allongeoit pas de trop, de MM. les Médecins & Chirurgiens habiles & connus qui ont assez de confiance dans le remede pour l'employer eux mêmes, ainsi que le nombre de ceux qui , sans l'employer, l'autorisent pour leurs malades. En réunissant ainsi dans cinq ou six lignes d'impression ces divers objets, l'Imprimé deviendroit plus intéressant & diminueroit la dépense des Livrets, puisqu'il en donneroit la quintescence.

Vous ne devez pas être surpris de la lenteur du Gouvernement, qui ne tend qu'à laisser plus connoître & plus accréditer un remede, & dont l'autorité n'a jamais plus de force sur les esprits que quand elle a été plus lente. Je ne doute nullement, & vous n'en devez pas douter non plus, que le remede continuant à réunir & les succès & les suffrages des gens de l'art (pourquoi ne le seroient-ils pas, c'est un principe & un effet

physique

phyfique qui ne doivent point varier fauf les étourderies que
pourroient faire des mal avifés dans l'application) attirera l'attention, l'autorifation & les fecours du Gouvernement Je fuis
charmé de cette occafion de vous témoigner les fentimens d'eftime bien finceres que m'infpirent la candeur & la droiture avec
laquelle vous avez attefté les bons effets de ce remede fur vous
& fur madame votre époufe, ainfi que le zèle défintéreffé qui
vous porte par amour pour les autres hommes, à vous charger
du tracas d'un pareil débit. C'eft dans ces fentimens que je fuis,
Monfieur, votre ferviteur. *Signé* BERTIN, Confeiller d'Etat.

N°. 20.

AU MÊME.

Alençon, le 25 Juin 1783.

Madame, j'ai apporté ma grande & groffe fievre à Alençon,
où j'ai été malade au point que j'ai été adminiftrée en viatique.
Je fuis mieux à préfent ; & fi bien même, que je me hafardai
hier d'aller à la meffe & de prendre un demi gros de l'Eau
Médicinale. Je m'en trouve beaucoup mieux ; je vois même
fenfiblement mon fein diminuer, ainfi que les douleurs. J'ofe
efpérer, Madame, qu'avec la perféverance j'obtiendrai la guérifon que j'en attends. J'ofe donc m'adreffer à vous, Madame,
& vous fupplier de me procurer encore trois petites phioles
femblables à celles que M. Polliffard a eu la bonté de me donner.
J'aurois pris la liberté de lui écrire directement, fi j'avois pu
me fouvenir de fon adreffe. Au refte, Madame, l'intérêt que
vous avez bien voulu prendre au trifte état dans lequel j'étois
chez vous, me fait trouver une grande fatisfaction en vous donnant de mes nouvelles.

Si M. Polliffard vouloit me faire paffer fon adreffe, elle me
feroit non-feulement utile, mais encore à bien d'autres, qui
m'ont déja demandé de cette Eau merveilleufe. Pardon des
peines que cela pourra vous occafionner. J'ai l'honneur d'être,
avec la plus vive reconnoiffance & refpectueux attachement,
Madame, *fignée* GERARD, femme Guilmaux, Concierge de
Bicêtre.

Nº. 21.

M. HUSSON.

De Bretigny, le 4 Juillet 1783.

Il eſt bon, Monſieur, que vous ſçachiez que votre remede a ſinguliérement la vertu de rétablir les ſuppreſſions de regles. Je viens d'en faire une expérience tout-à-fait admirable, ſur une femme-de-chambre qui étoit à la campagne où j'étois chez une de mes amies. Une très-petite cuillerée à café, moins d'un gros, l'a remiſe dans l'état naturel ; elle jouit depuis de la meilleure ſanté. J'avois déja fait pluſieurs expériences en ce genre, mais celle que je rapporte ici nous à tous ſatisfaits & a ſurpris beaucoup de perſonnes dans la maiſon ; il ſeroit à ſouhaiter qu'un effet auſſi avantageux fût généralement connu pour le bien de l'humanité, que ces ſortes d'accidens déſole. J'ai l'honneur d'être, Monſieur, &c. *Signé* la Baronne d'Espagnac, douairiere.

Nº. 22.

M. POLLISSARD.

Montereau, le 8 Juillet 1783.

Monſieur, vous devez avoir bien mauvaiſe idée de moi ; on crie furieuſement contre ma négligence d'avoir été ſi long-temps à vous faire mes remercîmens pour l'Eau Médicinale & ſouveraine de M. Huſſon. On a épuiſé tout mon avoir ; il ne me reſte pas une goutte de ladite Eau dont je puiſſe faire part au public ; j'en ai ſeulement réſervé deux gros pour moi dans le cas où je me trouverois malade ou indiſpoſé, tant j'y ai confiance. Entr'autres merveilleuſes cures que j'ai opéré avec le ſeul ſecours de l'Eau Médicinale, je ne vous cite que celle d'une jeune Dame qui étoit attaquée depuis long-temps d'une épilepſie qui la déſoloit, elle & toute ſa famille, & qui n'a pas reparu depuis qu'elle fait uſage de l'Eau Médicinale. Comme cette Dame n'eſt plus dans ce pays-ci & qu'elle m'en demande, oſerois-je vous prier de vouloir bien me faire le plaiſir de lui en envoyer ſix gros. Cette Dame demeure à Vertus en Champagne. Je vous prie de les adreſſer à M. de Boniſaut, Employé dans les Fermes du Roi, partie des Aides,

à

à Vertus en Champagne, c'eſt pour Madame ſon épouſe. Je vous donnerai un détail circonſtancié de cette cure ſurprenante & de pluſieurs autres ; & vous verrez, mon cher ami, que je n'ai point abandonné l'Eau Médicinale, mais que j'y ai la plus grande confiance, & que je ne ceſſe de la faire connoitre dans ſes effets merveilleux. Je vous prie, ſi vous le pouvez, de m'en envoyer une petite proviſion pour achever la cure des maladies extraordinaires que j'ai entrepriſes. Vous ſavez que le coche de Montereau part de Paris le Jeudi à ſept heures ; je ſerois enchanté d'en recevoir Vendredi matin, ſi cela eſt poſſible ; cinq à ſix malades attendent après. La poſte va partir, & il ne me reſte que le tems de vous aſſurer du ſincere & reſpectueux attachement avec lequel je ſuis tout à vous. *Signé* THUIN, Curé de Saint-Maurice, & ancien Chanoine de la Collégiale.

<h3 style="text-align:center">N°. 23.</h3>

Billet de Madame de Baudeville, pour commiſſions à Paris.

De....., le 14 Juillet 1783.

Carville fera dire à Saint-Louis de paſſer chez M. Poliſſard, lui dire que l'Eau Médicinale a fait des merveilles au gendre du ſieur Grenouville, *qui étoit demeuré* perclus d'une *ſciatique dans les genoux depuis le mois d'Août* 1782 ; *il en a fait uſage au mois de Mai, & depuis ce tems il va à deux ou trois lieues autour de chez lui ; auparavant, il ne pouvoit aller d'un bout de ſa cuiſine à l'autre ſans béquilles.*

<h3 style="text-align:center">N°. 24.</h3>

AU MÊME.

De Paris, le 15 Juillet 1783.

Je vous remercie, Monſieur, de l'exemplaire que vous avez bien voulu m'accorder de la collection des effets de l'Eau Médicinale. Je l'ai lu avec ſatisfaction, mais ſans étonnement. Vous avez peut-être oublié que j'ai pris de cette Eau, il y a environ ſix ans, pour une ſurdité que j'éprouvois périodiquement toutes les années, à l'approche de l'hiver. Depuis que j'ai fait uſage de l'Eau Médicinale, je n'ai plus rien reſſenti de mon incommodité annuelle, contre laquelle j'avois inuti-

D   lement

lement employé les reſſources de la Médecine. Je peux même dire avec vérité que l'uſage que j'ai fait de cette Eau, il y a ſix ans, m'a délivré de pluſieurs petites incommodités auxquelles j'étois ſujet, telles que maux de tête, laſſitudes & malaiſes. Nombre de perſonnes de ma connoiſſance ont fait uſage de l'Eau Médicinale, & toutes en ont éprouvé les effets les plus ſalutaires. J'ai eu ſous les yeux la preuve la plus complette de l'efficacité de ce remede ſur une perſonne qui demeure dans ma maiſon ; mais votre Recueil ne contient rien d'auſſi merveilleux que la guériſon de Mademoiſelle Bertrand de la Monceile, demeurant à Chaillot, dont l'état déplorable & la guériſon opérée par le ſecours ſeul de l'Eau Médicinale, ont été connus de toute ſa famille & de ſes amis : ſi ce remede pouvoit être rendu public, je crois que ce ſeroit un préſent à faire à l'humanité ſouffrante, qui ſeroit diſpenſée de toutes les dépenſes auxquelles l'expoſe, en bien des occaſions, l'inſuffiſance des remedes connus. Je joints mes vœux à ceux que préſente votre collection pour l'autoriſation d'un remede qui me paroît ſupérieur à toutes les reſſources ordinaires de l'art. J'ai l'honneur d'être, &c. *Signé*, GOULLEAU, Avocat aux Conſeils du Roi, rue Saint-Martin, près celle Aubry-le-Boucher.

N°. 25.

A Valence en Dauphinois, le 9 Août 1783.

Monſieur, votre Eau Médicinale vient de faire ici, & pour ainſi dire entre mes mains, une eſpece de miracle, dont, pour le bien de l'humanité & pour l'avantage de ma ville, & de ma Province même, je ne peux pas me diſpenſer de vous rendre compte.

Un de mes amis, revenant de Paris, avoit apporté ſeulement deux petites bouteilles de votre Eau ; il y avoit été engagé par pluſieurs de ſes connoiſſances qui lui avoient dit des merveilles de cette Eau, la plupart comme témoins oculaires, ou comme l'ayant éprouvé elles-mêmes. Il s'étoit propoſé d'en faire uſage la premiere fois qu'une attaque de goutte, à laquelle il eſt très-
ſujet,

sujet, lui en fourniroit la triste occasion ; l'attaque est survenue, mais son Médecin n'ayant pû la lui conseiller, ne la connoissant point du tout, ni par sa nature ni par ses effets, mon ami n'a pas osé la prendre. Dans ces entrefaites, un vieux Domestique à moi, très-goutteux depuis long-tems, qui essuye ordinairement au moins une attaque chaque année, & quelquefois fort longue, a été assailli des douleurs les plus vives ; il avoit déjà passé deux nuits cruelles, lorsque je me suis avisé de prier mon ami de me céder ses deux petites bouteilles ; j'ai fait préparer mon homme par quelques humectans, tant par haut que par bas, mais fort légérement ; ensuite je lui ai fait prendre l'Eau, que j'avois préparée moi-même, conformément à l'instruction imprimée ; c'étoit le troisieme jour de l'attaque, sur les onze heures du soir ; je ne vous dirai point les effets que ce remede a produit, parce qu'ils sont absolument les mêmes que ceux qui sont détaillés dans le certificat de M. Codercq, Secrétaire de M. de Gourlade, dont il m'est tombé un imprimé entre les mains, avec ces deux différences essentielles, & très-concluantes en faveur de l'efficacité du remede ; la premiere est que je n'ai pas mis la petite bouteille entiere, c'est-à-dire les deux gros, & que j'en ai laissé au moins le quart, ou demi - cuillerée à café ; la deuxieme différence est que mon vieux domestique n'a pris que cette premiere dose, & que la répétition qui a eu lieu pour M. Codercq le troisieme jour, a paru si inutile au malade lui-même, qui ne l'étoit plus, qu'il a desiré qu'elle lui fût conservée pour une autre & meilleure occasion ; il n'en a donc pris qu'une seule & unique dose, d'environ un gros & demi tout au plus ; & dès le lendemain il a été en état de faire son ouvrage comme à l'ordinaire, dans la maison & au dehors ; il s'est obstiné malgré moi, ou du moins à mon insçu, à courir la ville dont le pavé est très-mauvais ; il l'a parcourue, sans chercher à en éviter les descentes & montées, & sans le secours d'aucun bâton ni canne, ce qui a si peu nui à l'avancement de sa guérison, que deux jours après il a pu mettre dans le soulier son pied malade ; ce qu'il ne pouvoit après ses autres attaques, même guéri, que quinze jours ou même trois semaines, & un mois après

D 2   sa

fa guérifon ; cet événement, qui date de dix à douze jours, pendant lefquels mon vieux Domeftique n'a plus reffenti la moindre douleur, a fait fenfation dans la ville, mais n'a pu encore déterminer entiérement la confiance, qui ne peu être folidement fondée que fur des épreuves réitérées, & des obfervations exactement fuivies, fur les différentes maladies à la guérifon defquelles l'Eau Médicinale paroit être propre ; c'eft le fervice important que j'ai pris la réfolution de rendre au pays que j'habite. Je fuis, &c. *Signé* DE TARDIVON, Abbé Général de l'Ordre de Saint-Ruf.

N°. 26.

M. POLLISSARD.

Paris, ce 19 Août 1783.

Je vous prie, Monfieur, de vouloir bien m'envoyer douze bouteilles d'Eau Médicinale de M. Huffon. Vu le bien que j'en ai éprouvé, je ne puis m'effrayer de ce qui a été marqué dans le Journal derniérement, & qui m'a fort étonné, d'après la lettre écrite à Madame la Marquife de l'Efcalopier, il y a quelques années. Enfin, quant à moi, je ne puis que faire l'éloge de cette Eau Médicinale. J'avois depuis nombre d'années une douleur au côté droit, & qui étoit à de certaines époques très-violentes. Je ne digerois point, je ne dormois pas ; deux prifes & demie m'ont foulagée, au point que je puis dire être dans le cas d'en prendre peu encore, pour être parfaitement contente de ma fanté. Ma femme-de-chambre eft auffi perfuadée que moi que j'ai rendu un abcès. La quantité que je vous demande de cette Eau, eft non-feulement pour moi, mais pour foulager dans l'occafion des perfonnes qui m'intéreffent & qui pourroient en avoir befoin, ma confiance étant entiere dans ce remede, qui feul m'a véritablement foulagée. J'ai l'honneur d'être, Monfieur, votre très-humble fervante, *fignée* R. DE SAINT-SAUVEUR, rue Grange-Bateliere.

N°. 27.

M. HUSSON.

De Paray-le-Monial en Charollois, le 21 Août 1783.

Monfieur, nous avons effayé ici votre Eau, par le moyen de
M.

M. de Bourdeville, Capitaine en second de Grenadiers au Régiment de Beaujollois, en quartier en cette ville, qui la tenoit de vous-même, & voici ce qu'elle a opéré. Madame Dézert, jeune femme de notre ville, s'est guérie radicalement avec deux prises d'Eau Médicinale, d'une glande qu'elle avoit au col, grosse comme une noix, qui lui causoit des douleurs affreuses, ainsi que de deux dartres vives qu'elle avoit au bras gauche, le tout sans aucunes préparations, & en quatre jours.

Mademoiselle de la Baqe, fille d'un Garde-du-Corps, avoit un vomissement presque continuel depuis fort long-temps ; elle a été guérie avec une seule prise de deux cuillerées à café de votre Eau : elle mange de tout, sans sentir si elle a un estomach, auparavant si douloureux. J'ai l'honneur d'être, Monsieur, &c. *Signé* le Chevalier DE FAVEROLLES, ancien Officier des Carabiniers, & Chevalier de l'Ordre Royal & Militaire de Saint-Louis.

N°. 28.

Du 22 Août 1783.

M. Polissard est prié de la part de Madame Amet, de lui envoyer six prises de l'Eau Médicinale avec quelques livres ; c'est pour Strasbourg. Mon époux est presque guéri de sa goutte : les jambes ne sont plus du tout enflées, ce qu'il a éprouvé considérablement dans ses voyages. Il lui reste une main encore bien foible ; il continue d'en prendre de huit jours en huit jours. Je pense qu'il se formera dans ladite Ville un Bureau, si ceux qui sont affligés de cette maladie éprouvent le même bienfait. *Signée* femme D'AMET, Courrier de Strasbourg.

N°. 29.

AU MÊME.

De Paris, le 27 Août 1783.

Monsieur, je vous prie de faire mettre douze prises de l'Eau Médicinale dans une boîte ; c'est pour Strasbourg. Mon époux jusqu'à ce jour est entiérement guéri de sa goutte ; malgré cela, je lui en fais prendre une prise dans les quatre jours qu'il est auprès de moi, ce qui fait quinze jours d'intervalle. Marquezmoi, s'il vous plaît, s'il peut continuer. Il eſt fort, de plus, diſpoſé à faire mauvaiſe digeſtion, ce qui lui occaſionne des débordemens de bile. Vous m'enverrez, je vous prie, trois priſes de plus, & ſéparément des douze autres. J'ai l'honneur d'être, Monſieur, votre très-humble ſervante, *ſignée* femme D'AMET, Courrier de Strasbourg.

N°. 30.

M. POLISSARD.

Paris, ce 24 Août 1783.

Je me ſuis informé, Monſieur, de l'effet qu'a éprouvé le Tréſorier de Sorbonne. Je ne ſçais pas le nom de ſon Médecin (car il en a eu pluſieurs, depuis un an qu'il eſt malade.) Ce dernier lui a ordonné le quinquina, que le malade ne prend pas, ſur-tout depuis que l'on l'a engagé à prendre de l'Eau Médicinale. La premiere cuillerée à café qu'il a pris d'Eau Médicinale, lui a procuré le ſommeil qu'il avoit perdu depuis huit mois, il a de plus éternué & mouché facilement, & au bout de vingt-quatre heures de cette demi-priſe, il a été douze fois facilement & abondamment. D'après le bien qu'il en a reſſenti, il en a pris quatre jours après une priſe qui l'a fatigué ; actuellement il continue de la prendre à demi-priſe. Son Médecin, au bout de huit jours, dans la bonne foi que c'eſt ſon quinquina qui a mis ſon malade dans le bon état où il le trouve, lui a dit avant hier ſoir, qu'il valoit aujourd'hui douze livres, & qu'il y a huit jours, qu'il ne valoit pas douze ſols. Le malade avoit bien de la peine à ſe retenir d'envie de rire. Il ne pouvoit pas marcher, actuellement il marche, & reconduit ſon Médecin juſqu'à ſon eſcalier. En tout il y a du mieux, & le malade prend grande confiance à ce remede......
J'ai l'honneur d'être, Monſieur, &c. *Signé* PLATRIER, Caiſſier de M. Tourtant, Receveur général des Finances de Champagne, rue neuve Saint-Roch, près celle neuve des Petits-Champs.

Nota. A l'inſtant où cette lettre eſt donnée à l'impreſſion, on apprend

*apprend que la santé de M. Talloir, qui n'est pas entiérement ré-
tablie, continue à aller de mieux en mieux, & qu'il a tant de confiance dans l'Eau Médicinale qu'il espere de sa persévérance une
parfaite guérison.*

N°. 31.

AU MÊME.

Du Château de Dourdan, le 3 Septembre 1783.

Recevez, Monsieur, pour M. Husson, le fidele témoignage
que je dois aux vertus de son Eau Médicinale, dont j'ai beaucoup à me louer, ayant totalement dissipé une tension ner-
veuse qui m'étoit restée dans la partie gauche de la tête, ainsi
que des lassitudes & pesanteurs dans les jambes, occasionnées
par une humeur rhumatismale & gouteuse qui y étoit remontée
il y a environ quatre ans, pour ne m'être pas purgé à propos.
Les eaux de Balaruc, l'émétique, l'alkali-fluor volatil, &c. que
l'on m'a administré avec douleurs, mais, plus que cela, le
retour des douces chaleurs des mois de Mai & Juin, ont remis
toutes choses dans leur état naturel; à cette tension près, avec
un gonflement dans les pieds qui m'étoient restés, & que votre
remede seul a extirpé, depuis deux mois que j'en ai fait usage
pour la premiere fois, & que je me propose de continuer avec
confiance.

Je ne connois rien, Monsieur, de moins répugnant ni de
plus facile à prendre que l'Eau Médicinale, ni de régime plus
aisé à observer pour s'y préparer. La jalousie & l'envie, de
tous tems les fléaux de l'humanité auront beau exercer leur
malignité, je doute qu'elles puissent parvenir à détruire la bonté
& l'utilité de cette Eau merveilleuse, que la vérité doit pro-
mulguer pour celui du soulagement de notre frêle machine.
Ce que je fais avec autant de reconnoissance que de plaisir.
C'est avec ces sentimens que j'ai l'honneur d'être très-parfaitement, Monsieur, &c. *Signé* ODILE DE MENNECOURT,
ancien Capitaine de Dragons, Chevalier de l'Ordre Royal &
Militaire de Saint-Louis.

N°. 32.

N°. 32.

AU MÊME.

Chaillot, le 5 Septembre 1783.

Depuis quelques années ma santé eſt très-mauvaiſe, & le ſang étoit vicié par nombre de chagrins, ſaiſiſſemens & événemens fâcheux. Il y a particuliérement trois ans que des circonſtances affligeantes porterent le coup le plus funeſte à ma mauvaiſe ſanté. Il me ſurvint un clou ſous le bras , j'eus recours aux remedes ordinaires, cet accident fut diſſipé, mais le fond de ma ſanté étoit toujours très-mauvais. Les perſonnes de l'Art n'oſoient me conſeiller des remedes. Il y a deux ans que je ſentis un bouillonnement dans la tête, qui me faiſoit jetter par les oreilles des eaux rouſſes , trois ou quatre fois par mois , & m'occaſionnoit des douleurs dans la tête. L'engorgement étoit tel, qu'il me rendoit ſourde de tems en tems. J'ai pris des médecines ordinaires, mais il y a ſix mois, & peu de jours après , une derniere médecine, précédée & ſuivie des précautions d'uſages, je fus très-ſurpriſe de me trouver dans un pire état. Les douleurs de tête ont augmenté. J'ai perdu tout ſommeil; je redoutois de me coucher, de crainte d'être étouffée par l'humeur que je ſentois dans la tête ; diſparution abſolue des mois & apparution fâcheuſe. Mes oreilles ſe ſont enflées & durcies. Il m'a ſemblé être menacée de périr par un abcès dans la tête , & par l'hydropiſie tout à la fois. Tout annonçoit chez moi la décompoſition du ſang. Enfin la fievre me prit la ſemaine de Pâques dernier. C'eſt dans cet état qu'une perſonne reſpectable qui avoit fait uſage de l'Eau Médicinale me conſeilla d'en prendre. Je commençai par en prendre pendant douze jours par petites doſes. Je reſſentis un travail étonnant dans la tête, & fus purgée doucement. La fievre diſparut. Ces premiers ſuccès m'ont encouragé. Je pris une plus forte doſe, d'un gros & demi, qui me fit rendre par la bouche deux grandes cuvettes de bile verte, & beaucoup par les ſelles. Après cette évacuation, il eſt ſorti de mon oreille droite plein une coquille de noix de pus, comme ſang corrompu. Dès ce moment les douleurs ont diminué, j'ai continué les priſes à

des

des diſtances. J'ai rendu par la bouche, en huit jours de tems, huit cuvettes d'eau billieuſe. Dans l'invervalle, les mois ont été rétablis, & tout accident à cet égard a ceſſé. J'ai rendu pendant quelques tems du ſang par le nez & par la bouche, enfin le traitement s'eſt réduit à quatorze gros d'Eau Médicinale, à une tiſanne de fleurs de mauve, racine de guimauve, graine de lin & fleurs de bouillon blanc; & pour boiſſon ordinaire, fleurs d'ortie blanche, infuſée dans de l'eau fraiche, & tous les accidens de tous genres ont diſparu. Mes forces ſont revenues au point que j'ai fait depuis mon rétabliſſement de très-grandes promenades à pied, & que j'en fais tous les jours; enfin je me porte bien, & ma guériſon eſt un miracle. Je crois que tous les Souverains de la terre devroient acheter un remede auſſi précieux à l'humanité. *Signé* BERTRAND DE LA MON-CELLE.

Nº. 33.

AU MÊME.

Paris, le 5 Septembre 1783.

Madame Platrier, Monſieur, m'a prié de vous faire paſſer l'adreſſe de M. le Tréſorier de Sorbonne, rue des Noyers. Son nom eſt Taloir, Tréſorier de Sorbonne. Il ne prend plus d'Eau pour laiſſer revenir ſes forces. Après quoi il en reprendra. Il ne touſſe plus, dort bien, mange bien, & ſort : car il a été en Sorbonne. Il eſt gai, & je crois qu'il a actuellement beaucoup de confiance en cet Eau........

La Cuiſiniere de Madame Gricourt avoit les doigts des mains recourbés en dedans, avec des gerſures; elle en a pris trois bouteilles, & ſes mains ſont redreſſées & font peau neuve. Actuellement elle eſt rue Notre-Dame des Victoires, nº. 26.

J'ai vu l'autre jour quelqu'un de la Société, qui dit que M. le Marquis de Bullion, grand Chymiſte, a découvert la ſimple, & qu'il a fait de cette eau; qu'elle a la même couleur, le même goût, & que ce n'eſt que de l'*herbe à pauvre homme*. Il peut en faire tant qu'il voudra, je n'en prendrai que de celle priſe chez vous, qui mérite non-ſeulement la confiance de M. Huſſon, mais même celle du Public, en ſacrifiant, ainſi
que

que Madame Polliſſard, vos plaiſirs pour rendre ſervice au Public. Je crains que l'on ne rende un mauvais ſervice à l'Eau Médicinale, en permettant le fruit, tel mûr qu'il ſoit. Je ſçais que c'eſt un Chirurgien qui l'a conſeillé ou permis. Mais je crains que l'on abuſe de la permiſſion, & qu'il en arrive malheur, qui ſera rejetté ſur l'Eau Médicinale. Moi, en gardant le régime le plus ſtrict, je m'en ſuis très-bien trouvé, & je ne profiterai pas de cette mauvaiſe permiſſion, que je crois contraire. Je deſire me tromper. Cela vous procurera beaucoup de gourmands & de gourmandes de plus. Je ſuis, avec conſidération, Monſieur, &c. *Signé* LETRÉSOR DE FONTENAY, Aumônier de Monſeigneur le duc d'Orléans, rue neuve Saint-Roch, maiſon de M. Platrier.

N°. 34.

M. HUSSON.

A Toulon, le 9 Septembre 1783.

Il y avoit long-temps, Monſieur, que je me propoſois d'avoir l'honneur de vous écrire, pour vous faire part des progrès qu'à fait votre remede ſur pluſieurs perſonnes de cette ville auxquelles je l'ai adminiſtré. Je puis dire avec vérité que ſans cela elles ſeroient péries; il s'eſt élevé des jaloux de ſes ſuccès, mais j'ai franchi la barriere, n'ayant d'autres intentions que de ſecourir mes ſemblables; le dernier que j'ai guéri eſt un Capitaine de ce département, qui étoit depuis trois mois attaqué d'une colique néphrétique qui lui avoit même aliéné le cerveau; avec deux priſes de votre Eau Médicinale il eſt guéri radicalement, étant dans ce moment à la campagne, & jouiſſant de la meilleure ſanté. La guériſon de ce dernier malade m'a fait déteſter des . . . . Depuis trois mois, moi & ma famille ne faiſons uſage que de votre remede lorſque nous nous ſentons indiſpoſés, duquel nous nous trouvons très-bien. *Signé* VARILLAND, vᵉ GUILLEMARD.

N°. 35.

M. POLLISSARD.

Paris, ce 10 Septembre 1783.

Monſieur, je dois vous rendre compte que dans les grandes

chaleurs

chaleurs de l'été, j'ai été furpris fubitement d'une rétention d'urine très-violente, d'un abbattement univerfel avec douleur aux amigdales & dans les gencives, au point qu'avec peine je pouvois mâcher de la mie de pain & l'avaler; j'ai refté dans cet état fâcheux près d'un mois à caufe d'affaires preffées qui ne me permettoient pas de faire aucun remede. Enfin, excédé par le mal, accablé d'une fievre inflammatoire, j'ai eu recours à l'Eau Médicinale dont j'ai éprouvé, comme par le paffé, les plus heureux effets. J'en ai pris une premiere dofe qui, dans moins de deux heures, a calmé les douleurs aigues dont j'étois tourmenté; deux autres prifes, à cinq à fix jours de diftance, m'ont rétabli dans le meilleur état poffible. Je m'empreffe de vous faire part de cet heureux fuccès, qui n'eft pas le premier fur moi, afin de faire connoître, autant qu'il dépendra de moi, les reffources infinies de votre précieufe Eau pour le foulage-ment l'humanité fouffrante. J'ai l'honneur d'être, &c. *Signé* Stoucrad, ancien Officier de Cavalerie au fervice de France.

P. S. Vous n'ignorez pas fans doute, Monfieur, les heu-reux effets de l'Eau Médicinale fur M. Fontaine, ancien chef de Gobelet de la Reine, demeurant à Argenteuil, âgé de foixante-dix-neuf ans. Il avoit une incontinence d'urine depuis dix ans, ne pouvoit pas refter un quart-d'heure au lit, & par conféquent ne pouvoit prendre aucun repos; le fecond gros d'Eau Médici-nale lui a procuré un fommeil tranquille & profond de dix heures de fuite; un bourlet dur & fec qui s'étoit formé au bas-ventre s'eft adouci & devenu flexible comme le refte du corps; fon incontinence d'urine eft diminuée au point de ne point l'in-commoder pendant toute la nuit. Son état eft tel que malgré fon âge il monte à cheval comme un jeune homme, & marche avec une agilité qui le furprend lui-même.

N°. 36.

AU MÊME.

De Paris, le 12 Septembre 1783.

Je me fais un devoir & un plaifir de vous rendre compte, Monfieur, des effets falutaires que j'ai éprouvés de l'Eau Mé-

dicinale;

dicinale; je vous dois, en mon particulier, l'hommage de la plus vive reconnoiſſance. Avant l'uſage de cette Eau, j'éprouvois continuellement au creux de l'eſtomac un froid ſi vif, qu'une piece de flanelle, à deux ou trois doubles, ne pouvoit le réchauffer, & une ſi grande ſenſibilité, que, malgré la précaution d'avoir l'habit fort large, je ne pouvois le boutonner ſans arrêter ſur le champ ma digeſtion. Forcé à ne me permettre que les alimens les plus ſains, mes digeſtions étoient toujours pénibles & laborieuſes, & ſi imparfaites, que j'avois tous les ſoirs des accès de triſteſſe & de mélancolie. Mes jambes, habituellement enflées depuis pluſieurs années, le devenoient exceſſivement dans les chaleurs de l'été, & d'une telle foibleſſe depuis trois ans, que j'avois de la peine à marcher. Toutes les incommodités ont diſparu, Monſieur, par vingt priſes d'Eau Médicinale, & dans l'eſpace de trois mois, ainſi qu'une dartre dont l'humeur devenoit tous les jours plus abondante. Plus de froid, plus de ſenſibilité à l'eſtomac. Il digere toutes ſorres d'alimens, & ſans efforts. Je mange indifféremment toutes ſortes de fruits, que j'étois obligé de me refuſer avec le plus grand ſoin. Mes jambes ſont parfaitement nettes & remplies de vigueur & de légéreté. J'ai l'honneur d'être, &c. *Signé*, l'Abbé DE LUSCAN, Grand-Vicaire de Gap, maiſon de M. le Marquis de la Grandville, rue du Fauxbourg Saint-Honoré.

N°. 37.

A M. HUSSON.

De Paris le 22 Septembre 1783.

Je viens, mon cher Huſſon, de faire l'expérience la plus heureuſe de votre Eau Médicinale. C'eſt la quatrieme qui a ſauvé la vie à moi ou aux miens.

Le plus jeune de mes fils, penſionnaire au College de Navarre, m'a été renvoyé malade d'une fievre putride & maligne, lundi 15 Septembre. Le Principal me mandoit en le renvoyant, que le Médecin lui avoit déclaré que cette maladie étoit grave & méritoit la plus grande attention. L'avis étoit bien néceſſaire : car

un

un Médecin & un Chirurgien qui étoient comme par hasard chez moi, lui trouverent la langue & le palais absolument noir. Ma femme en fut si effrayée qu'elle se trouva mal. Le soir même je donnai à l'enfant un gros d'Eau Médicinale dont l'effet fut, dans les vingt-quatre heures, de diminuer considérablement la fievre & les autres symptômes fâcheux, & de faire cesser le délire. Deux jours après il a pris un second gros qui a supprimé absolument la fievre. Cette seconde prise l'a purgé abondamment, & lui a fait rendre des matieres parfaitement noires & infectes. Le lendemain qui étoit le cinquieme jour de sa maladie, il s'est levé fort gai; un troisieme gros a achevé la guérison. Il a continué depuis à se fortifier, de maniere qu'aujourd'hui 22, il seroit en état d'aller au College.

Vous pouvez juger aisément, mon cher Husson, de ma joie: car le Chirurgien & le Médecin m'avoient annoncé que c'étoit une maladie de quarante jours, & m'avoient beaucoup inquietté sur l'événement.

Ainsi en huit jours plus de maladie, la convalescence même finie.

Recevez, mon cher Husson, mon remerciement de m'avoir procuré la connoissance d'un pareil remede. Vous connoissez toute mon amitié; quel nouveau motif pour la resserrer, s'il étoit possible. Je suis, &c. *Signé* POLLISSARD, Négociant, rue Geoffroy-Lasnier, N°. 39.

Fait très-important pour les *Maladies épizootiques.*

N°. 38.

A M. POLLISSARD.

De Sedan le 26 Septembre 1783.

Il vient de se passer ici un fait qui prouve l'utilité de l'Eau Médicinale pour les maladies des bêtes à corne.

M. Charles Chardon, frere de celui que vous connoissez, a une vache. Un Vétérinaire & un autre guérisseur l'ont traitée pour une maladie à la suite d'avoir fait un veau.

La vache alloit de mal en pis. Samedi dernier ils déclarerent
quelle

qu'elle n'étoit plus en état de prendre aucun remede ; (elle étoit enflée & d'une foiblesse extrême) qu'elle mourroit la nuit d'en- suite.

M. Chardon leur répondit : puisque vous jugez qu'elle doit mourir cette nuit, attendez un instant. Il apporta un gobelet d'eau commune dans lequel il mit six gros d'Eau Médicinale que le Vétérinaire donna à la vache, sans sçavoir que c'étoit de l'Eau Médicinale. Trente heures après elle évacua une quan- tité prodigieuse d'humeurs d'une odeur infecte, la bête se leva & mangea de l'avoine. J'ai été la voir, elle se porte à mer- veille. Le Vétérinaire l'ayant aussi été voir, fut si surpris qu'il dit : *Adieu l'École Vétérinaire.* Je suis, &c. HUSSON.

P. S. Voici un fait qui seul est capable de confondre vos dé- tracteurs, qui ne cessent de publier que votre Eau Médicinale est meurtriere.

Une fille cuisiniere se trouvant dans un état de grossesse, pour ne le point avouer, parvint dans sa maison à faire accroire qu'elle avoit un squirre occasionné par une peur qui avoit supprimé les regles ; on lui administra dix prises d'Eau Médicinale de semaines en semaines, qui laisserent sa grossesse intacte, augmenterent sa santé. On remarqua que cette fille ne témoigna pas le moindre desir de la saignée ; son état ne changeant pas, on cessa l'Eau Mé- dicinale, & cette fille, dans l'intention d'accélérer sans doute sa délivrance, prit en son particulier un lavement dans lequel elle mit 4 gros d'Eau Médicinale. Quelques jours après, elle se retira à l'Hôtel-Dieu, où elle accoucha le plus heureusement : ce fait remarquable est à la connoissance de nombre de personnes, par- ticuliérement de M. de Brotonne, Docteur de la Faculté de Paris ; de M. Balbatre, Organiste de S. Roch, & de Madame son Epouse.

INDÉPENDAMMENT

INDÉPENDAMMENT des Lettres & Certificats qui forment ce Supplément, on pourra se procurer un plus grand nombre de témoignages de l'efficacité de l'Eau Médicinale par les personnes ci-indiquées, qui l'ont éprouvé elles-mêmes, ou qui en ont été témoins.

SAVOIR:

M. Targesse, docteur en médecine de la faculté de Montpellier, hôtel d'Harcourt, rue de la Harpe, vis-à-vis celle du Foin.

M. Chandelet, docteur en médecine de la faculté de Reims, place du Chevalier du Guet.

M. Brogniart, ancien chirurgien, chevalier de l'ordre royal de Saint-Lazare.

M. Ravel, maître en chirurgie, rue des Mauvais-Garçons Saint-Germain.

M. Bernard, neveu du feu frere Côme, maison d'un apothicaire près la rue des Gravilliers, rue du Temple.

M. Michelet, maître en chirurgie, à l'Orient.

M. Sery, maître en chirurgie, à Pontoise.

M. Jullien, ancien chirurgien, rue Culture-Sainte-Catherine.

M. Dumont de Valdajou, chirurgien renoueur des camps & armées du Roi, a obtenu avec deux prises d'Eau Médicinale la guérison d'une violente sciatique, qui l'avoit mis dans l'impossibilité de remplir les fonctions utiles de son art envers le public.

M. Jourdain, chirurgien-dentiste, rue & quai de la Vallée.

M. Meunier, maître en chirurgie, à Fontainebleau.

M. Vespres, chirurgien, à Gonesse.

M. Clediers, maître en chirurgie, démonstrateur de Physique expérimentale, rue des nobles à Clermont-Ferrand.

M. Leroy de la Fangdinierre, chirurgien-dentiste, maison de M. Cadet, apothicaire, rue Saint-Honoré.

M. Farron, ancien apothicaire de Paris, pour maladie grave & ancienne de madame son épouse.

Le

Le R. P. Potentien, maison de la Charité des hommes, pour une expérience personnelle à l'occasion d'une violente attaque de goutte, & différentes expériences sur d'autres personnes.

Le R. P. Agapit, ex-supérieur-général, actuellement procureur-syndic, pour une expérience personnelle & autres.

Le R. P. Basyle, de la maison de Charité de Charenton, expériences dont il a été témoin, notamment sur la personne du chirurgien de la maison, dans une violente attaque de goutte.

Le R. P. Provincial de la maison de la Charité, rue des Saints-Peres.

Le R. P. Dom Bourdon, & autres de la maison de Saint-Germain-des-Prés.

M. l'abbé Jourdain, ancien supérieur général des Camaldules de Grosbois, rue & quai de la Vallée.

Le curé de Saint-Maclou, près Rouen.

M. l'abbé de la Farre, aumônier de S. A. S. Monseigneur le duc d'Orléans, & Prieur de Saint-Martin.

M. l'abbé de Luscan, grand-vicaire de Gap, maison de M. le marquis de la Granville, grande rue du fauxbourg Saint-Honoré, a administré l'Eau Médicinale à son domestique, qui étoit perclus de toute la partie inférieure du corps, & qui a recouvré l'usage de ses jambes, qu'aucun remede n'avoit pu lui procurer.

M. de Farraguet, receveur général des finances, rue Saint-Honoré, à l'hôtel de Noailles, goutteux de huit mois, & absolument perclus des mains; quelques prises d'Eau Médicinale l'ont rétabli & mis en état de se rendre à Valongne en Normandie, lieu de sa recette générale des finances.

M. Barbier, rue des Deux-Portes Saint-Sauveur, à l'ancien hôtel de la Correspondance générale; affligé depuis 22 ans d'une goutte qui lui interdisoit six à sept mois de suite l'usage des membres, avec enflure extraordinaire & douleurs insupportables de sciatique au pied gauche, sujet encore à des coliques néphrétiques; se trouve aujourd'hui dans un état aussi satisfaisant qu'il est possible. On a observé que dans l'usage des premieres prises d'Eau Médicinale, les deux talons se sont ouverts,

&

& qu'il en eſt ſorti une craie ſolide qui a été extirpée en partie par les ſoins d'un homme de l'art. Pendant un tems aſſez conſidérable, M. Barbier a éprouvé des ſueurs d'une odeur forte, qui formoient un endui crétaſſé ſur ſon gillet de flanelle : il eſt dans un état tel qu'il peut vaquer à ſes affaires.

Madame de Rougerie aux Tuileries, cour de Madame de Brionne a fait uſage de l'Eau Médicinale, à l'occaſion d'une maladie très-ancienne qui avoit réſiſté à la plus ſavante Médecine : elle a obtenu le parfait rétabliſſement de ſa ſanté.

MM. les comte & abbé de Marchangy, ſous les avis & conſeils du R. P. Potentien.

M. le marquis d'Aſnieres, rue des petits Auguſtins, pour un malaiſe fatiguant qui étoit la ſuite d'un ancien dérangement de ſanté & d'obſtructions.

M. Pothonnier, négociant, rue Saint-Martin, près celle aux Ours.

M. l'abbé Ricouart, pour avoir pris l'Eau Médicinale, l'avoir conſeillée & vu prendre à d'autres avec ſuccès.

M. Mouette pere, ancien notaire, ſecrétaire du roi, âgé de plus de 80 ans, a pris de l'Eau Médicinale dans des attaques de goutte avec le plus grand ſuccès.

M. Décorpin, pour expériences perſonnelles, & ſur autres perſonnes dans ſa terre, rue du Puits, près celle Sainte-Croix-de-la-Bretonnerie.

M. de Boisneuf, ſecrétaire du roi, rue Sainte-Avoie.

Le cuiſinier de l'ambaſſadeur d'Hollande, en ſon hôtel, guéri d'une maladie ancienne & compliquée.

M. Herault, avocat général de la cour des Monnoies, rue de la Tixéranderie.

Madame la préſidente de Buſſy.

M. le comte des Fontaines, rue Saint-Louis au marais.

M. de la Marque, négociant, rue Saint-Bon.

M. le marquis de Faudoas, à Bayeux.

La dame Dartuis, tenant un bureau de regrat de ſel, rue du Four, près la grille du marché Saint-Germain, a été guéri d'une

E ulcere

ulcere à l'œil gauche, à la suite d'une rougeole, par les soins & tous les conseils d'un homme de l'art.

M. Dupont, contrôleur des fermes du roi, rue d'Orléans, vis-à-vis le presbytere Saint-Médard.

M. de Moncrif, rue de Thorigny, vis-à-vis l'hôtel de Juigné.

Madame Framboisier, même maison.

Le Pere Saint-Simon de l'Oratoire, maison de S. Magloire, fauxbourg Saint-Jacques.

M. Dertify, ancien capitaine d'infanterie, chevalier de l'ordre royal & militaire de Saint-Louis, rue Basse du Rempart, pour diverses expériences. Il connoît particuliérement la personne qui a été témoin oculaire de la guérison d'un chien enragé, opérée par l'Eau Médicinale, administrée par M. Planson, capitaine d'infanterie, à la suite du régiment de Poitou : ce témoin s'appelle M. Gérify, & demeure place royale, quartier Saint-Antoine.

M. de Martincourt, à Sucy en Brie.

M. Bunel, écuyer de la grande-écurie du roi.

Madame Chenorrier, rue Sainte-Appoline.

M. le comte de l'Ammerville, à Saint-Germain-en-Laye.

M. le curé de Chevannes, près de Mennecy.

M. de Vilpérou, officier aux gardes au dépôt.

M. de Boucherres, écuyer de main du roi.

M. de la Boisnetierre, capitaine des invalides, à l'Hôtel.

M. Oizille, marchand orfevre, pont Notre-Dame.

M. Berthier, Marchand tapissier, place des Victoires.

M. Sermenté, chanoine régulier de la congrégation de France, maison de Saint-Louis, rue Saint-Antoine.

M. Dodelin, armateur, à l'Orient.

Madame la comtesse de Lisemore, aux dames de la Croix, cul-de-sac de Guimenée.

La femme d'un perruquier, fauxbourg Saint-Denis, près les petites-écuries du roi, guérie d'un mal de tête de plusieurs années, & d'une insomnie qui la menaçoit de mort, après tous les traitemens les mieux réfléchis, auxquels cette maladie avoit
résisté

réfifté. Cette cure a eu pour témoins MM. Paté & Santerre, infpecteurs de police, qui demeurent même maifon.

M. Santerre, infpecteur de police, pour la guérifon d'un de fes enfans en maladie grave, & autres expériences faites fous fes yeux fur plufieurs autres perfonnes.

M. de Lefcare, infpecteur de police, rue du Bacq, à l'ancien hôtel des Moufquetaires.

M. de Vilpart, ancien infpecteur de police, à Provins en Brie.

M. Bellery, ingénieur de monfeigneur le comte d'Artois, rue Saint-Denis, près l'ancien Grand-Cerf.

M. l'abbé Bourillon, aumônier du roi, à la Savonnerie de Chaillot.

Mlle. Bouillerot, au presbytere de Saint-Gervais.

M. le marquis de Forget, rue de la Cerifaie.

M. Sauty, rue Notre-Dame-des-Victoires.

M. Linx, valet-de-chambre de monfeigneur le duc d'Orléans, à Villers-Cotteret.

M. l'abbé Dugué, maître de mufique de Notre-Dame.

M. Defprez, organifte de Saint-Méry.

M. d'Attermatte, maréchal des camps & armées du roi.

Madame de Bercy, en fa terre de Bercy.

M. Chevalier, limonadier, au coin des rues Saint-Honoré & du Roulle.

M. Doré, ancien négociant, rue Saint-Honoré, près Saint-Roch.

Madame Roffignol, rue de Richelieu, près les bains d'Orléans.

M. Beurelin, valet-de-pied de monfeigneur le prince de Conti; il a été guéri d'une maladie de peau très-ancienne, qui avoit réfifté à tous les remédes, à l'hôtel du prince, rue Grenelle Saint-Germain.

M. de la Bapaumerie, rue de

M. le comte de Chavannes.

M. de Mondebret, maître des comptes, & madame fon époufe, rue Boucherat, près celle Xaintonge.

M. le baron de Villers, à Verfailles.

E 2 Madame

Madame Ternier de la Ribere, vieille rue du Temple, près celle des Roziérs.

M. Robillart, maître des comptes, vieille rue du Temple, près celle de Saint-François, a éprouvé un soulagement notable de douleurs rhumatismales très-aiguës.

Le sieur Galland, maître plombier, à l'orme Saint-Gervais, guéri d'une goutte rébelle & ancienne.

M. Lesec, commis au bureau des affaires étrangeres.

MM. de Montallan & Alléon, négocians à Lyon.

M. Fortin, directeur de la poste, à Nogent-le-Rotrou.

Plusieurs dames dans le monastere des religieuses de la Visitation, rue Saint-Jacques ; des religieuses Carmélites de Saint-Denis ; des dames de la Croix, rue de Charonne ; du Val-de-Grace ; des dames religieuses Ursulines de Mantes.

Le baron de Ronceray, le marquis d'Espinoze, le baron d'Ogny, le marquis de Château-Morin, madame la comtesse de Maillet, madame la comtesse d'Argouges, &c. &c.

M. Cosseron, négociant & échevin, rue Thibotodée.

M. Arconnet, directeur de la ferme du tabac, au bureau du tabac, rue Saint-Thomas-du-Louvre.

M. Gally, trésorier de M. le duc de Chartres, petit-hôtel des écuries, rue Saint-Thomas-du-Louvre.

M. de Montauban, négociant, rue Saint-Denis, vis-à-vis Saint-Magloire, pour une fiévre réglée ; & , même maison, une dame de ses locataires, pour un asthme ancien qui la menaçoit, au dire des personnes de l'art, d'un danger prochain.

M. Delaunoy, receveur des capitations & autres impositions royales, à Rouen.

M. Maillotti, graveur, pour la goutte dont il étoit fort incommodé, d'après les conseils de M. Cadet, maître en pharmacie, rue Saint-Honoré.

M. Dumesnil, chef de bureau de la ferme générale, hôtel Bretonvilliers.

M. Mignon, apothicaire, à la Ferté-sous-Jouarre.

M. de Vannerel, commis au bureau de la marine, cloître Saint-Louis, rue Saint-Paul.

Madame

Madame Anſon, hôtel de la recette générale des finances, rue Sainte-Avoie.

M. Lemoine, architecte de la marine, rue & hôtel des Urſins.

M. Leroy, horloger du roi, rue Saint-Denis.

M. de la Glenne, chevalier de l'ordre royal & militaire de Saint-Louis.

M. Langlois, maître des comptes.

M. l'abbé Duc, chanoine de Notre-Dame.

M. Hochereau, officier major de la garde de Paris.

M. Grimperel, caiſſier de M. Demanſuy, banquier, rue de Richelieu, guéri radicalement, avec cinq priſes d'Eau Médicinale, d'une violente attaque d'apoplexie.

M. Germain de Villeplat, inſpecteur général des poſtes, à Valence en Dauphiné.

M. le Chevalier de Calbiac.

M. Mallet, capitaine au régiment de Bourgogne, à Saint-Quentin.

M. le baron de Roquefort, rue de Richelieu, au coin de celle des Filles de Saint-Thomas.

M. de la Place, ancien auteur du mercure de France, rue neuve des Filles de Saint-Thomas.

M. Langlois de Pommereuſe, conſeiller au parlement, rue Chapon.

M. Collart du Tilleul, l'un des ſecrétaires de la police.

M. Lehoux, inſpecteur de police, rue Bertin-Poirée, pour un nombre d'eſſais qu'il a généreuſement fait en faveur des pauvres, notamment ſur une femme dont le bras ulcéré menaçoit de ſe gangrener, & que les perſonnes de l'art avoient jugé devoir être amputé; & encore pour une dame de ſa maiſon, qu'une plaie ſcorbutique à la jambe retenoit depuis un tems conſidérable dans un traitement rigoureux, tant par le régime que par l'adminiſtration continuels des remedes internes & externes. Il a ſous les yeux, & aidé de l'avis & des conſeils de M. Bellier, maître en chirurgie, procuré à cette dame un rétabliſſement parfait de ſanté dont elle jouit depuis

E 3 pluſieurs

pluſieurs mois, à la grande ſatisfaction d'une infinité de perſonnes qui la connoiſſoient.

M. Sommellier, inſpecteur de police, rue Thibotodée, pour
anciens eſſais & expériences faites, tant à ſon égard que ſur
d'autres perſonnes.

M. Coullongeon, rue des Foſſés de M. le Prince ; & madame Rolland, place royale, quartier Saint-Antoine, ont
éprouvé, tant ſur eux-mêmes que ſur pluſieurs autres perſonnes, l'efficacité de l'Eau Médicinale, pour indiſpoſitions continuelles de la part de M. Coullongeon, & maladie grave &
très-ancienne, de la part de madame Rolland.

Les deux perſonnes ſuſnommées ont été les témoins, étant
en leurs maiſons de campagne à Sceau-du-Maine, d'une cure
très-ſurprenante, opérée ſous leurs yeux, avec la ſeule Eau
Médicinale, ſur l'enfant d'un particulier abandonné abſolument,
& ſans reſſource du côté des moyens de l'art. Cet enfant,
d'environ ſept à huit ans, étoit confié à une garde dans une
chambre audit lieu ; il étoit dans un état de maraſme affreux, ſuite
d'une maladie très-compliquée : dans cet état déja déſeſpéré, il
lui étoit ſurvenu deux boſſes fort élevées & très-dures ; l'une ſur
la poitrine, l'autre vers la région des reins. A l'aſpect d'une
ſituation ſi déplorable, une des ſœurs de la charité de la
paroiſſe, convaincue de la puiſſance de l'Eau Médicinale dans
les cas déſeſpérés, par des expériences dont elle avoit été le
témoin, conſeilla à la garde de ce malheureux enfant, l'uſage
de l'Eau Médicinale ; d'après ce conſeil, on adminiſtra ce remede à l'enfant, d'abord à très-petites doſes, & en augmentant peu à peu. Les deux dépôts qui formoient les boſſes
dont on a parlé, diſparurent. L'enfant reprit vigueur, & en
très-peu de tems il a recouvré la meilleure ſanté dont il
jouit depuis pluſieurs mois, & il eſt entre les mains de ſes
parens.

M. de Saint-Aubin, demeurant Quai d'Orléans, près la
rue Regrattiere au N°. 16, Iſle Saint Louis, paralytique &
perclus, après avoir eſſayé toutes les reſſources de l'art, a
été tellement ſoulagé par l'uſage de l'Eau Médicinale, qu'il
eſt

eſt en état de marcher. M. Marchais, Auditeur des Comptes,
& M. Vaſſous ont été témoins de cette cure.

Nota. On a mal à propos, dans le premier recueil, daté
la lettre du n°. 48 de *Pithiviers*; la lettre originale porte, *de
Bonne, près Bois-Commun.*

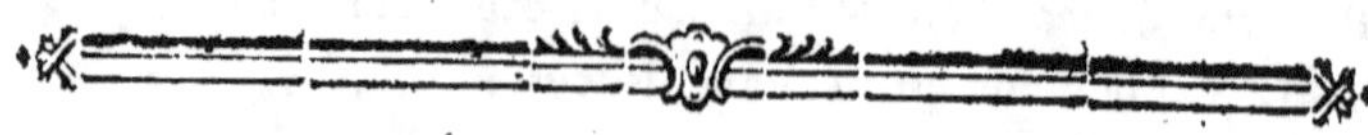

OBSERVATIONS

Sur les propriétés de l'Eau Médicinale, découverte par M. HUSSON, ancien Officier au Service du Roi, résidant à Sedan.

L'EAU Médicinale est l'extrait simple d'une plante dont les propriétés ont été ignorées des anciens comme des modernes. Cette découverte a été faite il y a douze ans ; depuis cette époque, les expériences en ont constamment prouvé l'efficacité & l'utilité.

La vertu principale de cette Eau est de purifier complettement la masse du sang & de se porter directement sur le local affligé ; c'est ainsi qu'elle opere la guérison de maladies contraires.

Ce remede leve les obstructions, dissipe les maladies de congestion, comme la goutte, la sciatique, le lait répandu, & généralement toutes les maladies qui procedent du vice du sang ou des humeurs, surtout lorsque ces maladies ne sont point trop invétérées, & que la nature, dans le malade, est encore assez forte pour agir conjointement avec le remede.

Les effets de cette Eau sont toujours en raison de la qualité, plus ou moins viciée de l'humeur, de sa

tenacité

ténacité & de son ancienneté. Son action est plus ou moins vive, ses effets plus ou moins prompts dans de certains sujets, que dans d'autres.

L'Eau Médicinale est d'une grande ressource dans les cas difficiles, critiques, & lorsque les remedes connus sont impuissans. * Une prise ou deux font souvent cesser les dangers qui résultent des fiévres putrides inflammatoires; des Petites-Véroles & des maladies compliquées, qu'elle prévient & dont elle dissipe les dépôts.

Cette Eau n'est point émétique, encore qu'il y ait des cas où elle fasse vomir; elle supprime les vomissemens, même le *Cholera-Morbus*. Amie de la nature elle n'attaque point les solides, mais seulement les liquides superflus : elle découvre des maladies ignorées, & qui échappent souvent à la connoissance des Médecins les plus habiles. L'Eau Médicinale, indépendamment de sa vertu purgative, a encore la propriété de guérir, en certains cas, sans évacuer, surtout lorsqu'elle est administrée en *altérant*. On observe que cette Eau n'est point propre aux Pulmoniques & ne peut guérir la Paralysie fixée; elle fait périr les vers, & notamment le *Tænia*, connu sous le nom de Ver solitaire. N'agissant que sur les fluides, elle ne peut guérir les Polipes, les Squirres, & autres excroissances internes.

Plusieurs expériences prouvent que l'Eau Médicinale guérit l'Epilepsie & la folie accidentelles & récentes, qu'elle éloigne & modere les accès de celles invétérées.

* *Voir le Certificat ci-après.*

Nota.

Nota. Diverſes expériences ont conſtaté l'efficacité de l'Eau Médicinale dans les Epidémies, les Epizooties & la rage.

Elle a le même empire ſur les maladies pédiculaires & fievres vermineuſes, ainſi que ſur le ſcorbut.

Conduite & régime à obſerver dans l'uſage de l'Eau Médicinale.

LES perſonnes d'un tempérament échauffé, & difficiles à émouvoir ſe prépareront à l'uſage de ce remede, par un régime qui conſiſte à éviter les alimens mal-ſains, comme les ragoûts, pâtiſſeries, ſucreries, les laitages, les liqueurs, le café, le chocolat, les viandes noires, *notamment les œufs* ; il faut faire concourir ce régime avec quelques boiſſons délayantes & les lavemens. L'Eau Médicinale ſe prend le ſoir, en ſe mettant au lit, à la doſe de deux gros, ou deux cuillerées à café, dans deux cuillerées à bouche d'eau commune froide, ſans avoir ſoupé, ou trois heures après un léger repas ; ce remede n'agit ordinairement que huit heures après l'avoir incorporé. Le lendemain, dès que l'effet de ce remede ſe manifeſte, à chaque évacuation il faut boire du thé léger, ou du bouillon aux herbes, ou une limonade cuite, *au choix & au goût du Malade.* Si à l'occaſion de l'effet du remede, on éprouve *des nauſées, des malaiſes, vomiſſemens* ;

*miſſemens, abondantes évacuations, ou des révolutions,
il ne faut nullement s'en inquiéter,* ces ſortes d'états,
ſuite ordinaire de l'embarras dans les premieres voies,
durent au plus vingt-quatre heures, & arrivent rarement, après lequel tems, on éprouve du ſoulagement. Les ſujets échauffés & nerveux ſubiſſent ordinairement des révolutions, ſur-tout lorſqu'ils ne ſont
pas aſſez préparés. Mais dans tous les cas, ſans aucun
danger, les ſuperpurgations ne ſont pas à craindre.

Si, à la premiere priſe de cette Eau, on n'eſt
pas, ou ſi on eſt peu purgé, alors il faudra reprendre
une même doſe quatre jours après au ſoir : ſi au contraire ce remede a opéré de grands effets, on attendra
huit jours, avant que de réitérer & l'on continuera
ainſi, de huit jours en huit jours, juſqu'à parfaite
guériſon.

Les tempéramens faciles à émouvoir, pourront
prendre ce remede ſans aucune préparation, en ſe
conduiſant, comme il vient d'être dit. Dans les cas
ſubits d'apopléxie, léthargie, catalepſie, paralyſies,
accès de goutte, colique d'eſtomac & d'entrailles &
néphrétiques, d'indigeſtions, fiévres violentes, tremblemens, irritations de nerfs cauſées par la vapeur du
mercure, du plomb, & du broyement du verd-de-
gris, de céruſe & autres poiſons, on doit adminiſtrer
deux ou trois cuillerées à café, ſuivant l'âge, la
force & le tempérament du malade, ſans égard ſi
le ſujet a mangé ou non, & le laiſſer tranquille. Les
enfans à la mamelle ſeront purgés ſi l'on fait prendre
l'Eau Médicinale aux nourrices. Quant aux enfans
ſevrés juſqu'à 12 ans, ainſi que les perſonnes exténuées

nnées & très-délicates , on leur fera prendre le remede depuis une demi-cuillerée à café, jufqu'à une
cuillerée & demie au plus ; les femmes enceintes
pourront faire ufage de ce remede au commencement & dans tout le cours de leur groffeffe : elles
éviteront les maladies de leur état, l'accouchement
fera moins douloureux & moins laborieux. Cette Eau
peut être prife pendant le tems des regles qu'elle
favorife, ainfi que dans le tems critique, dont elle
prévient & écarte les dangers. L'expérience prouve
qu'elle eft fpécifique contre *les fleurs blanches*, les
dartres, les écrouelles, dans les maux vénériens.

L'Eau Médicinale fe prend en *altérant*, c'eft-à-dire,
à très-pétites dofes de demi-cuillerée , le matin à jeun
ou le foir deux heures après un fouper léger, dans un
peu de vin, de bouillon, ou de thé, plufieurs jours
de fuite. Cette maniere d'en ufer convient aux perfonnes difficiles à émouvoir pour fe préparer à fe
purger, ainfi qu'à ceux que les affaires privent de tout
loifir, dans les cas d'épuifement, de convalefcence,
de pertes, de dyffenterie, d'hydropifie & d'afthme,
dans les affections nerveufes, les dérangemens d'eftomac, ainfi que dans les infirmités de la vieilleffe.
Dans tous ces cas fi l'on eft purgé fenfiblement, on
mettra quelques jours d'intervalle.

Cette Eau fe donne encore avec fuccès en
lavement, dans les cas de conftipations, d'ardeurs
d'entrailles & dans les maux de reins. On doit avant
prendre un lavement d'eau naturelle; après l'avoir
rendu, on mettra dans un demi lavement deux ou
trois gros d'Eau Médicinale, que l'on gardera à peu

près

près une demi-heure : cette maniere d'en user, est dans tous les cas une ressource de plus pour les personnes qu'une répugnance invincible empêchent de se purger autrement.

Lettre de M. C A D E T, de l'Académie des Sciences, Apothicaire, à Madame la Marquise de l'E S C A-LO P I E R, contenant le rapport de l'analyse de l'Eau Médicinale.

Madame la Marquise,

J'ai l'honneur de vous adresser l'analyse que vous avez desirée de M. Parmentier & de moi, vous pouvez être sûre, que nous y avons porté l'un & l'autre la plus grande attention.

Je suis avec respect, &c. &c.

Ce 24 Mai 1782.

Madame la Marquise de l'E.... desirant savoir si un remede dont elle dit être contente des effets, ne contient point de minéraux ou autres substances contraires à la santé, a chargé MM. Cadet & Parmentier de l'examiner, & de lui en donner leur avis.

Ce remede est une liqueur transparente, de couleur de Bierre un peu foncée, dont l'odeur & le goût ressemblent beaucoup au Vin d'Espagne, mais ayant une saveur amere, qui annonce la présence d'une matiere extractive végétale obtenue par la voie de l'infusion.

Nous

Nous avons employé enfuite les réactifs les plus puiffans en chymie pour tâcher d'y découvrir des matieres métalliques, telles que préparations mer-curieles, arfénicales, cuivreufes, antimoniales, &c.

La maniere rigoureufe dont nous avons procédé, tant fur la liqueur que fur celle rapprochée par l'éva-poration, nous fait prononcer affirmativement qu'elle ne contient rien de femblable.

Quant à la fubftance amere végétale, dont parti-cipe cette liqueur, qui paroît avoir un vin d'Efpagne pour bafe, il eft impoffible à l'Art de pouvoir dé-terminer la plante, ou les plantes dont elle a été extraite.

Il réfulte de cette analyfe, que le remede dont il s'agit, ne renferme rien de Métallique ni de cor-rofif, & que fi Madame la Marquife de l'E••••• eft contente de fes effets, ainfi qu'elle l'affure, elle peut continuer d'en ufer avec la plus grande confiance.

Fait à Paris, *ce 24 Mai 1782.*

Signé, Parmentier & Cadet.

Je déclare que la liqueur mentionnée au préfent rapport d'analyfe de MM. Cadet & Parmentier, eft le remede de M. HUSSON, ancien Officier, réfidant à Sedan, connu dans le public fous le nom d'*Eau Médicinale.*

Fait à Paris, *ce 24 Mai 1782.*

Signé, D......P......l'E......

Nous fouffigné Jean - Marie Collet, Docteur en Médecine

Médecine de l'Univerſité Ludovicée de Montpellier, ancien Profeſſeur Royal de Phyſique en ladite Univerſité, Conſeiller du Roi, ſon Médecin ordinaire aux Bailliages & Siége Préſidial de Troyes, Doyen du Collége de Médecine de la même ville, Aſſocié & Correſpondant de la Société Royale de Médecine, certifions que depuis pluſieurs années, nous ferions uſage de l'Eau Médicinale de M. Huſſon, dans le traitement de différentes maladies; que loin de nous être apperçu d'aucuns effets contraires & dangereux, nous l'aurions donnée & vu donner aux malades avec le plus grand ſuccès, dans des cas graves & même déſeſpérés, ainſi qu'en temps & lieux, nous le ferons apparoître par le détail de nos obſervations multipliées.

A Troyes, *le 6 Janvier* 1783.

Signé , COLLET, D. MM.

A BOUILLON, DE L'IMPRIMERIE DE J. BRASSEUR.

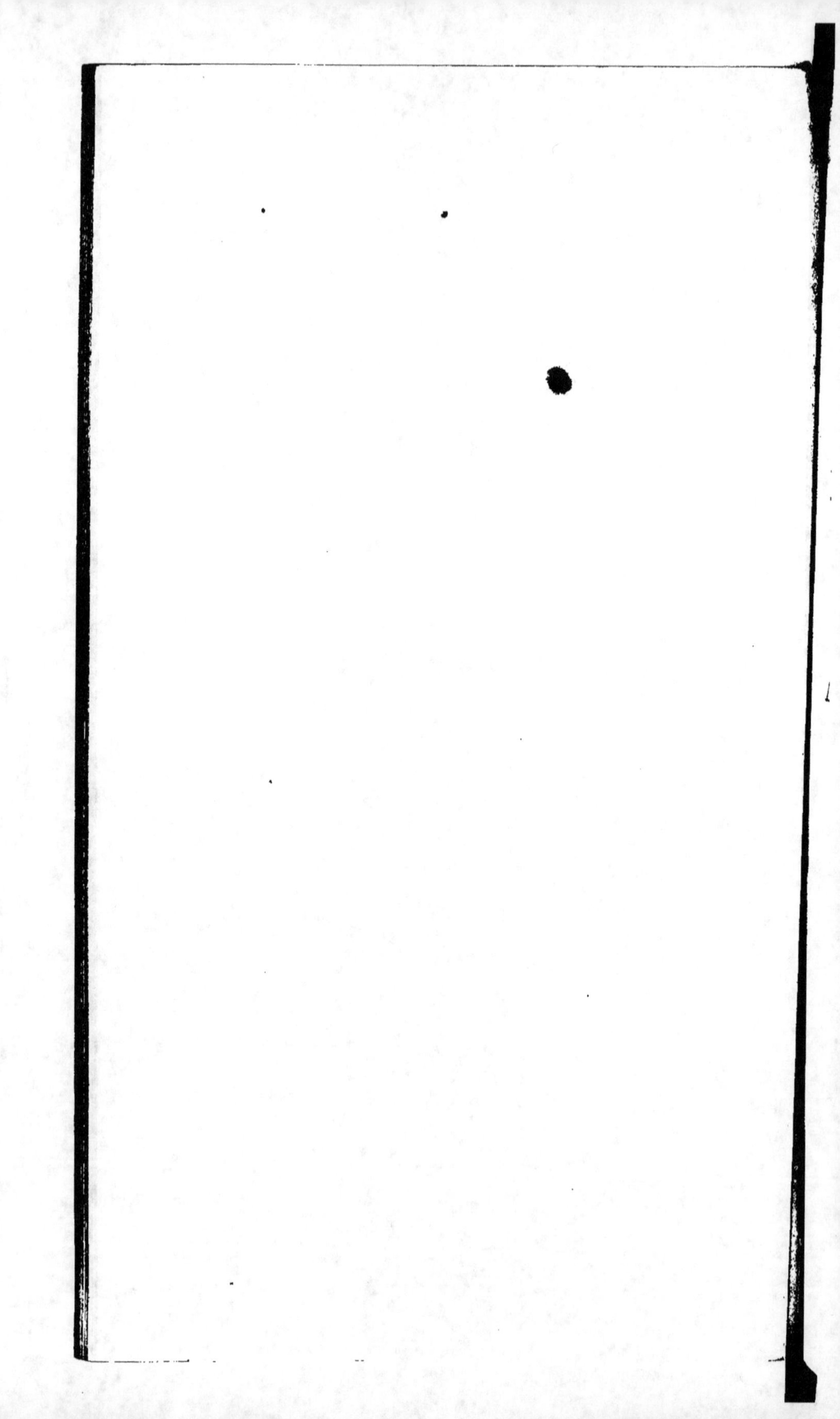

COLLECTION

ET SUITE

D'EXPÉRIENCES

FAITES AVEC

L'EAU MÉDICINALE:

LAQUELLE contient des Certificats des Gens de l'Art, & une Réponse aux Observations de M. Petit, Médecin, insérée dans la Gazette de Santé, dans le Journal de Paris, & autres Critiques.

j
t
m
pe
v
tr
fa
du
E

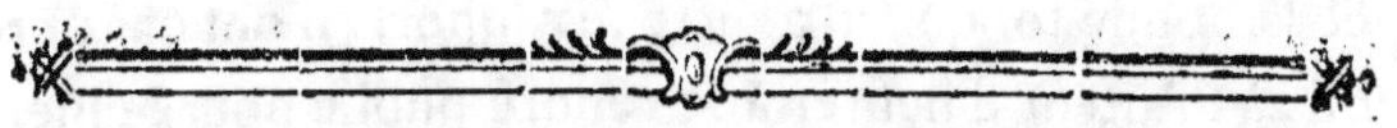

AVERTISSEMENT.

L'Auteur de l'Eau Médicinale étoit bien éloigné de prévoir, quand il a offert à l'humanité ce nouveau bienfait de la Providence, qui a été le fruit de longs & pénibles travaux, que sa récompense seroit un combat perpétuel contre le préjugé, la cabale, la mauvaise foi, la calomnie, & tout ce que peut enfanter l'intérêt trompé dans ses calculs, & irrité de la force des moyens & de l'évidence des faits auxquels il ne peut rien opposer de solide.

Obligé d'opposer l'expérience à l'espece d'inquiétude qu'excite immanquablement toute nouveauté en fait de remede, il a cru devoir rassembler un certain nombre de témoignages des premiers succès de son Remede dont il n'a présenté que les plus authentiques.

A l'appui des pieces qui forment la premiere Collection de faits & d'expériences sur les effets de l'Eau Médicinale, il a donné copie du Procès-verbal d'analyse qui en a été faite par MM. Cadet & Parmentier. Les expressions de ce procès-verbal étoient tellement apologétiques du Remede, qu'il ne lui étoit pas permis de prévoir que cette piece pût un jour éprouver la sorte de palinodie par laquelle M. Cadet, contre le vœu de son Associé, a cherché à l'affoiblir par sa Lettre insérée dans la Feuille du Journal de Paris, du 7 Août dernier.

La franchise avec laquelle Madame la Marquise de l'Escalopier a demandé l'analyse de l'Eau Médicinale,

& la bonne foi qui en a dicté le rapport, n'ont pas permis à l'Auteur d'héfiter à le rendre public pour le bien
de l'humanité ; comment fe peut-il qu'on lui en faffe
un crime, & n'a-t-il pas dû rechercher les motifs de
cette efpece de rétractation ? Madame la Baronne d'Efpagnac a vengé fur ce point le Remede, l'Auteur &
le Public (1).

Un intérêt plus preffant, & d'une conféquence bien
plus importante, le contraint aujourd'hui de rentrer
fur la fcene.

Sans s'occuper à repouffer de groffieres injures &
des propos multipliés à l'excès pour faire quelqu'impreffion, il doit détruire jufqu'au moindre doute fur
de prétendus faits hafardés avec l'affurance de la vérité, & dont le but n'eft que de répandre la terreur
dans l'efprit du grand nombre qui ne peut fe livrer
à un examen fuivi.

Il doit démafquer l'animofité & l'intention de nuire.
L'offenfe portée à fon honneur & à la droiture de fon
intention, la conviction intime de la bonté de fon Remede, appuyée fur douze ans d'expériences fans aucun
échec, & réitérées dans quantité de maladies, & fur
des individus dont la complexion eft auffi variée que
les noms, ne lui permettent pas de laiffer plus long-
tems fubfifter l'accufation de malfaifance qu'un homme
de l'Art a cru pouvoir fe permettre contre l'Eau Médicinale ; accufation que le Journal de Paris, dans fa
Feuille du 10 Novembre dernier, a recueilli d'une
Feuille de la Gazette de Santé, que le Rédacteur,
fans avoir égard à l'ordre naturel des dates, a placée

____

(1) Voyez à la fin la Lettre de Madame d'Efpagnac à M. Cadet de Vaux.

dans la Feuille qui porte la date du 4 Mai dernier; pendant que l'extrait mortuaire de la dame de la Mothe (1) eſt du 30 Juin ſuivant (2).

Tels ſont les motifs qui ont forcé l'Auteur à donner cette troiſieme collection de faits.

L'Auteur a tout lieu d'en eſpérer deux avantages bien précieux aux amis de l'humanité, celui d'écarter toute prévention, de détruire entiérement l'effet de la calomnie, & d'encourager ceux des gens de l'Aꞁt qui ſont aſſez ſages pour adopter les découvertes vraiment utiles, quoiqu'elles n'ayent pas pris naiſſance parmi eux.

On y verra l'hommage que des Profeſſeurs, Doyen de Collège, Docteurs en Médecine, Chirurgiens, Apothicaires, & nombre de perſonnes conſtituées en places honorables & d'un caractere irréprochable, n'ont pas craint de rendre à la vérité. Que ceux à qui il faudroit des autorités pour contre-balancer le léger ſuffrage de M. Petit, peſent d'un côté les obſervations d'un homme qui n'a ni adminiſtré, ni vu adminiſtrer l'Eau Médicinale, & de l'autre les expériences ſuivies de gens habiles, éclairés, honorés de la confiance publique, qui ont donné eux-mêmes l'Eau Médicinale, qui l'ont doſée à rai-

____

(1) Voir les Regiſtres de la Paroiſſe Saint Roch.

(2) L'obſervation que l'on fait ici de ce défaut d'ordre de dates, n'a pour but que de mettre dans la plus grande évidence l'impatience des Détracteurs du Remede à ramaſſer ce qui eſt capable de lui nuire. On ſait que cela ne prouve rien ſur le fond de l'accuſation de gangrenne intentée contre l'Eau Médicinale par le Docteur Petit, qui n'eſt pas le célebre Médecin du même nom. Cette accuſation eſt abſolument détruite par les pieces qui ſuivent cet avertiſſement.

fon des forces du malade & de la nature de la maladie. Puiffe le courage de ces perfonnages refpecta-
bles fervir d'exemple à ceux qui n'ofent publier ce
qu'ils ont vu, parce que redoutant les clameurs, ils
craignent de partager l'imputation infamante d'une
baffe cupidité, que l'envie & la méchanceté n'ont pas
manqué d'attribuer à des témoignages qui ne font
que l'effor de la vérité & de la conviction.

C'eft ici qu'il doit être permis à l'Auteur de publier les premiers vœux qu'il a formés, les premieres
efpérances qu'il a ofé concevoir en faveur de l'humanité lorfque fes travaux lui ont dévoilé l'utilité
de fa découverte, & que les expériences lui en ont
confirmé toute l'importance.

Il avoit ofé la confidérer comme devant fixer l'é-
poque d'une marche plus hardie, à laquelle le vœu
des nations ne ceffe de porter ceux qui fe livrent
à l'étude de la Médecine. Il s'étoit flatté que ce qui
compofe la claffe honorable des Médecins, dans les
circonftances critiques & malheureufement trop fréquentes où les reffources de l'art étant épuifées, leur
fenfibilité mife à la dernière épreuve, ne dédaigne-
roit pas de recourir à un nouvau Remede dont les
fuccès moins rares qu'on n'auroit ofé l'efpérer, affurent de nouvelles richeffes à la Médecine.

Ce n'a point été à la multitude qu'il a prétendu
offrir fa découverte & fes premiers fuccès, ç'a
été à ces hommes diftingués par leurs longs travaux & par leur favoir, par cette confiance univerfelle, & cette haute confidération attachée au
vrai mérite. Il ne doutoit pas que le fage, le vrai

favant ne vînt à regarder comme de fon domaine une découverte qui a eu des fuccès évidens & fenfibles. Il étoit bien loin de prévoir que ces mêmes hommes fe contenteroient, en rendant juftice aux faits, d'en demeurer tranquilles fpectateurs, au lieu de faifir avidement l'occafion de multiplier les expériences, & d'affurer un nouveau fecours à l'humanité fouffrante.

Si l'efpoir de l'Auteur n'a point été rempli fur ce point, fi même il ne lui eft pas permis de fe diffimuler que les plus fortes contradictions que fon Remede éprouve journellement viennent de la part de quelques perfonnes de l'art, il fe gardera bien de confondre parmi fes détracteurs, ceux auxquels il vient de rendre la juftice qui leur eft fi légitimement due. Il les prie de regarder cette obfervation, plutôt comme une invitation que comme un reproche.

C'eft à ce qu'on peut appeller *le peuple Médecin*, qu'il adreffe fes reproches. C'eft à celui qui a dit avoir vu périr cent victimes de l'Eau Médicinale & à qui on a répondu qu'il avoit à fe reprocher la mort de 99 de ces prétendues victimes, puifqu'en donnant au Magiftrat la preuve convaincante de la véritable caufe de mort de la premiere, il étoit affuré de fauver le furplus. C'eft à celui d'une claffe inférieure qui a ofé adreffer dans les termes les plus malhonnêtes à des perfonnes d'une naiffance & d'un rang diftingué le reproche d'avoir pris hautement la défenfe d'un Remede, dont elles avoient éprouvé les plus heureux effets, qui a ofé dans fes écritures privées leur prodiguer les qualifications de croupiers, de fauteurs, d'adhérants au charlatanifme, d'intéreffés à la chose. La mauvaise foi peut-elle se trouver accompagnée de plus d'audace & d'indécence. ? C'est . . . .

L'auteur n'entreprendra point de réfuter toutes les absurdités qui ont été débitées à l'occasion de son Remede, il les livre à leur sort naturel. . . . .

Il doit s'attendre à d'autres persécutions ; il sait qu'on lui en prépare ; il est même surpris de leur lenteur à se montrer. Il sait que des événemens qui sont absolument étrangers à son Remede doivent cependant lui être imputés & servir ainsi d'aliment à la malignité des gens mal-intentionnés.

Telle, par exemple, pourra être la mort de M. de Boislogé, Capitaine au Corps d'Artillerie, dont on a rapporté plusieurs lettres dans la premiere collection de faits. Guéri en 1776 par l'usage de l'Eau Médicinale d'une maladie hypocondriaque, d'obstructions, d'une chûte de fondement, d'hémorroïdes internes & externes, enfin d'un état de marasme des plus effrayans, il avoit donné à cette Eau une confiance portée jusqu'à l'enthousiasme ; se fiant sur la force de son tempérament, il avoit fait, malgré les représentations de l'auteur, de nombreux essais des plus fortes doses où il seroit possible de porter ce Remede. Dans l'intention, écrivoit-il à l'auteur, de s'assurer si ce Remede étoit capable d'opérer une superpurgation dangereuse, il en avoit pris jusqu'à 8 gros, sans en avoir éprouvé d'autre effet que d'être beaucoup purgé par haut & par bas, mais sans aucune suite fâcheuse. L'été dernier, cet Officier qui, d'ailleurs observoit un régime fort différent de celui

[7]

qu'auroient exigé ses anciennes infirmités, souvent
prêtes à renaître, fut attaqué de nouveau d'hémorroïdes qui fluoient abondamment. Ce nouvel accident
ayant ulcéré le gros boyau, on s'est vu contraint
d'y apporter le fer. Une hémorragie considérable
fut la suite de l'opération. M de Boislogé crut qu'il
parviendroit à l'arrêter par le secours de l'Eau Médicinale, il en prit une dose trois fois plus forte,
mais elle fut impuissante, comme elle devoit l'être
dans ce cas, & par épuisement il succomba peu
de jours après l'incorporation de l'Eau.

Voilà pour les détracteurs de l'Eau Médicinale,
une occasion qu'ils ne laisseront point échapper de
lui attribuer un accident dont assurément elle sera
parfaitement innocente. Cependant il sera possible
que l'on voie un jour se produire le procès-verbal
des gens de l'art, (Voyez le N°. 24, page 51.)
où l'Eau Médicinale ne manquera pas de jouer le
premier rôle, & le Journal de Paris d'en faire sa
pâture.

Il sera possible encore qu'on recueille le témoignage de certaines Personnes craintives, qui effraiées
des mal-aises, des nausées, des vomissemens, appellent un Médecin, lequel, ne connoissant pas le
Remede, augmente l'inquiétude du malade & con-
trarie l'effet toujours lent de l'Eau Médicinale
dans les maladies d'humeurs abondantes, ou d'obstructions; cependant il n'est point de malades qui
ne consentent à un régime de plusieurs mois pour
en guérir, & l'on s'épouvante d'un Remede qui
n'exige d'être pris que tous les huit jours pendant

A 4

quelques femaines feulement, par la feule raifon qu'il caufe des mal-aifes. On ne peut que plaindre une telle inconféquence de leur part fur un objet qui les intéreffe tant, &c.

Combien d'autres événemens pourront donner lieu à des récits qui ne pourront qu'être effrayans, foit par un laconifme réfléchi, foit par un préambule d'amour du bien public, foit encore par ces réflexions courtes, mais ferrées, qui pénétrent les gens fuperficiels : cependant l'auteur qui vit éloigné de la Capitale, n'apprendra le nouveau reproche fait à fon Remede que par la rumeur qui en fera une fuite néceffaire & fans avoir, pour rétablir la vérité & faire parvenir fa juftification, la facilité d'une feuille journaliere qui ne fera point empreffée, qui, peut-être même, refufera de fe charger de fa défenfe.

Comment pourroit-il fe flatter de faire parvenir en même nombre, aux mêmes individus, & en auffi peu de tems que le fait le journal de Paris, la réfutation des faits dont on inculperoit fon Remede ; & d'ailleurs une juftification entraîne bien d'autres détails qu'une accufation.

Il en réfultera donc que s'il garde le filence on le tiendra pour convaincu, & s'il fait une réponfe, elle ne pourra paroître que long-tems après, & parviendra très-difficilement, pour ne pas dire point du tout, aux mêmes perfonnes qui auront connu l'accufation.

Cette facilité de pouvoir donner tout fon effor à l'animofité & à l'envie de nuire fe montre dans toute fon évidence par la digreffion qu'on s'eft permis d'inférer dans une autre feuille du journal de Paris, qui a suivi de peu de jours la distribution de la seconde collection de faits que l'auteur a cru devoir donner au public.

Il y affirmoit de nouveau que le simple, qui seul forme l'Eau Médicinale, n'étoit aucun de ceux qu'on s'efforçoit d'offrir à la crédulité publique, comme le *Tithymale*, la *Belladona*, la *Gratiole*; il y renouvelloit son assertion constante & dont il ne se départira point, que son *Eau Médicinale est l'extrait d'un simple dont les propriétés ont été ignorées des anciens comme des modernes*. Croiroit-on que le journaliste de Paris, que l'on peut assurer avoir eu connoissance de la nouvelle collection, qui renfermoit cette assertion exprimée, comme elle l'est ici, dans les termes les plus clairs, les plus précis, se soit permis peu de jours après la publicité de cette collection d'inférer dans une feuille du journal les mêmes rêveries sur la prétendue découverte de ce simple. Quel a pu être le motif de cette opiniâtreté, si ce n'est celui de détruire une confiance trop bien fondée en un Remede qu'il importe beaucoup à certaines gens de voir tomber dans l'oubli.

Et en effet, qui pourra se méprendre à ce motif lorsqu'on aura suivi un moment la marche du journaliste de Paris.

Il a commencé au mois d'Août dernier par mettre en avant la Société Royale de Médecine, qui parmi nombre de remedes, dont la plûpart est aujourd'hui absolument inconnu, fait mention de l'Eau Médicinale. Le lendemain, il a encore reproduit l'Eau Médicinale, en rapportant, une lettre isolée de M. Cadet, qui donne à son très-véridique procès-verbal d'analyse commun avec M. Parmentier, tout l'affoiblissement qu'il a pu lui donner ; peu de tems après il a avancé, quoiqu'il ne lui fût plus permis d'y croire, que le secret si profondément gardé n'en étoit plus un, & que la base de l'Eau Médicinale n'étoit, à coup sûr, que la Gratiole. Enfin ce même journaliste, instruit de l'inutilité de tous ses efforts, s'est flatté d'atteindre plus sûrement à son but, s'il pouvoit parvenir à répandre l'effroi dans les esprits : c'est ce qui lui a dicté l'emploi qu'il a fait dans la feuille du 10 Novembre dernier, de l'article de la gazette de santé du 4 Mai, où le docteur Petit paroît rendre compte tout bonnement, tout innocemment de la mort de la dame de la Mothe arrivée le 29 Juin suivant, occasionnée dit - il, dans sa lettre sans date (1), par une double dose d'Eau Médicinale.

Mais le Journaliste aura encore besoin de faire jouer d'autres ressorts, s'il prétend anéantir la confiance d'un public trop judicieux pour se persuader que ce qui guérit l'un empoisonne l'autre, & qu'un remede capable de détruire en six heures de tems l'effet d'un poisson & plus de verd de gris dans deux

---

(1) On a peine à ne regarder ce défaut de date que comme un simple oubli. Le fait consigné dans cette lettre étoit assez grave pour devoir y assigner une date. Cette réticence n'auroit-elle pas eu pour objet de se réserver à publier le prétendu meurtre dans la circonstance que l'on auroit jugé la plus favorable pour lui acquérir plus de poids. C'est une conjecture que l'on propose aux personnes qui savent apprécier les choses. D'ailleurs, comment faire cadrer un événement du 29 Juin avec la feuille de la Gazette de Santé, du 4 Mai précédent ? Mais rien n'embarrasse les Gens d'esprit.

enfans en très-bas âge (1) puiffe porter la gangrenne dans une femme âgée de 33 ans. *

D'après ce qui vient d'être dit, les perfonnes fenfées, & qui depuis la publicité de cette découverte ont daigné s'en occuper avec une certaine attention, ne reprocheront-elles pas à l'auteur de s'arrêter à répondre à une objection puérile & miférable ? Il le fera cependant, parce qu'elle fe renouvelle.

Vous nous avez annoncé l'Eau Médicinale, lui dit-on, comme devant fuppléer à l'infuffifance des Remedes généraux, & cependant elle n'a pu fouftraire à la mort nombre de perfonnes qui en avoient fait ufage.

A cette objection l'Auteur n'oppofera que la réponfe qu'il a déja faite, qu'en offrant à l'humanité le fecours de l'Eau Médicinale, il n'a pas prétendu lui apporter un préfervatif affuré de fa deftruction. Qu'il n'a point eu l'ineptie d'attribuer à fon Remede cette infaillibilité qu'il feroit fouverainement injufte de vouloir en exiger ; qu'il n'a jamais diffimulé qu'il n'eût fes écueils comme tous les autres médicamens, & que fes effets, telle fupériorité qu'il foit en droit de lui attribuer, ne tiendront pas contre des obftacles infurmontables.

Si, par exemple, il avoit eu l'imbécillité d'avancer que fon Remede avoit la propriété de reftituer un vifcere détruit, confommé par les humeurs, il ne feroit point embarraffé pour deviner le logement qui lui .conviendroit. S'il avoit prétendu rappeller à

___

(1) On a cru devoir faire entrer de nouveau, dans cette Collection, le Certificat & l'Extrait qui atteftent ce fait.

Voyez les pages 37, 38 & 39, Nos. 12 & 13.

* Voir les deux Extraits fous le N°. 12. ci-après.

la vie avec un gros ou deux d'Eau Médicinale, toute espece d'individu qui, épuisé par la violence & la complication des maladies ou par la multiplicité & la variété des Remedes souvent aussi destructeurs que le mal, se verroit prêt à rendre le dernier soupir, encore une fois les petites maisons seroient la véritable récompense qui lui seroit due.

Ce n'est pas sans raison qu'il place ici ces dernieres suppositions ; car elles ont effectivement fait la matiere de reproches qu'il a eu a essuyer.

Il défie donc ses ennemis les plus acharnés de citer une seule expression qui ait pu donner à entendre rien qu'il fût possible d'interprêter dans un sens relatif à toutes ces assertions.

Il a seulement dit que, par le résultat des expériences les plus multipliées, il pouvoit assurer que son Remede, bien loin de contenir rien de nuisible au corps humain, ne renfermoit au contraire que des propriétés salutaires, & jusqu'à présent inconnues dans les autres Remedes, telles que celles de procurer sans inconvéniens un soulagement inexprimable aux douleurs aigues de la goutte. Il a mis à portée de s'assurer de la vérité de son assertion, *que l'on avoit vu une infinité de sujets désespérés ne devoir le retour à la vie qu'à l'usage de son Remede*, en produisant des écrits dictés par l'effusion de la reconnoissance. Jamais il ne s'est élevé à la prétention d'exclure les remedes ordinaires, il a au contraire déclaré positivement, comme il le déclare encore, que son Remede n'est point exclusif des autres médicamens. Bien loin d'engager à éloigner la préfence des Médecins , il a au contraire témoigné le defir le plus vif qu'ils vouluffent bien jetter un regard fur fa découverte , bien affuré que s'il en obtenoit cette faveur , ils n'en détourneroient pas la vue ; fon fouhait le plus ardent a conftamment été, que les malades n'en fiffent ufage que fous leurs yeux & par leurs avis.

Quel avantage en effet ne pourroit-il pas réfulter de cette découverte fi un œil attentif & éclairé daignoit fe fixer fur fes effets , fi une main fûre & habile s'attachoit à en diriger la marche , fi enfin l'amour feul du bien public , cette paffion des grandes âmes , en oubliant le nom de l'Auteur , ne voyoit qu'un moyen de plus de procurer à l'homme fouffrant un adouciffement à fes maux , en faifant fuccéder à ces atteintes de douleurs cruelles & déchirantes le calme d'un fommeil paifible , en reftituant à des membres languiffans & fans action ce mouvement, cette activité qu'ils auroient peut-être perdus fans rétour , en dégageant plus promptement, plus efficacement cette maffe d'humeurs fi variées qui gênent, qui embarraffent toute l'économie animale en détruifant entiérement les funeftes effets de ces vapeurs homicides, de ces exhalaifons meurtrieres qui nous raviffent une multitude d'hommes dont les talens font confacrés à la perfection des Arts utiles ou de fimple cure (1) ; fi enfin ce même amour du bien public y découvroit la poffibilité d'éloigner pour un feul inftant le dur facrifice de la vie, fouvent même de fauver la victime

____

(1) Voir le Certificat de M. Affier Périca, conftructeur des Barometres du Roi, page 57, & de M. l'Abbé Rougeault, concernant la Dame Petit , page 60.

qui paroiſſoit devoir être dévouée à jamais à la mort?

S'il étoit permis à l'Auteur d'étendre ſes conjec-
tures, il pourroit ajouter que ce ſeroit encore pour
le Médecin un abri contre l'injuſtice du reproche que
l'on ne voit que trop ſouvent ſe ſubſtituer aux expreſſions de la reconnoiſſance uniquement due à ſa
ſollicitude & à ſes ſoins.

Tel eſt le langage que l'Auteur n'a ceſſé de tenir dès
l'inſtant qu'il a cru ſa découverte en état de voir le jour.

Comment, d'après une conduite ſi ſage, ſi meſurée,
a-t-on oſé ſe permettre de le ranger dans la claſſe
des charlatans & des empyriques? Quel eſt le charlatan, l'empyrique, l'homme à ſecret qui invoque
pour témoin de ſes ſuccès l'homme éclairé, celui qui,
par la ſainteté de ſes fonctions, a droit à nos reſpects
& à nos hommages, qui réclame ſon ſuffrage, ſon
concours, qui n'a rien tant à cœur que de le voir
diriger ceux qui conſentent à faire uſage du Remede,
qui les engage à ſolliciter leurs lumieres & les prendre
pour guides?

Comment M. Cadet Devaux, Apothicaire, a-t-il pu
écrire à Madame la Baronne d'Eſpagnac dans ſa lettre
du 13 Août dernier, rapportée dans la ſeconde collection, que M. Parmentier lui avoit fait part du regret
qu'il avoit de voir ſon nom affiché & diſtribué au
coin des rues, lorſqu'il eſt conſtant que l'Auteur
trop attaché à la dignité de ſon exiſtence pour l'ex-
poſer à une pareille célébrité, n'a jamais rien
affiché ni diſtribué, & qu'il n'a conſigné ſa découverte que dans un très-court imprimé ſur la conduite
à tenir dans l'adminiſtration de l'Eau Médicinale qui

ne fe délivre qu'avec le Remede, & dans les deux
Collections de faits qui n'ont point eu befoin d'affiches pour être connues & defirées ? Mais il falloit
encore chercher à répandre un vernis d'abjection
fur l'Eau Médicinale, & en lui prêtant la marche
de charlatanifme dont l'Auteur a cependant toujours
cherché à fe garantir jufqu'au point de s'interdire
l'impreffion de l'adreffe indicative du dépôt ; ce
moyen, quoique fondé fur une infidélité, lui a paru
propre à remplir fon objet.

Quant au fecret que l'Auteur perfifte à garder
fur le nom du fimple qui feul forme l'Eau Médicinale ainfi que la préparation qu'il y donne, fi
on lui objecte que cette réticence fuffit pour nuire
à cette confiance générale après laquelle il afpire,
parce qu'on n'eft pas obligé de croire à tout ce qu'il
avance, il demandera s'il eft poffible de lui fuppofer
une impudence dont il peut d'un inftant à l'autre fe
voir contraint de mettre à découvert toute la ftu-
pidité. Dans le cas où le Gouvernement convaincu
de la bonté du Rémede feroit tenté de fe l'approprier,
ce ne pourroit être que d'après les offres avantageufes
qu'il daigneroit faire à l'Auteur qui feroit tenu d'indiquer le nom du fimple & la préparation qu'il y
donne. Or, fi à ce moment critique, au lieu de ce
fimple unique qu'il annonce depuis plus de douze
ans former l'Eau Médicinale, il n'avoit qu'un com-
pofé, un réfultat de plufieurs ingrédiens à indiquer,
à quel mépris ne devroit-il pas être dévoué, & quel
traitement pourroit égaler une effronterie fi repréhenfible ? Il n'eft donc pas poffible, à moins de lui

fuppofer une audace qui n'auroit point d'égale, de révoquer en doute la vérité de fon affertion. Et s'il eft une fois établi que ce fimple bien loin d'être mal-faifant n'eft que falutaire & bienfaifant, qu'importe fon nom ? Cette connoiffance acquife apportera-t-elle quelque changement à fa nature, à fes effets ? pourra-t-elle faire enfin qu'il foit adopté ou rejetté ?

Une découverte auffi importante, dont l'Auteur croit avoir démontré l'utilité avec la derniere évidence, n'a point été révélée à l'Auteur pour fa propre & feule utilité ; elle ne lui a été confiée que pour en faire jouir fes femblables ; elle n'eft entre fes mains que comme un fidei-commis qu'il doit tranfmettre aux hommes pour s'acquitter dignement de cette dette ; il n'eft point d'efforts, point de degrés de conftance qu'il ne foit déterminé à oppofer aux perfécutions qu'on pourra lui fufciter, aux obftacles qu'on pourra lui oppofer. Si, pour le malheur de fes concitoyens, ce qu'il eft loin de prévoir, l'autorité furprife arrê-toit le cours de fon Remede, alors il réuniroit toutes fes forces, il emploieroit toute fon énergie à perfuader au Gouvernement qu'en voulant oppofer une barriere au charlatanifme, fans avoir eu l'in-tention de décourager les Auteurs qu'un zele loua-ble porteroit à découvrir de nouvelles reffources avantageufes à la perfection de la Médecine, il feroit cependant vrai que les plus belles découvertes fe-roient en danger de rentrer dans leur néant, par la feule raifon qu'il leur refuferoit une protection qui, fans égard pour leur utilité réelle, ne leur feroit offerte qu'au prix de leur fecret.

L E T T R E

N°. 1.

LETTRE de M. Polliſſard, par laquelle il rend compte à M. Huſſon, auteur de l'Eau Médicinale, de l'événement arrivé à Madame de la Motthe.

De Paris le 3 Juillet 1783.

JE ne dois pas vous laiſſer ignorer, mon cher Huſſon, un événement qui ſera ſaiſi avidement par les ennemis de votre Eau Médicinale.

Le ſamedi 29 juin dernier, ſur les onze heures du matin, s'eſt préſenté chez moi un commiſſionnaire, lequel m'a demandé ſix gros de votre Eau Médicinale, en me diſant qu'il s'acquittoit d'une commiſſion ſurprenante, que la perſonne qui l'envoyoit devoit en prendre le ſoir deux gros; qu'elle l'avoit conſeillée à une Dame qu'on croyoit en être morte, & qui devoit être enterrée dans l'après-dîné. Ce récit, cher Huſſon, m'affecta ſinguliérement; j'ai répondu à ce commiſſionnaire qu'il falloit que ſon commettant fût perſuadé du contraire, puiſque ſa confiance étoit toujours la même; cependant, réflexions faites, j'ai cru devoir lui donner le billet dont voici la copie.

« J'apprends, Monſieur, avec la plus grande peine le triſte événement arrivé à la perſonne à laquelle vous avez cru devoir conſeiller l'Eau Médicinale. Vous n'avez pas de tems à perdre; voyez je vous prie M. de Brotonne, Docteur-Régent de la Faculté de Médecine; il demeure rue Lévêque, c'eſt dans votre quartier; prenez ſon avis pour faire l'ouverture du cadavre, car cet événement peut avoir des conſéquences, ſoit pour le préſent, ſoit pour l'avenir, & vous pourriez être compromis. Je ſuis, M. &c. »

En remettant ce billet, j'engageai le commiſſionnaire à m'inſtruire du ſuccès de ma lettre; mais la journée, celle du lendemain ſe paſſerent ſans aucunes nouvelles. J'appris ſeulement ſur le ſoir par M. Stouerad, ancien Capitaine de Ca-

B

valerie, l'hiſtoire de la maladie & de la mort de la Dame de
la Motthe. Cette Dame ne demeuroit pas avec ſon mari.
Elle tenoit une échoppe dans le jardin des Tuileries ; ſa
réſidence étoit dans la maiſon d'un Fayancier, vis-à-vis les
Capucins, rue Saint-Honoré. Elle étoit ſujette à de violens
accès d'aſthme. M. Stoucrad me propoſa l'entrevue de deux
perſonnes entr'autres, qui avoient propoſé & donné l'Eau
Médicinale à cette Dame. J'acceptai ſon offre : & le lendemain je trouvai en maiſon tierce ces deux particuliers en ſa
préſence. L'un d'eux, m'adreſſant la parole, me dit qu'il étoit
perſuadé que la Dame de la Motthe avoit été la victime de
l'effet de l'Eau Médicinale dont elle avoit pris double doſe ;
qu'elle avoit ſuccombé à la ſuite de violentes tranchées dont
elle avoit été travaillée près de trois jours ; que cette Eau
étoit un poiſon ; que M. Petit, Médecin, (ce n'eſt pas le
célebre Médecin du même nom, & je ne le vois pas même
ſur le tableau des Docteurs-Régents de la Faculté de Paris,)
le lui avoit aſſuré. Il s'étendit en déclamations ſur la perte de
cette Dame, de la famille de laquelle il ſe trouvoit aujour-
d'hui chargé : que quant à lui il ne tenoit plus à rien après
un ſi funeſte accident ; qu'il alloit inceſſamment faire connoître tout le danger de ce Remede, & interpoſer l'autorité
du Gouvernement pour le faire ſupprimer. A des propos auſſi
vagues & ſi peu concluans, j'oppoſai les réflexions ſuivantes :

1°. Que la mort de la Dame de la Motthe pouvoit avoir
une toute autre cauſe que celle qu'il lui attribuoit.

2°. Que ſi l'Eau Médicinale étoit meurtriere, les plaintes
ſeroient générales.

3°. Que depuis dix ans que ce Remede eſt connu, & d'un
grand uſage, on a à peine cité deux faits de cette eſpece, ſans
les avoir démontrés.

4°. Que ce Médicament reconnu ſalutaire, & d'une grande
reſſource ſur-tout dans les cas critiques déſeſpérés, ne pouvoit
être réputé un poiſon, parce qu'il étoit prouvé être lui-même
un puiſſant contre-poiſon.

5°. Que les gens de l'art ont rendu témoignage que l'adminiftration pouvoit s'en faire fans danger , & qu'elle pouvoit être prife avec la plus grande confiance.

6°. Que l'analyfe de MM. Cadet & Parmentier ; les certificats de Docteurs en Médecine de la Faculté de Paris , de celle de Montpellier, & autres, ne laiffoient pas le moindre doute fur l'efficacité de ce Remede. ·

7°. Que ce Spécifique n'a d'effets violens en apparence; qu'à raifon de l'adhérence & tenacité des humeurs ; & qu'indépendamment de ces effets apparens, la fuite en étoit ordinairement heureufe.

8°. Que ce Remede pris même à grande dofe, n'a jamais occafionné la mort de qui que ce foit, ainfi qu'il eft prouvé par les expériences réitérées de gens de l'art, & de nombre de particuliers.

9°. Qu'il étoit auffi injufte que ridicule d'exiger qu'un Remede fût fupérieur à tous obftacles, & qu'il guériffe infailliblement.

_ J'ajoutai encore aux précédentes obfervations celle-ci : que quoique l'adminiftration de l'Eau Médicinale, à la Dame de la Motthe, n'ait été faite que d'après l'expérience heureufe qu'en avoit fait celui ou ceux qui l'ont confeillée, cette adminiftration étoit repréhenfible, en ce que d'une part on avoit excédé la dofe prefcrite, & encore davantage de ce qu'après l'événement de mort, on avoit négligé d'en conftater la véritable caufe par l'ouverture du cadavre, fur-tout en ayant été requis. Que fi cette précaution eût été prife, elle auroit vraifemblablement non-feulement juftifié le Remede, mais encore les perfonnes qui l'avoient confeillé & adminiftré.

A la fuite de ces obfervations la perfonne eft convenue qu'effectivement elle avoit fait ufage de cette Eau Médicinale à la dofe de 6 à 7 prifes pour une affection dartreufe fans danger, mais auffi fans guérifon totale ; qu'elle penfoit n'avoir échappé aux inconvéniens, qu'à raifon de fa forte conftitution. Ayant remarqué M. Stoucrad & moi que pendant tout cet entretien, il n'avoit été nullement queftion du mari de la défunte, non plus que des parens, j'en fis l'obfervation ; il a été répondu que ces Meffieurs ne fe mêloient de rien.

Voilà, mon très-cher Huſſon, quel a été le réſultat de notre viſite & converſation avec la perſonne qui paroît principalement avoir conduit l'adminiſtration de votre Remede dans la triſte circonſtance dont je vous rends compte.

. Si un jour à venir vous vous trouviez dans le cas de juſtifier votre Remede ſur une inculpation auſſi grave, cette lettre vous fournira les renſeignemens néceſſaires pour y parvenir. Ceux qui auront connoiſſance de ce fait & de ſes circonſtances, ſauront en apprécier la valeur. Les perſonnes ſenſées qui réfléchiſſent ne ſeront certainement pas la dupe de pareilles déclamations.

D'ailleurs qu'eſt-ce que deux ou trois faits en dix ans, & invraiſemblables, qui ſe ſeront paſſés dans l'obſcurité, ſi on les compare avec des milliers de faits tous plus admirables les uns que les autres, certains & atteſtés par des perſonnes irréprochables ? Tout précieux qu'eſt votre Remede, cher Huſſon, il ne donne pas l'immortalité. Il n'opere que le poſſible dans l'économie animale : il a, il aura ſes écueils, comme tous les Remedes les plus connus & les plus eſtimés, parce que

Contrà vim mortis, non eſt medicamen in hortis.

Vous connoiſſez les ſentimens que je vous ai voués, & avec leſquels je ſuis, cher Huſſon, votre ami : POLLISSARD, Négociant, rue Geoffroy-l'Aſnier, N°. 39.

N°. 2.

Lettre de M. Collet, Docteur en Médecine, à M. Petit, Médecin.

De Troyes le 29 Décembre 1783.

Monſieur, j'ai lu votre obſervation inférée dans le Journal de Paris, en date du 10 novembre. Je ne doute point de la ſupériorité de vos talens dans l'art de guérir. J'applaudis beaucoup à la réputation qu'ils vous ont méritée, mais vous trouverez bon que je ne ſois point de votre avis ſur la cauſe de la mort de Madame de la Motthe. Je connois l'Eau Médicinale, je l'adminiſtre ſouvent, & pour entrer dans les vues ſages du Gouvernement, je me ſuis fait un devoir d'en obſerver ſcrupuleuſement les effets. Lorſqu'il ſera tems, j'en écrirai à la Société Royale de Médecine•••••• Ce n'eſt point un

poiſon ; une préparation dangereuſe, c'eſt un précieux médi‑
cament ; il veut être manié ſagement , & l'adminiſtration doit
en être confiée aux gens de l'art.

Qui peut préſumer que l'Auteur, homme de génie, rempli
de connoiſſances utiles, après avoir ſervi ſon Roi en brave Offi‑
cier, s'aviliſſe à faire le charlatan & à tromper le peuple. A tra‑
vers les efforts que vous faites pour jetter l'effroi dans les
eſprits, il eſt aiſé de voir qu'on voudroit prévenir le public
contre M. Huſſon & ſon remede ; ce qui a fait dire que votre
obſervation avoit tout l'air d'un enfant trouvé qui a été baptiſé
ſous votre nom par l'eſpoir d'en tirer parti.

*Madame de la Motthe étoit cependant ſujette à des accès d'aſthme
qui lui prenoient de tems en tems ;* devenus alors plus violens, on
vous fit appeller. *In aſhmate quo frequentior & ſeverior acceſſio ,
eo pejus.* Voilà une cauſe de mort ; à quoi bon l'aller chercher
dans une priſe de l'Eau Médicinale ? Je ne prétends pas que ce
Remede empêche de mourir. Aucuns n'en empêchent. *Medica‑
menta damus, immortalitatem autem non damus.* Mais je poſe
en fait que ſi Madame de la Motthe avoit pu avoir guériſon,
à l'excluſion même des lavemens adouciſſans & d'autres remedes
convenables dans la circonſtance, l'Eau Médicinale la lui auroit
donnée infailliblement. Votre malade y avoit une confiance ple‑
niere, puiſqu'ayant déja la mort ſur les levres, elle n'a point
craint de doubler la doſe : *contrà vim mortis, non eſt medicamen
in hortis.*

Loin d'être incendiaire, de porter le trouble & le déſordre
dans toute l'économie animale, cette Eau a la vertu de calmer
les grandes douleurs d'eſtomac, des inteſtins, d'arrêter les vo‑
miſſemens fréquens , les envies d'aller trop ſouvent à la garde‑
robe, &c. Je l'ai donnée la ſemaine derniere à une jeune fille
aſthmatique, elle ſe trouve ſoulagée. Je l'ai oppoſée victorieu‑
ſement aux progrès rapides de la gangrenne.

Diſons, Monſieur, diſons avec vérité, que c'eſt l'aſthme qui
a hâté le trépas de Madame de la Motthe. Aux yeux du petit
peuple, le dernier médicament adminiſtré paroît être toujours
celui qui tue. Graces à la ſeconde priſe d'Eau Médicinale vous

A 3

avez échappé à la glofe des commeres ; on auroit publié *que les lavemens adouciffans, les autres remedes convenables dans la circonftance* avoient produit l'effet que vous attribuez au Remede de M. Huffon : *Poft hoc ergo, propter hoc.* Enfin vous feriez l'auteur de la mort de Madame de la Motthe. Le Journal n'en auroit rien dit. Vous avez demandé à faire ouvrir le cadavre, les parens n'ont pas voulu. c'eft une grande malhonnêteté de leur part : quand ils y auroient confenti ; quand après l'ouverture vous euffiez été auffi fûr de votre prognoftic que vous avez cru l'être avant, il eft vrai de dire qu'on ne pourroit affeoir aucun jugement & conclure contre l'Eau Médicinale.

En juftice votre obfervation ifolée & dénuée des formalités requifes feroit nulle & de nulle valeur, mife en oppofition avec une foule de fuccès (voyez la collection des faits, &c.) plus authentiques les uns que les autres : elle ne peut jouer qu'un petit rôle. Le paralogifme eft un argument à-peu-près fait pour en impofer aux fots : c'eft une trop foible arme pour attaquer. *Cur turbulentam fecifti aquam.*

Je me flatte, Monfieur, d'être auffi zelé que vous à défendre les intérêts de l'humanité fouffrante. Soyez fûr que fi j'avois eu moins de preuves de l'efficacité du Remede de M. Huffon, dans le traitement de différentes maladies graves, je me ferois déja rapproché de ceux qui veulent lui déclarer la guerre ; mais comme avec tant d'autres propriétés il reunit encore celle de guérir *citò, tutò & jucundè,* par état je me crois obligé de l'accréditer pour être claffé parmi nos meilleurs Remedes. Il lui manque la fanction de la Société Royale de Médecine. Il l'aura. J'ai l'honneur d'être votre, &c. *Signé* COLLET, D. M. M.

N°. 3.

A B R É G É des obfervations de M. Collet, Docteur en l'Univerfité de Médecine de Montpellier, Doyen des Médecins de Troyes ; Affocié-Correfpondant de la Société Royale de Médecine, fur les effets de l'Eau Médicinale ou l'Eau de M. Huffon, à Sedan.

J'AI été appellé depuis peu chez le nommé Tatin, âgé de

trente - cinq ans ou environ , Marchand Tabletier proche la
porte de Bellefroy ; lorsque j'arrivai auprès de lui, je le
trouvai sans pouls ; les extrêmités étoient froides, il se plaignoit de violens maux de tête, d'estomac, il avoit des nausées & souffroit considérablement du bas ventre ; après avoir
inutilement employé les délayans, les calmans indiqués dans
la circonstance, je me décidai, enfin le cas étoit urgent de
lui administrer un gros d'Eau Médicinale, j'en porte toujours
avec moi ; au bout d'un quart d'heure, quoique l'Eau Médicinale ne soit pas décidément émétique, il vomit sans efforts ,
alla plusieurs fois à la garderobe & s'endormit, il étoit cinq
heures du matin quand je me retirai ; le même jour je fis ma
visite sur les onze heures & le malade me remercia ; en disant
qu'il n'avoit plus besoin de mon ministere, que l'Eau que je
lui avois donnée avoit absolument calmé tous les accidens, qu'il
étoit guéri.

Dans le mois d'Avril dernier, on me manda pour aller voir
à Saint-André-lès-Troyes, le nommé Germain , Vigneron ;
il étoit alité, lié par les pieds & les mains, il jettoit des cris
horribles, à peine osoit-on l'approcher; son visage étoit en-
flammé, le pouls extrêmement élévé, la fievre des plus ardea-
tes , dans un délire maniaque, il brisoit tout, &c. Après
avoir mis en usage, à l'exception de la saignée, tous les remedes usités en pareil cas, lui avoir donné les bains d'eau
de puits très-froide , &c. je lui administrai l'Eau de M. Hullou
à haute dose ; au grand étonnement de ses voisins qui le regardoient comme un homme perdu. En moins de huit jours la
raison lui est revenue ; il est aujourd'hui parfaitement rétabli,
& ne ressent de sa maladie d'autres atteintes qu'un léger engourdissement dans une main qui avoit été trop serrée.

Mademoiselle····· âgée de cinquante ans, faisant sa rési-
dence dans une maison de campagne à six lieues de Troyes,
devint folle à lier à la suite de son tems critique; on me
l'ammena pour *la traiter* & pour *la guérir s'il étoit possible ;*
après avoir épuisé tous les secours de l'art, les bains froids à
la glace, les douches à la glace, on lui en donnoit quelque-

fois deux par jour ; les faignées du pied, les antifpafmodiques les plus décidés, les plus purgatifs, &c. &c. Mademoifelle····· trouvoit à peine du foulagement ; elle a pris de l'Eau Médicinale à haute dofe, & il eft notoire qu'en moins d'un mois elle a été guérie ; il y en avoit déja trois qu'elle étoit dans les remedes.

Monfieur····· Maître Boucher, eft tombé dans un délire maniaque, fans autre médicament que l'Eau de M. Huffon, en moins de quinze jours la tête s'eft débaraffée ; il a été parfaitement rétabli.

Monfieur Rabiez pere, Bourgeois de cette Ville, doit fa guérifon à l'Eau Médicinale ; il feroit trop long de détailler l'état affreux où il s'eft trouvé à la fuite d'une fievre quarte compliquée.

Mademoifelle Rabiez attaquée l'été dernier d'une fievre continue avec redoublement, ne s'eft trouvée foulagée & guérie qu'après avoir fait ufage de l'Eau Médicinale.

Le nommé Touffaint, Marchand Fabriquant, vint un jour me confulter fur fon état ; il avoit les jambes groffes comme des folives, & le bas ventre paroiffoit menacé d'hydropifie ; je lui fis mettre de côté les tifannes, les fels, &c. qu'on lui avoit prefcrits, j'y fubftituai l'Eau de M. Huffon, à la troifieme prife l'enflure a difparue ; de tems en tems, il en fait encore ufage quoique bien guéri.

Les trois enfans de Monfieur Vaudé, Maître d'Ecriture, demeurant actuellement à Nogent-fur-Seine, furent attaqués l'été dernier d'une fievre rouge, d'un caractere malin, les vers étoient de la partie ; ces enfans fouffroient de l'eftomac, du bas ventre ; ils avoient des aphtes dans la bouche, des chancres, avec une grande difficulté d'avaler, &c. ; j'ai eu recours à l'Eau Médicinale ; ils ont rendu une quantité de lambricaux, peu à peu les fymptômes ont diminué en raifon des évacuations, & tous trois ont été fauvés.

Madame····· demeurante dans un bourg à fix lieues de Troyes, m'ayant confulté fur fon état, les fleurs blanches jointes à un grand mal d'eftomac l'incommodoient beaucoup, je lui indiquai l'Eau Médicinale comme un remede unique dans la circonſtance ; elle en a fait uſage ; elle m'a écrit dernièrement qu'elle étoit bien ſoulagée.

La femme du nommé Charles, Manouvrier, à Saint-André - lès - Troyes , menacée d'hydropiſie à la ſuite d'une fievre quarte qui duroit depuis trois mois , a été guérie par l'Eau Médicinale.

Perſonne n'ignore ici l'état déplorable où s'eſt trouvé, en 1781 , au mois de Septembre , Monſieur Tezenas l'aîné, Négociant, Officier de la Monnoie : chacun ſembloit me jetter la pierre de ce que je le gorgeois, diſoit-on, d'Eau Médicinale ; il étoit déſeſpéré , abandonné , &c. Qui l'a guéri ? L'Eau de M. Huſſon , bien adminiſtrée.

Le même , en 1782 , éprouva une maladie grave, la fievre étoit quarte , les accès étoient quelquefois de vingt-quatre heures & très-violens, la jambe droite , le pied droit étoient gangrénés ; on parloit déja de l'amputation , &c. L'Eau Médicinale ſecondée des remedes chirurgicaux , l'a encore ſauvé. Monſieur Tezenas ſe porte bien.

La nommée..... demeurante rue du Bois , tombe dans un délire maniaque ; auſſitôt on emploie les remedes indiqués , mais en vain ; appellé , je lui fis prendre de l'Eau Médicinale, au bout de huit jours tous les ſymptômes effrayans ſe ſont calmés ; elle a joui depuis de toute ſa raiſon ſans aucune altération.

Appellé dernierement dans la petite Tannerie pour la nommée··· qui ſouffroit beaucoup d'une colique violente occaſionnée par la ſuppreſſion des regles , je lui fis donner un demi gros d'Eau Médicinale , les regles ont reparu & la colique a ceſſé.

Dans la Carterie , la nommée..... accouchée depuis deux jours , me fit appeller ; je la trouvai ſans pouls , très-oppreſſée, les lochies étoient ſupprimées ; elle ſe plaignoit de l'eſtomac, du bas ventre , de maux de tête violens, &c. ; à l'aide de l'Eau Médicinale combinée avec d'autres remedes appropriés, la malade a échappé au plus grand danger.

Le nommé Joachim, Mouleur au Moulin-Brûlé, a été guéri d'une fievre putride continue avec redoublement, &c., par l'Eau de M. Husson.

Les hydropisies confirmées ne doivent pas attendre grand secours de l'Eau Médicinale, si elle n'agit que très-difficilement dans l'eau, elle ne fait aucun effet sur le parchemin.

Mademoiselle..... âgée de vingt-cinq ans, avoit le visage couvert de boutons dartreux, le corps ne faisoit qu'une plaie ; après plusieurs prises d'Eau Médicinale, données de loin en loin, à petite dose, & ensuite à la dose indiquée dans la brochure, le tout secondé par des bouillons & des tisannes appropriées, Mademoiselle..... sans être absolument guérie, ne ressent plus que quelques démangeaisons légeres.

Madame Robin, Marchande, vis-à-vis le petit cimetiere de Saint-Jean, à la suite d'une de ces fievres qui ont regné cette année, a eu les jambes & les cuisses enflées avec des douleurs considérables dans les os ; je l'ai purgée plusieurs fois avec l'Eau Médicinale : elle n'est pas encore guérie, mais elle se trouve beaucoup mieux.

La nommée..... rue de la Pie, avoit une violente colique de bas ventre qui la tourmentoit depuis plusieurs jours ; appellé pour la soulager, je lui donnai d'emblée un gros & demi d'Eau Médicinale, elle a rendu six lambricaux par la bouche & autant par le bas. J'ai réitéré la même dose deux jours après, elle en a rendu quinze. Elle n'a été rétablie qu'au bout de quinze jours ; les évacuations l'avoient extrêmement affoiblie ; le défaut de régime chez ces sortes de personnes retarde souvent leur guérison.

Je pourrois, Monsieur, vous donner d'autres observations qui ne prouveroient pas moins l'efficacité de l'Eau Médicinale, mais :

Claudite jam rivos pueri sat prata biberunt.

N°. 4.

M. POLLISSARD.

De Caen le 25 Novembre 1783.

Monsieur, je viens de lire dans un journal de Paris, une observation fournie par un M. Petit, Médecin de Monseigneur le
Duc d'Orléans, sur une mort occasionnée par l'Eau Médicinale. Je ne puis concevoir un pareil fait, & l'auteur de
l'observation est bien hardi de donner ainsi un démenti public
à un nombre si considérable de gens honnêtes de tous états.
Je suis d'autant plus surpris qu'une pareille quantité de l'Eau
ait produit un tel événement, qu'il m'est arrivé, nombre de
fois, d'en administrer deux gros sans procurer une seule évacuation, chez des sujets foibles. Ma femme est de ce nombre;
mon fils âgé de quinze ans, & plusieurs autres personnes du
même âge & de foible constitution. Un de mes enfans âgé de
six ans, attaqué d'une fievre quotidienne, dont il est absolument guéri, n'a pas pris d'autres médicamens qu'un gros de
cette Eau, répété sept ou huit fois; ses évacuations n'ont point
été au-delà de quatre. J'en ai pris moi même au moins trois
gros sans effet; j'ai vu à la vérité chez des malades où la
surcharge humorale étoit abondante, des évacuations copieuses,
mais toujours suivies du plus grand soulagement. Je ne puis
penser qu'un homme qui s'est consacré au bien public, dans
un état qui exige plus qu'aucun autre de la droiture & de la
vérité, ait consenti à devenir l'organe du préjugé & de l'acharnement. Trompé lui-même, il trompe le public avec le desir
de l'éclairer. Malgré tout, les hommages dus à M. Husson
se multiplient, les goutteux sur-tout baisent la bouteille qui
contenoit la précieuse liqueur, & regardent son auteur comme
l'envoyé de Dieu pour les soustraire à la douleur; je n'en
ai encore vu aucun qui n'en ait éprouvé d'heureux effets. J'ai
l'honneur d'être votre, &c. *Signé* DEJEAN, D. M. M. &
Professeur Royal en l'Université de Caen.

OBSERVATIONS de M. DEJAN, *Profeſſeur royal en Médecine en l'Univerſité de Caen, ſur les effets de l'Eau Médicinale.*

Je puis atteſter qu'aucuns goutteux n'a fait uſage ſans ſuccès de l'Eau Médicinale.

Qu'entre les malades que j'ai vus, auxquels je l'ai adminiſtré, j'ai eu lieu d'être étonné de ſon heureux effet dans le cas ſuivant :

Une dame, ſœur d'un jeune Médecin de mes amis, ayant le foie, la rate d'un volume prodigieux, & extrêmement dur; le reſte du bas-ventre dans un état d'empâtement ; la fievre quarte depuis un an.

Seize gros par demi priſes ont fait diſparoître la fievre, & preſque anéanti les obſtructions. Un enfant de ſept ans étoit à l'extrêmité d'une fievre violente ; vingt & quelques jours après une petite vérole confluente ; le ventre très-tendu & douloureux ; les levres & la langue noire & ſeches : ce petit malade ſe refuſoit à tous ſecours ; une demi-priſe d'Eau Médi-cinale donnée dans du cidre, fut rendue par haut ſans effet ; une autre demi-priſe le jour ſuivant, procure l'évacuation de matieres noires & fétides, rendit à la bouche une partie de ſa fraicheur ; la troiſieme demi-priſe procura un état de bien-être non-équivoque ; deux gros de follicule dans une décoction de pruneaux donnés deux jours après, entraînerent tout ce qui pouvoit exiſter encore de matieres nuiſibles ; la ſanté de l'enfant eſt parfaite ; réduit preſque au maraſme, il a pris depuis ſa convaleſcence un embonpoint étonnant. Une dame malade d'une fievre quarte depuis pluſieurs mois, attaquée en outre d'affections vaporeuſes effrayantes, hurloit & aboyoit; elle ſouffroit de violentes douleurs dans toutes les parties du corps; la veille du jour où je fus appellé, elle avoit été adminiſtrée & jugée être à ſon dernier inſtant.

Je la trouvai dans une expreſſion de douleurs caractériſées ; par des grincemens & une agitation générale ; le ventre, le foie & la rate empâtés, tendus & douloureux ; une demi-prife d'Eau Médicinale donnée le foir même, calma tout, comme par enchantement ; la malade, qui ne dormoit pas depuis cinq mois, répofa fix heures ; il y eut plufieurs évacuations de matieres noires ; le furlendemain la malade fe leva, mangea même avec plaifir ; & quoiqu'elle fe foit bourrée de poires en pâte, elle n'en éprouva point de mal-être ; plufieurs prifes à différentes intervalles, ont perfectionné le bon état de la malade ; les trois premieres ont foutenu l'évacuation de cette matiere dont j'ai parlé ci-deffus ; les deux dernieres ne produifent rien (1) ; les douleurs ont abfolument ceffé, & n'ont point reparu ; le ventre a repris fon état naturel. La malade ayant affaire chez elle, s'y eft fait conduire, à près de quatre lieues d'ici, fans éprouver de fatigues, fe fentant de la force, de l'appetit. J'obferve qu'avant fon départ, elle fe permettoit chaque matin de manger douze huitres, avec un verre d'eau-de-vie ; ce dont je n'ai été informé qu'après fon départ.

Un autre malade, non-moins intéreffant, fouffrant depuis fix mois de violens maux d'eftomac ; couché depuis fix femaines, fe plaignant que ces alimens ne paffoient point, ou rarement, qu'après un très-long-temps ; les hyppocondres étant tendus, le ventre très-empâté. Tous les moyens de l'art les plus relatifs à fon état, avoient été inutilement tentés ; on en étoit aux bols de camphre & de mufc, fans aucun fuccès. Je débutai par une demi-prife d'Eau Médicinale ; le malade voyant l'état de tranquillité où cette dofe l'avoit établi, prit de lui-même le lendemain l'autre demi-prife. Elle fut fuivie d'évacuations nombreufes qui l'inquiéterent, quoiqu'il n'éprouva point de douleurs. Il faut obferver que ce malade n'alloit jamais à la garde-robe avant ce remede, fans fubir des quintes violentes ce jour-là, & tous ceux qui ont fuivi depuis. Il n'en a reffenti aucunes ; après des évacuations nombreufes de matieres noires, le malade a été de mieux en mieux. Il a obfervé que depuis

____

(1) L'Eau Médicinale ne purge qu'autant que le befoin l'exige.

long-temps , faisant usage de lunettes , sa vue s'étoit éclaircie
au point qu'il pouvoit s'en passer ; le mauvais état du bas-ventre
& de l'estomac, influoit sans doute sur l'énergie de cet organe.
Un malheureux ayant une œdématie générale , avec épanchement sensible dans le bas-ventre, & fievre-quarte, deux gros
du remede ont vuidé la cavité du bas-ventre, & rendu les
parties externes à leur état naturel ; il n'y avoit plus que la
fievre à vaincre, & quelques embarras au foie. Lorsque le
malade se sentant de l'appétit, s'est livré sans discrétion à un
appétit vorace. Je me suis déterminé à l'abandonner , l'ayant
surpris dans ma derniere visite, se bourrant d'une écuellée de
bouillie, de sarazin, & de bled-noir. J'ai administré à un grand
nombre de malades de cette Eau Médicinale ; la quantité
devroit produire une collection nombreuse d'observations ;
mais la plupart ne m'ont point rendu compte des effets, &
n'ont point reparus. D'autres ont cessé d'en faire usage ;
d'autres enfin n'éprouvant point le soulagement prompt qu'ils
espéroient. J'ai vu des sujets dartreux, d'une complection assez
délicate, n'éprouver guerres d'autres changemens qu'un peu
moins de tension, quoiqu'ils en prissent jusqu'à trois gros. Un
vieillard attaqué d'un ulcere dans les reins, avec ardeur
d'urine, qui lui faisoit jetter les hauts cris ; la premiere prise
l'à calmé, & produisit plusieurs évacuations ; les urines plus
douces, n'offensoient point au passage, mais voiturant beaucoup de pus ; après quelques demi-prises, sans augmentation
de bien-être sensible ; je donnai une prise entiere, elle procura
de nombreuses évacuations de matieres blanchâtres, semblables
à un dépôt. La foiblesse du malade ne me permit pas de continuer la dose ordinaire ; j'ai rendu le malade aux remedes
indiqués par nos auteurs, le purgeant de temps en temps avec
demi-prise d'Eau Médicinale ; mais l'ulcere fournit toujours du
pus, & depuis trois mois que je vois mon malade chaque jour ;
je suis forcé de dire , avec notre excellent Hipocrate ; sect.
6, aph. 6. *Renum , & vesicæ mala difficile in senioribus sanantur.*

Signé D. E. J. A. N.

N°. 5.

Lettre de M. Archbold, Docteur en Médecine de l'Université de Montpellier, Associé-Correspondant de la Société Royale de Médecine, à M. Collet, &c. &c.

A Bordeaux, le 13 Septembre 1783.

Monsieur & très-cher Confrere, je n'ai d'autres titres pour m'adresser à vous que d'exercer le même art, & de tenir à la Société Royale de Médecine. J'ose croire pourtant qu'ils feront suffisans, & qu'ils meriteront votre réponse aux renseignemens que j'ai l'honneur de vous demander. Il s'agit, Monsieur, de l'Eau Médicinale de M. Husson. Il y a quelques jours qu'une de mes malades me demanda si je connoissois l'Eau Médicinale, & si je croyois qu'elle en pût faire usage. Je lui répondis que je ne connoissois point ce remede, qu'il n'étoit point dans le catalogue de ceux approuvés par la Société Royale de Médecine, & que vraisemblablement il devoit être confondu avec cette foule de drogues que la charlatanerie offre tous les jours au Public au coin de nos rues, & avec lesquels il est grossiérement trompé. Le lendemain la même Dame m'envoya une brochure sur les propriétés, les effets, l'usage de l'Eau Médicinale, le tout couronné par un bon nombre d'observations heureuses, & les certificats les plus authentiques. Les vôtres, Monsieur, me frapperent, & je revins, en les lisant, de l'idée que j'avois eu la veille, de l'Eau de M. Husson. Ma réponse fut jour-là très-différente, & eût pu satisfaire tout Partisan du remede. Cependant, Monsieur, il est bien difficile de croire à un remede applicable à-peu-près dans toutes les maladies, & à tous les tempéramens. D'ailleurs, s'il faut en croire l'assertion de M. Freenhard, (voyez la Gazette de Santé, du 2 Février 1783) l'Eau Médicinale tire sa vertu de la Gratiole, & le nom seul de cette plante est fait pour faire trembler. Toutes ces considérations m'ont arrêté & m'ont fait suspendre l'emploi du remede auquel il paroît que ma malade tient beaucoup. Je le lui donnerai pourtant si vous croyez qu'on puisse le faire sans inconvénient chez une malade affectée de douleurs rhumatiques très-anciennes, & douée d'une conſtitution irritable à l'excès. Je vous demande mille pardons de la liberté que je prends, & de la peine que je vous donne. Je ſerai infiniment ſenſible & reconnoiſſant des renſeignemens que vous voudrez bien m'envoyer, & je deſirerai bien vivement de trouver des occaſions à vous manifeſter les ſentimens diſtingués de vénération & de reſpeCt avec leſquels je ſuis, Monſieur & très-honoré Confrere, votre, &c. *Signé* ARCHBOLD. D. M. M. rue Saint Remy.

<h2 style="text-align:center">N°. 6.</h2>

Réponſe de Monſieur Collet, Doyen des Médecins de Troyes, &c. à la lettre de Monſieur Archbold, qui lui demandoit des éclairciſſemens ſur les effets de l'Eau Médicinale.

A Troyes le 19 Septembre 1783.

Monſieur & très-cher honoré Confrere, je m'empreſſe de répondre à votre lettre honnête & obligeante. L'Eau Médicinale de M. Huſſon eſt un bon remede ; je l'aſſure d'après les effets étonnans qu'elle a produits ſous mes yeux, quoiqu'elle ne ſoit pas revêtue de la ſanCtion de la Société Royale de Médecine ; loin de la confondre dans cette foule de drogues que la charlatannerie débite tous les jours au coin des rues pour amuſer & tromper le public ; j'en ai, ſauf l'aſſertion haſardée de Monſieur Freenhard, toute l'idée que doit avoir un Médecin obſervateur avant que d'en faire uſage auprès des malades ; j'ai agi comme vous ; comme vous, j'ai héſité ; mais inſtruit & raſſuré par des ſuccès répétés, j'en ſuis devenu l'apôtre.

Quel que ſoit le regne dont on veut qu'elle ſoit tirée, quelle que ſoit ſa préparation ſimple ou compoſée ; qu'elle tienne ſa vertu de la gratiole ou d'autres analogues, &c. &c. ; qui font trembler les Médecins, dont la pratique eſt craintive & puſyllanime ; ce n'eſt point un médicament dangereux, il n'empêche point de mourir. Les minoratifs, les draſtiques, &c. aucuns n'en empêchent ; mais ſon énergie eſt telle, que là ou ſouvent nos remedes les meilleurs, les plus eſtimés, les plus

connus

connus ont échoués, l'Eau Médicinale triomphe & guérit ; je
pourrois vous en citer plusieurs observations.

Je l'ai donnée seule ; je l'ai associée avec différentes préparations ; toujours ayant égard au tempérament , aux forces
du malade , au caractere de la maladie ; j'ai commencé par
des gouttes , j'ai fini par des gros ; comme il est une infinité
de circonstances où il convient d'altérer , de dépurer , d'évacuer les humeurs , & qu'elle remplit parfaitement toutes ces
indications , vous ne devez pas être surpris qu'elle ait été
appliquée , qu'elle soit applicable dans le traitement de tant
de maladies différentes ; mal-à-propos voudroit-on la regarder
comme selle à tous chevaux.

Oui, Monsieur, vous pouvez en faire prendre avec sécurité
à votre malade ; comme elle a la fibre délicate & irritable à
l'excès , commencez par des gouttes , vingt , trente , &c. Enfin,
peu à peu vous arriverez à la dose énoncée dans la brochure ,
& *benè tibi erit ;* dans un lavement, demi lavement ; j'en ai
employé jusqu'à deux & trois gros.

Un Médecin n'est point un Charlatan pour avoir suivi pas
à pas l'action d'un remede nouveau ; la Pharmacie , tant chymique que galénique , doit ses richesses à l'observation.

J'ajoute , qu'étant anti-émétique , qu'agissant à petite dose
& dans un petit volume , de liqueur quelconque , on peut en
tirer de grands avantages dans les maladies des enfans qui ont
beaucoup de répugnance pour les remedes. Vous observerez,
Monsieur, qu'avant de faire son effet , quelquefois même après,
elle procure aux malades un sommeil doux & tranquille.

Je serai satisfait si j'ai pu vous être utile & vous prouver
les sentimens distingués, d'estime & de respect, avec lesquels
je ne cesserai d'être. Monsieur & très-honoré Confrere, votre,
&c. *Signé* COLLET, D. M. M.

Nº. 7.

M. POLLISSARD.

De Valence en Dauphiné le 20 Septembre 1783.

Les heureux succès , Monsieur, qu'a eu sous mes yeux

l'Eau Médicinale de M. Huſſon, me porte à vous faire paſſer la ſomme de trente livres, pour que vous ayez la bonté de m'en envoyer, afin qu'un plus grand nombre d'expériences me confirme dans la bonne opinion que j'en ai. J'eſpere que vous voudrez bien donner vos ſoins pour qu'elle m'arrive bien conditionnée par la voie de la Meſſagerie. J'ai l'honneur d'être avec conſidération, Monſieur, votre, &c. *Signé* BELHOMME, Docteur en Médecine.

Nº. 8.

CERTIFICAT.

Nous ſouſſigné, Docteur & Profeſſeur Royal aux Ecoles de Médecine en l'Univerſité de Caen, certifions nous être ſervi de l'Eau Médicinale de M. Huſſon, dans le traitement de diverſes maladies avec ſuccès, & de l'avoir employée même dans des cas critiques ſans qu'il en ſoit réſulté d'accidens. Nous déclarons, en outre, que ce remede a le plus grand empire ſur la goutte, dont il fait ceſſer le paroxiſme ſous peu d'heures, & que l'adminiſtration de quelques priſes rend aux grabataires de pluſieurs années, l'uſage de leurs membres. A Caen le 23 Octobre 1783. *Signé* DEJEAN.

Nº. 9.

CERTIFICAT.

Je ſouſſigné, Prieur-Curé de la Paroiſſe de Saint-Nicolas de Clairefontaine, Diocèſe de Chartres, Généralité d'Orléans, certifie à tous qu'il appartiendra, que tourmenté par de violentes convulſions de nerfs, & réduit à un état de dépériſſement par les mauvaiſes digeſtions de mon eſtomac, affoibli par la multiplicité des remedes qui m'avoient été ordonnés pendant le cours d'une fievre putride, qui m'a rendu grabataire l'eſpace de plus de trois mois, j'ai recouvré l'appétit & la ſanté par l'uſage de l'Eau Médicinale du ſieur Huſſon. Certifie auſſi que cette même Eau Médicinale m'a entiérement guéri des obſtruction, reliquats de la maladie violente dont j'ai été tourmenté pendant les mois de Septembre, Octobre, Novembre & Décembre de l'année dernière, que je n'ai joui d'une bonne santé que par le moyen des quatre bouteilles de ladite Eau Médicinale, & qu'aujourd'hui je ne ressens aucun mal au foie, & que mon estomac fait les digestions sans peine. En foi de quoi j'ai donné le présent Certificat à Clairefontaine ce 20 Octobre 1783. *Signé* F. CH. FRANÇOIS VACOSSIN, Prieur-Curé de la Paroisse de Clairefontaine, au Diocèse de Chartres.

N°. 10.

CERTIFICAT.

Certificat de M. Jean-Baptiste Chevalier, Brigadier des Armées du du Roi, Chevalier de l'Ordre Royal & Militaire de Saint-Louis, & ancien Commandant des Etablissemens François dans le Bengale, sur la vertu de l'Eau Médicinale.

Je soussigné certifie que le nommé Pierre, Indien, mon Cuisinier, réduit, par une suite de débauche, à l'état le plus affreux, a fait usage avec le plus grand succès de l'Eau Médicinale de M. Husson. Depuis long-temps atteint d'une maladie vénérienne qui avoit résisté à tous les remedes connus, il avoit le corps couvert de pustules galleuses & de dartres qui le faisoient beaucoup souffrir. Il éprouvoit dans toutes ses jointures un engourdissement douloureux qui l'empêchoit de marcher, & qui l'avoit privé presque de l'usage de ses bras. Ses yeux enflés & chargés d'une inflammation très-dangereuse, pouvoient à peine s'ouvrir à la lumiere. Il avoit employé sans succès les purgations mercurielles, & tous les traitemens en ce genre. L'usage de dix prises de l'Eau Médicinale à différens temps, avec ménagement & intelligence, l'ont parfaitement rétabli en moins de six semaines, sans que depuis il ait rien ressenti. En foi & témoignage de quoi j'ai délivré le présent Certificat pour servir & valoir ce que de raison. A Paris, le 20 Septembre 1783 *Signé* CHEVALIER.

Nº. 11.

CERTIFICAT.

Nous, de Barrés, Chef des Divisions des Canoniers-Gardes-Côtes de Narbonne, Chevalier de l'Ordre Royal & Militaire de Saint Louis, Seigneur de Pouzolles, certifie à tous ceux qu'il appartient, que je suis attaqué depuis 1757 d'une goutte des plus fortes, & que depuis 1780 les accès étoient si fréquens que je ne pouvois plus sortir de ma maison, & étois obligé de me faire porter sur un sopha, & que le moindre accès me duroit deux ou trois mois, étendu dans mon lit, où je ne pouvois me remuer qu'à l'aide d'un drap. Ayant vu dans les nouvelles publiques que M. Husson, ancien Officier au Service du Roi, résidant à Sédan, avoit découvert un remede, & las de vivre dans ce triste état, je priai M. Bouchet, Colonel dans le Corps Royal du Génie, de m'en faire venir ; ce qu'il eut la bonté de faire pour moi & pour M. de Lunaret, Avocat au Parlement. Le 17 Septembre 1783 l'accès s'annonça des plus violens, je fut pris par les pieds, les genoux, la main gauche, & le col du côté gauche, & un mal à la tête affreux. Je me déterminai à prendre deux cuillerées à café d'Eau Médicinale à dix heures & demie du soir, & me fis porter dans mon lit. Je passai une assez bonne nuit. A six heures & demie du matin, huit heures après l'avoir pris, j'eus besoin d'aller à la garde-robe ; quelle fut ma surprise quand mes Domestiques furent venus pour me lever, de trouver ma main gauche désenflée, & remuer mes doigts. Je me fis mettre sur la garde-robe, & me levai seul à l'aide de ma canne, & ne sentis aucunes douleurs. Le 25 Septembre j'en pris pareille dose, & depuis ce temps je me leve seul à l'aide de ma canne. Je fus le premier Octobre à ma campagne, & me promenai dans mon jardin pendant une heure. J'en fis un peu plus le lendemain, & je me trouvai en état d'aller à ma Terre, à trois lieues de Béziers. Le remede m'a très-bien mené sans coliques ni vomissemens. La premiere prise m'a mené pendant trente-six heures ; il est vrai qu'il y avoit six mois que je n'avois pas été purgé. La nuit du 16 Septembre je me levai deux fois la nuit, fans l'aide des Domeftiques. La deuxième prife m'a moins mené, mais a fait tout l'effet que je pouvois defirer. En foi de quoi je certifie le préfent Certificat véritable. A Béziers en Languedoc, le 4 Octobre 1783. *Signé* BARRÉS DE POUZOLLES.

Certificat.

Nous fouffignés certifions le Certificat ci-deffus véritable; & déclarons avoir vu M. de Barrés dans l'état le plus trifte, & l'avoir vu actuellement marchant, & dans un bon état. A Béziers le 8 Octobre 1783. *Signés* GOS, Maître en Chirurgie; GAYET, Coëffeur de Femmes; BASSIÈRES, Avocat au Parlement; DE SOREL, l'aîné; l'Abbé MARTIN, Prêtre de l'Eglife Cathédrale de Béziers.

N°. 12.

Extrait du deuxieme Recueil de Collections.

En 1780 le nommé Dubois, maître Jardinier, vendant vin; rue & vis-à-vis Saint-Victor, fa femme, fes enfans & fes domeftiques eurent le malheur d'être victimes des empoifonneurs publics qui s'étoient répandus à Paris & dans les Provinces. Quelques-uns de ces fcélérats étant entrés chez ce Jardinier, pour y faire ce qu'ils appelloient un écot, jetterent du poifon fur un plat de viande. Quand ils fe furent retirés, Dubois & toute fa famille mangerent de ce plat qui leur étoit refté : ils ne tarderent pas à reffentir les effets du poifon. Malgré les fecours qu'on leur donna, ils tomberent dans un état de langueur accompagné de fyncopes prefque continuelles. On leur confeilla l'Eau Médicinale : quelques prifes firent ceffer tous les accidens & rétablirent en peu de tems leur fanté.

Dubois & fa femme ont configné ce fait dans un mémoire qu'ils ont préfenté à M. le Lieutenant de Police.

Lettre extraite du premier Recueil de collections, N°. 13.

Je fouffigné, Entrepreneur de la Manufacture privilégiée de Toiles peintes, fauxbourg du Temple, certifie que la nuit du 2 au 3 Septembre dernier, deux enfans, garçon & fille, le pre-

mier âgé de cinq ans , le deuxieme de dix ans, appartenans aux
Sieur & Dame Joubert, Peintre employé dans ma Manufacture,
auroient, étant dans une chambre séparée, bu entr'eux deux la
quantité d'un poisson & plus de verd-de-gris qui avoit été laissé
par mégarde, dans une bouteille ; que la fille vraisemblablement
en ayant pris davantage, a ressenti la premiere les douleurs les
plus vives ; qu'appellant sa mere à son secours, elle étoit aussi-
tôt tombée dans de fortes convulsions ; que son frere fut surpris
peu après du même état violent ; qu'ils avoient les membres
contournés ; qu'à cet aspect la mere abandonnant les enfans
à son mari, elle vint toute éplorée me trouver pour me prier
de leur prêter du secours, s'il étoit dans mon pouvoir ; qu'aussi-
tôt je me suis muni d'une dose d'Eau Médicinale de M. Husson,
que j'ai toujours chez moi. Je mêlai cette prise dans un gobelet
d'eau naturelle que je donnai, avec proportion, aux deux enfans ; que peu de minutes après l'incorporation, les effets du Remede se manitesterent par des vomissemens ; que les enfans
rendirent d'abord la nourriture de leur souper, imprégnée de
verd-de gris, & que les matieres verdâtres ont continué en s'é-
vacuant de haut & de bas abondamment. J'ai observé que, dans
l'effet, la fille a été délivrée de convulsions dans les trois heures
qui ont suivi l'administration du Remede : mais que le petit
garçon a été cinq heures dans ce triste état, évacuant considérablement; que sur les deux heures après minuit les deux enfans
se sont endormis, ont reposé très-paisiblement jusqu'à plus de
neuf heures ; que ma surprise a été extrême de voir ces deux
enfans dans ma cour, très-gais, allant, venant dans mon attelier en mangeant de très bon appétit. Ce que je certifie véritable, ainsi que le pere & la mere, desirant que cette heureuse
expérience ait la plus grande publicité pour le bien de l'humanité, & qu'il soit notoire que l'Eau Médicinale est un contre-
poison assuré.

Fait à Paris, ce 25 Janvier 1783. *Signé* STOUCRAD. LOUIS-
FRANÇOIS JOUBERT. ARMAND JOUBERT. NÉE NICAISE.

N°. 13.

M. HUSSON.

De Paris le 5 Octobre 1783.

Monfieur, votre Eau Médicinale eft déjà très-connue à Paris & beaucoup vantée. C'eft une juftice qu'on lui rend, car un remede auffi falutaire mérite d'être connu de tout l'Univers. Voici, Monfieur, une cure dont j'ai été témoin ; une perfonne diftinguée à qui je fournis des bandages, m'ayant fait confidence au mois de Juillet dernier, qu'en 1781 elle avoit eu le malheur d'attrapper une ch. . . . . dont elle fut traitée par un Médecin très-habile, tous les fymptômes difparurent ; à part un léger mal de tête qu'elle éprouvoit tous les jours & qui a augmenté au point qu'il eft devenu continuel ; elle m'a affuré avoir fait une infinité de remedes fans éprouver le moindre foulagement. Je lui ai confeillé votre Eau, d'après les grands éloges que j'en avois entendu faire par des perfonnes qui en avoient fait ufage. Je fus affez heureux pour lui infpirer la confiance qu'il mérite ; le même foir elle en prit une cuillerée à bouche, dormit très-bien ; mais jugez, Monfieur, de fa furprife ; lorfqu'à fon reveil elle s'apperçut d'un écoulement virulent d'une nature plus mauvaife que celui qu'elle avoit avant fon premier traitement ; elle vint le lendemain m'en faire part ; je l'en félicitai, & lui confeillai de continuer, ce qu'elle a fait pendant dix jours, au bout defquels elle s'eft trouvée parfaitement bien portante. L'écoulement & les maux de tête ont difparus ; il lui eft refté un appétit dévorant. Permettez, Monfieur, que je vous rende les millions de remerciemens qu'elle m'a fait comme n'appartenant qu'à vous feul. Et quoique je n'ai pas l'honneur d'être cornu de vous, faites-moi celui de me croire, votre &c. *Signé* GIRARD, Maître-ès-Arts de la Faculté de Paris, reçu à Saint-Côme pour la guérifon des defcentes, rue de la vieille Monnoie près celle des Lombard, à Paris.

N°. 14.

AU MÊME.

Paris le 16 Octobre 1783.

Je ne me trompois pas, cher Huſſon, lorſque je vous diſois que vos ennemis ſaiſiroient avidement l'hiſtoire de la feue dame de la Motthe. M. Petit, Médecin, du Palais Royal, dont la lettre d'obſervation a été rendue publique, n'oublie pas les occaſions de ſignaler ſon zèle *per vicos & compita.* Il y a environ deux mois qu'il fit la rencontre de M. Doré, mon parent, dans le Palais Royal. Vous le connoiſſez. M. Petit n'eut rien de plus empreſſé que de lui faire part de l'événement de la mort de la dame de la Motthe. Comme M. Doré eſt de la claſſe de ces hommes ſages & réfléchis, qui ne ſe laiſſent pas ſurprendre par des mots, ce Docteur a échoué net dans ſon deſſein de lui faire peur. Sa réponſe a été toute ſimple : la voici. Un remede qui a mérité par ſes bons effets, tant & de ſi beaux ſuffrages que ceux dont l'Eau Médicinale eſt favoriſée, ne peut être meurtrier, & il lui confirma auſſi tôt les ſurprenantes guériſons opérées ſur ſa couſine mon épouſe, dans les années 1775 & 1782.

Peu de tems après, ce même M. Petit fit la rencontre de M. Chandelet, Docteur en Médecine, auquel il fit pareillement le détail de ſes obſervations, attribuant à l'énergie de l'Eau Médicinale la mort précipitée de ſa malade. Ce Médecin, de bonne foi, répondit qu'il ne reconnoiſſoit pas dans ce récit les effets de l'Eau Médicinale ; qu'il ſeroit difficile de perſuader que ce remede fût auſſi dangereux ; que différentes perſonnes de l'art qui en avoient ſuivi les procédés, avouoient que c'étoit un bon remede.

J'ai reçu, il y a quelque tems la viſite d'un Docteur de la Faculté de Paris ; il ne s'eſt pas nommé : il m'aſſura être de bonne foi, & que des perſonnes dignes de confiance l'avoient convaincu de l'efficacité de l'Eau Médicinale ; qu'il ſe propoſoit d'en faire perſonnellement l'expérience, & en feroit l'eſſai ſur une pauvre malade de pluſieurs années, cruellement tourmentée de douleurs ſciatiques, qui avoient réſiſté à tous remedes. Il me demanda quatre priſes de votre Eau Médicinale, cher Huſſon, avec diminution de prix en faveur de la malade. J'ai cru devoir l'en gratifier, & n'ai rien voulu recevoir. Ce Médecin me promit ſon Certificat, mais je ſuis ſans aucunes de ſes nouvelles. Il aura eu peur de la Sinagogue : *Petrus ſeque-batur à longè ut videret finem.* J'ai appris ſeulement que ce Doc-teur étoit particuliérement connu de M. Dumont de Valda-joux, dont vous connoiſſez le zèle à publier votre importante découverte. Je ſuis tout à vous, votre ami. *Signé* POLLISSARD, Négociant, rue Geoffroy-l'Aſnier, N°. 39.

N°. 15.

M. POLLISSARD.

De Montargis le 20 Octobre 1783.

Monſieur, mon pere eſt très-bien portant. Je le poſſede, graces à l'Eau Médicinale qui nous l'a rendu. Elle fait ici de belles cures. Un de nos Meſſieurs, attaqué depuis un mois de la fievre quarte, la premiere doſe a retardé ſa fievre de cinq heu-res ; la ſeconde la lui a ôté ; il n'y a que notre Directeur à qui trois priſes conſécutives n'ont fait aucun effet. Il ſe plaint tou-jours de ſes démangeaiſons de boutons. Il s'eſt décidé à repren-dre une médecine d'Apothicaire. Je vous réitere mes remercie-mens de vos bontés pour moi, & vous prie de me croire avec une reconnoiſſance ſans bornes, Monſieur, &c. *Signé* TEZENAS, fils.

N°. 16.

M. HUSSON.

Paris le 22 Octobre 1783.

Monſieur, j'ai reçu avec le plus grand plaiſir la bouteille d'Eau Médicinale que vous avez eu l'honnêteté de m'envoyer. Je vous prie, Monſieur, d'agréer mes ſinceres remerciemens ; j'y aurai recours dans le beſoin, avec la plus grande confiance. Les effets ſalutaires & ſurprenans que je lui ai vu produire ſur pluſieurs ſujets, vous doivent faire autant de partiſans qu'il y a d'hommes amis de l'humanité, & ſi une découverte auſſi intéreſſante trouve des détracteurs, ils ne peuvent être que dans la claſſe des ames viles qui ne déclament contre les bonnes chofes que parce qu'ils font jaloux des avantages qu'en retire leur auteur, & que lui feul mérite. J'ai l'honneur d'être, Monfieur, votre, &c. *Signé* GIRARD, Chirurgien, rue de la vieille Monnoie près celle des Lombards.

N°. 17.

M. POLLISSARD.

De Caen le 23 Octobre 1783.

Monfieur, je n'ai guere fait ufage de l'Eau Médicinale que dans des cas défefpérés; je l'ai cependant adminiftrée à un de mes enfans âgé de fix ans; attaqué d'une fievre quotidienne, il en a pris fix gros en fix prifes; il a été purgé doucement; l'enfant eft devenu on ne peut plus foible; fes forces paroiffent reprendre; mais la fievre ne l'a pas encore quitté abfolument; je l'ai adminiftrée à deux autres malades d'une fievre du même genre, fans plus de fuccès. Il eft vrai qu'à l'un, je n'en ai donné que deux demi-prifes, à l'autre quatre; je voudrois favoir de quelle maniere en faire ufage comme fébrifuge; peut-être faut-il des dofes plus fortes, plus répétées? Le nouveau recueil d'obfervations m'inftruira peut-être fur ce point. Je crois pouvoir affurer que je dois la vie d'un enfant de fix ans à une demi-prife de l'Eau. Cet enfant couché dans la chambre de fon pere, malade d'une fievre maligne milliaire, fut attaqué de la même maladie. Depuis fix jours la fievre étoit violente, la tête abforbée, la peau feche, la langue, les levres noires, il paroiffoit fur la poitrine quatre ou cinq grains de milliaire criftaline; on ne pouvoit adminiftrer aucun médicament, quelques cuillerées de cidre étoient tout ce qu'on pouvoit faire paffer; j'y ajoutai un gros de la liqueur. Après quelques heures d'un peu d'agitation le ventre s'ouvrit; il y eut une évacuation abondante & folide; la fueur furvient accompagnée d'une éruption générale; la langue s'humecta, laiffa tomber fa croute ainfi que les levres; la tête fut libre le lendemain; l'enfant demanda des alimens; ça été le feul médicament employé. . . . .

L'article des goutteux eft des plus pofitifs. Un Juge de notre Ville, goutteux depuis bien des années, en a éprouvé le plus grand foulagement , & je certifie d'après lui, qu'il n'en a jamais fait ufage fans voir le paroxifme difparoitre. Un autre goûtteux de mes amis a vu, par deux prifes, difparoitre l'accès qui le retenoit quelquefois plus de fix femaines. J'ai été ré- clamé pour un malheureux grabataire de vingt & quelques mois, qui ne changeoit de place que quand on le portoit ; je jouis du plaifir de le voir marcher feul & s'éloigner un peu de fon domicile. Ces jours derniers une de fes mains devint comble avec des douleurs aiguës ; une heure après l'incorpo- ration de la liqueur il s'endormit paifiblement, fe réveilla fans douleurs & fans enflures ; il eut plufieurs évacuations enfuite, dans lefquelles il rendit du fang pur. Sur la demande que je lui fis s'il n'avoit point eu autrefois des hémorroïdes , m'ayant répondu affirmativement, je le tranquillifai. Par fes évacuations il s'eft trouvé foulagé de maux de reins violens. Une dame de quelques lieues d'ici, ayant la fievre depuis quinze mois, la ratte, le foie d'un volume & d'une dureté énorme, a fait ufage de l'Eau. Huit prifes faifant feize gros, ont anéanti, (m'a-t-on écrit) la fievre & rendu les vifceres à leur état naturel à-peu-près : j'attends la confirmation abfolue pour vous l'attefter : cette cure mériteroit bien une place dans la lifte. J'ai l'honneur d'être votre, &c. *Signé* DEJEAN, D. M. M. & Profeffeur Royal en Médecine.

No. 18.

AU MÊME.

De Montereau le 26 Octobre 1783.

Je vous avoue, cher ami, que malgré mon zèle pour le re- mede de M. Huffon, j'ai été obligé de me paffer de fon Eau pour détourner les perfonnes qui s'adreffoient à moi pour en avoir, & les engager à en faire venir de chez vous. On s'eft imaginé que je devois la donner gratis. Tout le monde en a voulu avoir, & perfonne ne m'a payé, quoiqu'ils ayent été tous guéris. Je n'ai pas voulu en refufer dans cette circonftance cri- tique, où tous les malades qui n'en ont pas ufé ont été, on ne peut pas plus mal, tandis que les buveurs d'Eau Médicinale fe

tiroient d'affaire & très-promptement. Il y a long-temps que
j'en manque & j'en suis désespéré, parce que nous avons dans
ce Pays-ci une quantité prodigieuse de malades qui sentent aujourd'hui la nécessité d'avoir recours à un remede qui a si bien
réussi à d'autres attaques de la même maladie. J'ai promis d'en
faire venir, à condition que je n'en donnerois à qui que ce
soit que pour son argent. On en est affamé, & je crois qu'on
en sentira maintenant plus que jamais la nécessité d'en faire
usage. Si vous jugez à propos de m'en envoyer vingt - quatre
gros, je ne les distribuerai qu'à ceux qui voudront les payer,
& je vous en enverrai l'argent pour en r'avoir d'autres sous la
même condition.

J'ai reçu des nouvelles de M. de Bonnissant de Vertus en
Champagne. Il me marque que Madame son épouse continue
à se bien porter, & qu'elle n'a pas le moindre ressentiment de
sa malheureuse maladie d'épilepsie, qu'elle avance fort dans sa
grossesse. J'attends qu'elle soit accouchée pour vous envoyer
le détail de sa guérison opérée par l'Eau Médicinale. Plusieurs
goutteux, fievreux ont été très-bien guéris à Vertus, & M. de
Bonnissant me marque que tout le monde veut avoir de l'Eau
Médicinale, & que mon nom est en bénédiction dans ce Pays-
là pour la leur avoir indiquée.

Madame de Saint-Méant, ainsi que Madame sa mere, qui en
ont fait venir de chez vous de ma part, sont totalement guéries des maux affreux qu'elles éprouvoient depuis long - temps
à l'estomac; elles crient miracle, & vont de porte en porte
pour annoncer à tout le monde le prodige de leur guérison.
Adieu mon cher ami, croyez - moi toute la vie votre, &c.
Signé T H U I N, Curé de Saint-Maurice de Montereau.

N°. 19.

AU MÊME.

De l'Orient, le 27 Octobre 1783.

Je dois à l'Eau Médicinale de M. Husson la vie de mon fils
aîné, enfant âgé de quatre ans seulement, mais bien constitué,
abandonné de la Médecine après trois mois de fievres, à la

fortie d'une fievre écarlatine , ayant une boufiſſure générale
avec épanchement dans le tiſſu cellulaire, dans un état à ne
s'en rien promettre ; après avoir épuiſé les ſecours de l'art, déſeſpéré de ſon état, & ne ſçachant plus à quel Saint me vouer,
un de mes amis me conſeilla de lui faire faire uſage de l'Eau
Médicinale qu'il avoit apporté de Paris, qui priſe à petite doſe
ne pouvoit produire que de bons effets : je tentai ce dernier
moyen qui me réuſſit au-delà de mes eſpérances. Un demi-
gros que je lui paſſai le ſoir, lui procura pluſieurs ſelles le
lendemain, & lui fit rendre un grand ver vivant, ſur les onze
heures du matin, accompagné de bile jaune, verdâtre : cette
premiere doſe diminua de beaucoup la boufiſſure du viſage &
des mains. Quatre jours après, la même doſe fut répétée , ce
qui lui procura pluſieurs ſelles : la journée ſuivante diminua ſenſiblement la boufiſſure, lui rendit un peu de coloris à la peau
& le fit encore vomir une fois, le ſur-lendemain à quatre heures
du matin , il rendit encore un très-grand ver vivant. La fievre , quoique moins forte, perſiſtoit toujours. Quatre jours après
je lui repétai une troiſième & même doſe, elle ne me parut
faire d'autre effet ſenſible que de lui tenir le ventre libre, lui
procurant de vingt-quatre heures en vingt-quatre heures, deux
ſelles ſeulement en raiſon des alimens que cet enfant prenoit
toujours, quoiqu'en petite quantité. Peu content de l'effet
de cette priſe, le troiſieme jour ſuivant je lui en fis prendre
un gros. La nuit fut paiſible ; à quatre heures du matin il eut
une ſelle qui fut ſuivie de huit à neuf dans le courant de la
journée, deux à trois la nuit ſuivante où il rendit encore un
très-grand ver par le haut, mais ſans vomiſſement ; l'enfant
l'ayant ſaiſi dans ſa gorge avec le doigt. Le lendemain & la nuit
ſuivante, les évacuations ſe ſuivirent au point que l'enfant a
ſubi trente-deux évacuations en trois jours & trois nuits ſans
interruption , ce qui nous inquiéta prodigieuſement , quoique
l'enfant n'en parut pas plus affoibli , repoſant tranquillement
après chaque évacuation. (*Nota*. Que le ſecond ou troiſieme
jour il fut pris d'une hémorragie d'un ſang ſereux qu'il rendit
du cerveau, qui dura au moins deux heures, & dans laquelle

il baigna cinq mouchoirs fans difcontinuation, ce qui nous in-
quietta finguliérement.) La fievre fe trouva diffipée, ainfi que
la boufiſſure générale & l'épanchement. L'enfant fut pris d'un
appétit dévorant que l'on avoit peine à modérer, obligé de lui
faire faire des fix à huit repas par jour ; à peine avoit-il avalé
le dernier morceau qu'il falloit lui promettre de lui apporter
bientôt quelqu'autre chofe. Huit jours fe font paffés ainfi fans
fievre, au bout defquels elle a reparu en renouvellant nos inquiétudes. Je pris le parti de l'envoyer à la campagne, me flat-
tant que le changement d'air lui feroit favorable ; je le purgeai
doucement avec une médecine ordinaire, mais la fievre per-
fiftant & le ventre fe météorifant, je pris le parti de lui donner le fuc de limon joint au café pur, à la dofe d'une cuillerée
à bouche, cela lui enleva la fievre à la premiere dofe, qui fut
continuée trois jours de fuite ; mais la fievre ayant reparu nous
répétâmes votre remede pendant trois jours, ce qui détruifit
la fievre. Depuis ce temps - là l'enfant s'eft bien porté, a repris des forces & de l'embonpoint, le ventre feulement a refté
tendu médiocrement, mais fenfiblement pendant près de trois
mois, & aujourd'hui elle eft abfolument difparue ; deforte qu'il
jouit de la meilleure fanté poffible, ce dont je vous prie
de faire part à M. Huffon, à qui le fuccès répété de fon Eau
doit faire plaifir. Je fuis, Monfieur, &c. *Signé* GENTHON,
Apothicaire de l'Amirauté.

N°. 20.

AU MÊME.

De Tanqueux le 28 Octobre 1783.

Tout ce que l'on m'a mandé de Paris, Monfieur, contre
l'Eau Médicinale, ce qui a été mis dans le Journal de Médecine & autres, m'avoit occafionné la plus grande frayeur
fur l'ufage de cette Eau, dont cependant j'avois éprouvé de
bons effets. Je n'ofois plus en donner à perfonne, de peur de
devenir homicide dans le fait, de gens que j'avois intention
de guérir : cependant je me fuis enhardi dans deux circonftances
que je veux vous raconter. Deux enfans étoient malades dans
la même maifon ; l'un étoit à moi, & l'autre étoit fon frere de

lait. Le Curé de Chamigny, qui eſt un homme qui a beaucoup de connoiſſances en maladie, & qui les voyoit l'un & l'autre, m'aſſuroit que mon fils ſe tireroit de ſa maladie, mais que l'autre ne pouvoit pas en revenir; & la mort de cet enfant qui m'étoit étranger, paroiſſant aſſurée & prochaine, je crus pouvoir riſquer à cet enfant un gros de l'Eau Médicinale. Le combat fut violent entre cette eſſence de vie & le germe de mort; mais la victoire demeura à l'Eau Médicinale. Une ſeule priſe a guéri l'enfant; & le mien qui étoit ſuivi par un bon & très-bon Chirurgien, & par le Curé, a été emporté par le mal, malgré tous les ſecours (le trois Septembre dernier).

La deuxieme circonſtance a été ſur une Domeſtique que j'avois chez moi, qui avoit complication de maux, fievre putride, mal de tête violent depuis trois mois, mal réglée, étouffement, vapeurs, &c. Pour cela le Chirurgien l'avoit ſaignée du pied; mais le mal de tête continuoit toujours, & l'étouffement étant devenu plus conſidérable, j'envoyai à la Ferté ſous-Jouarre pour avoir un Médecin ou Chirurgien, & voir quel ſecours on pourroit donner à cette fille. La quantité de malades qui étoient alors dans la campagne, fit qu'on ne trouva perſonne. Dans cette circonſtance je dis : je vais donner deux gros d'Eau Médicinale, je ne laiſſerai pas mourir cette fille ſans eſſayer cette Eau. Je lui fis avaler, il étoit trois heures après-midi. Sur les cinq heures arriva le Chirurgien : je lui dis l'alarme que j'avois eu, ainſi que toute ma maiſon. Je le prévins que j'avois fait prendre deux gros de cette Eau, pour qu'en conſéquence il ne lui fit rien prendre. Il ordonna de la mettre dans le bain, cela fut exécuté. Mais le bain n'empêcha pas l'effet du remede; elle eut un vomiſſement dans lequel elle rendit trois vers tous vivans, longs de huit à dix pouces, & enſuite en rendit par en bas des paquets & des humeurs affreuſes : depuis elle a été de mieux en mieux; & au bout de dix à douze jours elle a été en état d'aller à ſon Pays, à Clermont en Argonne, par la diligence, où nous ſçavons qu'elle eſt arrivée en fort bonne ſanté.

J'ai fait un petit voyage à Paris ce mois-ci, & le lendemain de mon arrivée je fus pour aller voir M. le Comte de la Femas, mon coufin, qui nouvellement arrivé de Moulins, étoit logé à l'Hôtel d'Efpagne, rue Dauphine. C'étoit le Mercredi 15 ; on me dit qu'il repartoit le Vendredi. Sur le regret que je témoignai chez lui de ne pouvoir le voir, on me dit qu'il étoit allé chez M. Cadet, Apothicaire, rue Saint-Honoré, pour voir des curiofités ; j'y fus. Dans la boutique on me dit que je trouverois M. de la Femas avec des dames au premier. Je montai tout de fuite. Je trouvai madame Cadet, qui me dit que M. de la Femas étoit parti. Je contai par occafion que fur le vû du Certificat que M. Cadet avoit donné à madame de l'Efcalopier au fujet de l'Eau Médicinale, j'en avois fait plufieurs expériences avec fuccès. Sur ce elle me dit, c'eft donc de l'ancienne que vous avez eu, car la premiere étoit très-bonne, & M. Cadet a certifié qu'il n'y avoit rien de malfaifant ; mais on l'a gâtée, & elle eft très-dangereufe. Je lui dis Madame c'eft depuis fix femaines que j'en ai fait des expériences, entr'autres à une fille chez moi, que l'on croyoit qui alloit mourir. Je lui en ai donné une prife ; cela lui a fait rendre des vers & des horreurs épouvantables, & elle a été guérie ; là-deffus elle dit pour des vers je le crois bien, c'eft l'effet du mercure ; il n'y a rien qui les chaffe comme le mercure (1). Mais M. Cadet, depuis qu'il l'a décompofée en dernier, a trouvé que cette Eau étoit dangereufe & très-mauvaife, & qu'elle ne reffemble point du tout à la premiere.

A qui M. & Madame Cadet perfuaderont-ils qu'un homme qui a été affez heureux pour faire la découverte d'un excellent remede, iroit lui-même le gâter, & s'expofer à perdre tout le fruit de fes recherches & fon bien être ? Il eft plus fenfible que les....... font intéreffés à le décrier, & que le mercure & autres chofes malfaifantes que M. Cadet a trouvé dans la derniere analyfe de cette Eau, y ont été inférées par ceux qui ont, aux dépens de l'humanité, le vil intérêt de la décrier. Je viens d'en éprouver l'efficacité ces jours-ci fur la femme d'un Compagnon Maçon de mon Village. On la difoit très-mal

---

(1) L'invraifemblance de cette affertion eft prouvée fans réplique ; voir ci-après, page 57, la déclaration de M. Affier Périça, & celle de la Dame Petit, page 60.

Dimanche.

Dimanche. Son fils vint à huit heures du foir de la part du Curé de Chamigny, me demander une drife pour elle : c'étoit une fievre putride. Elle a eu une évacuation très - avantageufe, & le mari eft venu le matin me remercier, me difant qu'il me devoit la vie de fa femme, qui n'a prefque pas de fievre, & qu'on regarde comme guérie. J'ai un Domeftique incommodé qui en doit prendre ce foir, & la façon dont m'a parlé Madame Cadet de cette Eau, fait que j'ai plus de confiance que jamais en la prenant directement chez vous. J'ai cru vous faire plaifir, Monfieur, en vous mandant ce détail, & je vous prie de me croire votre, &c. *Signé* C O U R T I N, Comte d'Uffy. Du Château de Tanqueux, près la Ferté-fous-Jouarre ; & à Paris en fonHôtel, rue neuve Saint-Paul.

<h2 style="text-align:center">N°. 21.</h2>

AU MÊME.

De Chablis le 28 Octobre 1783.

Monfieur, l'Eau Médicinale a fait des biens infinis aux perfonnes à qui j'en ai donné ; parmi celles qui en ont fait ufage fe trouve ma belle fœur, qui eft guérie & bien rétablie d'un dévoiement qui la tenoit depuis huit mois. Je vous prie de m'en procurer & envoyer vingt - quatre prifes en petites bouteilles que vous voudrez bien faire arranger dans une boîte, & la faire mettre au Carroffe de Dijon qui paffe à Tonnerre, à l'adreffe de Monfieur Feuillebois de Lifle, Négociant à Tonnerre. Vous obligerez, Monfieur, votre, &c. *Signé* FEUILLEBOIS.

<h2 style="text-align:center">N°. 22.</h2>

AU MÊME.

De Conflans le 5 Novembre 1783.

Monfieur, j'ai l'honneur de vous faire mes remerciemens de l'incomparable écrit que vous avez eu la bonté de joindre aux bouteilles que j'ai envoyé chercher chez vous. Je me ferois acquitté de ce devoir auffitôt la réception, fi je ne m'étois propofé d'y ajouter l'effet du remede, il a eu fon efficacité ; la malade à qui on l'a adminiftré pour des violentes attaques de goutte qui la retenoient perclufe depuis Pâques, marche très-bien, dort bien, a grand appétit quoiqu'elle n'ait pas eu de

D

nombreufes évacuations, il ne lui refte de tous fes maux qu'une petite roideur dans une épaule ; mais comme depuis fa dernière prife d'Eau Médicinale, qui étoit la furveille de la fête de tous les Saints, elle a de petites purgations, l'on efpere que le miracle fera complet : cette fille qui eft une de nos Sœurs converfes âgée de foixante ans, eft goutteufe depuis plus de dix ans. Le Pere Bazile me charge de vous faire fes complimens & fe porte très-bien ; la malade eft venue lui faire fes remerciemens avant la troifieme prife ; je n'ai pas manqué de lui faire les miens pour avoir donné à notre Maifon la connoiffance de ce fpécifique, qui eft un nouveau bienfait du Créateur, & une marque évidente que fon efprit repofe fur l'Autéur. Tous bons patriotes doivent faire des vœux pour fa confervation & pour la vôtre, Monfieur, qui n'oubliez rien pour en faire connoître la précieufe valeur.

J'ai lu avec bien du plaifir la feconde collection que le Pere Bazile m'a apporté, il n'eft pas difficile de voir que l'on n'en veut qu'au fecret de M. Huffon. La baffe jaloufie de ceux qui s'efforcent d'arrêter le progrès de la publicité des merveilles qu'il opere, ne peut tourner qu'à leur confufion vu le grand nombre de témoins dignes de foi qui lui font redevables de leur exiftence ; quant à moi, je me ferai un devoir de religion de le confeiller à toutes les perfonnes de ma connoiffance. J'ai l'honneur d'être, Monfieur, votre, &c. *Signé* Sœur TRUDON dite SAINTE-JULIE, Religieufe de Conflans-l'Archevêque.

N°. 23.

AU MÊME.

Paris 7 Novembre 1783.

J'attefte que me trouvant attaqué d'une violente colique d'eftomac & d'entrailles, laquelle, au dire d'un Chirurgien habile, tendoit à l'inflammation de bas-ventre, après avoir pris tous les remedes indiqués, les douleurs étant toujours les mêmes, c'eft-à-dire, fi atroces qu'elles me faifoient tomber du front une fueur abondante & froide qui effrayoit les perfonnes préfentes ; dans cette fituation cruelle je me déterminai à prenûre deux gros d'Eau Médicinale ; quelques heures après les douleurs se ralentirent, & successivement se calmerent après quelques évacuations.

Le même Chirurgien étant survenu, ne put s'empêcher de me témoigner sa surprise, me déclarant, ainsi qu'il l'avoit fait à toutes les personnes de ma famille, qu'il m'avoit vu dans le danger le plus imminent.

Mon domestique, nommé Lacourroie, eut une diarrhée qui avoit dégénéré en flux de sang ; il éprouvoit de violentes douleurs d'entrailles qui lui occasionnerent la fievre : d'après ma propre expérience je ne balançai pas à lui faire prendre deux gros de l'Eau Médicinale, & l'effet n'en a pas été moins heureux ni moins prompt. Enfin, Monsieur, le mois de Septembre dernier, étant à Auxerre, un autre domestique à moi, nommé *Subtil*, fut atteint d'une fievre dont les accès étoient longs & violens ; je n'avois pas eu la précaution de me munir d'Eau Médicinale, il fallut donc avoir recours aux secours ordinaires qui, après un mois, parvinrent à le mettre en état de supporter la route, mais le mal-aise subsistoit toujours. Il n'avoit point d'appétit & étoit de la plus grande foiblesse ; de retour à Paris la fievre l'attaqua de nouveau, alors je lui administrai deux gros d'Eau Médicinale, & le lendemain il éprouva de l'appétit, se rétablit très-promptement, & jouit de la meilleure santé.

Je desire, Monsieur, que ces faits, que l'intérêt seul de l'humanité me porte à publier, puissent ajouter à la confiance que mérite la précieuse découverte de M. Husson & pouvoir le convaincre, ainsi que vous, des sentimens avec lesquels j'ai l'honneur d'être, Monsieur, votre, &c. *Signé* DE LISLE, Capitaine d'Infanterie, rue du Fauxbourg Saint-Jacques, N°. 64.

N°. 24.

AU MÊME.

De Troyes le 12 Novembre 1783.

Monsieur, laissez fermenter les têtes, l'Eau Médicinale ne peut s'accréditer qu'autant qu'elle aura des adversaires ; les préparations antimoniales, la poudre d'Helvétius, & tant d'autres médicamens héroïques ont eu les leurs ; aujourd'hui ils tiennent le premier rang dans les Pharmacopées, &c. Le gazetier de santé, les journaux clabauderont, bavarderont, fulmineront ; plus ils feront de bruit (ils ne peuvent faire que cela), plus ils exciteront, piqueront la curiosité, donneront envie de faire connoissance avec l'Eau Médicinale, *nitimur in vetitum.* L'Eau Médicinale prouvée salutaire, efficace par des faits, des observations, prendra le dessus, & les mal voulans seront bientôt confondus. Que peut faire le procès verbal d'ouverture de cadavre ? Rien de si équivoque que cette maniere de procéder pour décrier un remede quelconque, & comme vous dites fort bien, a beau mentir qui vient de loin : quand même Me . . . . . jadis mon disciple à Montpellier, *novi hominem ;* que répondra-t-il à des certificats authentiques ? Si la liste, le détail des malades tués par l'Eau Médicinale, n'est pas mieux travaillée que celle dont nous menaçoit M. Petit fils, je ne lui conseille pas de la produire. *Signé* COLLET, D. D. en Médecine.

N°. 25.

AU MÊME.

De Saint-Omer en Artois le 20 Novembre 1783.

Monsieur, l'Eau Médicinale de M. Husson, dont vous avez le dépôt, produit dans la Province d'Artois & dans la Ville de Saint-Omer, les meilleurs effets : plusieurs personnes qui en ont fait usage pour des maladies longues & désespérées en ont obtenu une parfaite guérison. Je vous prie, Monsieur, de donner à mon commissionnaire qui est chargé de vous payer, vingt-quatre onces de cette Eau Médicinale dans de petites bouteilles de quatre onces, avec le livre qui enseigne l'usage. . . . . Ne pourriez-vous point, Monsieur, pour la commodité du public établir à Saint-Omer un bureau de distribution, je vous assure que l'Eau Médicinale s'accrédite de jour en jour ; il seroit fâcheux qu'elle se trouvât contrefaite par des charlatans intéressés & mal-intentionnés ; jugés de tous les maux qui en résulteroient. J'ai l'honneur d'être , Monſieur ; votre , &c. *Signé* MOORIN DE BOMICOURT.

N°. 26.

M. HUSSON.

De Troyes le 7 Décembre 1783.

En multipliant , Monſieur, les autorités , l'Eau Médicinale s'accréditera. Je ſuis enchanté que vous ayez le ſuffrage de M. Dejean ; la faculté de Caen eſt célebre. Vous ſemblez avoir à cœur la déſertion du Sr . . . . , il n'a pas aſſez de célébrité pour faire une ſenſation préponderante ; s'il ſe réunit aux adverſaires c'eſt un . . . . qu'ils auront de plus pour eux ; de pareils perſonnages ne ſont point à redouter ; & ce remede a pour lui des cures ſurprenantes, des miracles, *ſi ratio pro nobis, quis contrà nos ?*

Nous avons ici un Chevalier de Saint-Louis (M. Bourgeoin, il réſide ordinairement à Paris) , qui eſt grand partiſan de l'Eau Médicinale , & en a éprouvé des effets admirables ; il lui doit, à ce qu'il dit par-tout, la guériſon de pluſieurs maladies. Me trouvant dernierement en compagnie avec lui, il en fit beaucoup d'éloges , & , ſans me connoître, m'engagea beaucoup à en faire prendre à ma malade, la maîtreſſe de la maiſon ; vous parlez à un converti, à un apôtre, lui dis-je ; Madame en a déjà pris deux priſes dont elle ſe trouve à merveille. Agréez mon reſpect. *Signé* COLLET , D. M. M. Doyen du College de Médecine à Troyes.

N°. 27.

AU MÊME.

Paris le 9 Décembre 1783.

Voici, mon cher Huſſon, un fait opéré par votre Eau Médicinale , bien intéreſſant & digne de l'attention des perſonnes de l'art.

Antoine Jullien, Compagnon Charpentier, & Marguerite Bordelet ſa femme, Ouvriere pour les Chapeliers, ont une fille âgée de douze ans, qui a été long-temps malade d'une rétention d'urine rebelle à tous remedes ; ils ont donné à leur fille l'Eau Médicinale à la doſe de deux gros ; trois priſes de ſemaines en ſemaines. L'enfant n'en a point été purgé ; mais l'effet du re-

mede s'eſt porté vers l'eſtomac & le bas-ventre, & il y a excité un travail interne conſidérable. Le peu d'aiſance des pere
& mere ne leur permettant pas de continuer l'uſage du remede,
l'enfant a ceſſé le traitement environ dix à douze jours, après
lequel délai la petite fille a ſubi une évacuation de matiere
purulente, à la ſuite de laquelle elle a rendu par la voie
des urines une pierre oblongue de ſept lignes de longueur ſur
huit à neuf d'épaiſſeur. J'ai obſervé que cette pierre eſt un
peu minée & friable dans la partie la plus épaiſſe qui m'a paru
en être le noyau : elle eſt de couleur tirant ſur un gris foncé.
(D'où penſez-vous que pourroit venir cette incavation ?) L'enfant a repris auſſi-tòt des couleurs, de l'appétit ; les urines, à
dater de cette époque, ont coulé librement & abondamment ;
ſa ſanté ſe ſoutient ; la pierre rendue eſt entre les mains des pere
& mere. Leur demeure eſt rue du Poirier, Quartier Saint-
Merry, près celle Pierre-au-Lard, maiſon d'un Mercier. Ce
fait remarquable a eu lieu dans les derniers jours du mois
dernier. J'en ai informé pluſieurs perſonnes de l'art, entr'autres
le R. P. Potentien & divers Religieux de la Charité, & autres
qui ont vu l'enfant avant cet événement, & qui ont pu s'aſſurer
de la vérité du fait. Ainſi, cher Huſſon, votre inclination
à deſirer plus particuliérement le ſoulagement, la guériſon des
perſonnes peu accomodées de fortune, ſe trouve pleinement
ſatisfaite par une expérience auſſi heureuſe, ce qui doit ſoutenir votre courage dans le but que vous vous êtes propoſé
de faire jouir l'humanité de votre découverte. Les Médecins
vraiment eſtimables & qui jouiſſent d'une réputation juſtement
méritée, loin de combattre votre remede, conviennent des faits,
deſirent que le principe en ſoit connu, & qu'il ſoit adminiſtré
par les perſonnes de l'art. Vous connoiſſez, cher Huſſon,
les ſentimens d'amitié avec leſquels je ſuis, votre ami. *Signé*
POLLISSARD, Négociant, rue Geoffroy-l'Aſnier, Nº. 39.

Nº. 28.

M. POLLISSARD.

Paris, le 28 Décembre 1783.

Monſieur, j'ai emporté à la campagne les différentes bou-

téilles d'Eau Médicinale que j'avois prifes chez vous avant
mon départ. Je les ai remifes à une perfonne à qui je et def-
tinai, & dont j'ai eu l'honneur de vous parler, mais ces perfonnes n'ont pu en faire ufage faute d'inftructions fur la maniere de les employer, que j'ai égarée. Parmi ces bouteilles
il y en a fix que je deftinois à mon pere qui a 77 ans ; il eft
d'un tempérament bilieux qui l'oblige de fe purger fouvent.
L'année derniere, au mois de Novembre, il eut une maladie
furieufe dont il manqua mourir. Avant cette maladie il éprouva
des douleurs dans le bas-ventre & au côté gauche, avec des
étourdiffemens fréquens. Dans un de ces étourdiffemens, il
tomba à la renverfe & fans connoiffance. Il refta fans connoiffance pendant quatre heures, malgré les fecours qu'il re-
çut. Il fe rompit en tombant quelques vaiffeaux dans le corps,
qui lui firent rendre par le fondement une quantité confidérable de fang clair, comme celui qu'on tire dans une faignée.
Son Chirurgien prétendit que ce fang provenoit de vaiffeaux
rompus. Le Médecin prétendit au contraire qu'il provenoit d'un
dépôt qui s'étoit formé dans le corps : en conféquence, il ne
le purgea que très-foiblement, & lui laiffa le fond de l'humeur qui avoit occafionné la maladie. Au mois d'Octobre dernier, les mêmes fymptômes reparurent, il s'y joignit un rhume
des plus forts, qui me faifoit beaucoup craindre une fluxion de
poitrine & de la fievre. J'étois chez lui dans ce moment. Je
lui confeillai l'Eau Médecinale. Il s'y détermina. Ce fut moi
qui la lui adminiftrai, & voici comment je m'y fuis pris pour
lui rendre la fanté en peu de tems. Comme je voyois beaucoup de danger pour fes jours fi la premiere médecine ne faifoit pas un grand effet, & que toutes mes bouteilles avoient
éprouvées de l'évaporation dans la route, je remplis exactement la bouteille que je deftinois pour la purgation. Je lui
donnai enfuite à petites dofes le matin, pendant cinq jours, ce
qui me reftoit de la bouteille qui avoit fervi à remplir, &
une autre bouteille entiere. Dès le premier jour, le rhume qui
étoit très fec, devint plus bénin, & la fievre fut moins forte.
Le lendemain les crachats commencerent à aller très-abondam-

ment, ce qui a continué pendant les 5 jours, au bout desquels voyant que la poitrine n'étoit plus embarrassée, je lui donnai le soir sur les 10 heures, la bouteille que j'avois remplie. A 6 heures, il commença à aller à la selle, cela continua pendant trois jours, de loin en loin, sans douleur & sans le fatiguer; il rendit pendant tout ce tems une quantité considérable de bile noire qui infectoit. Le premier jour sur les 2 heures après-midi, il éprouva pendant quelques heures des envies de vomir, il ne vomit pourtant pas. Mais il commença ensuite à rendre une quantité considérable de bile & de gravier par les urines, ce qui a duré pendant le reste de l'effet de la médecine, à la fin de laquelle il se trouva débarrassé de toutes ses douleurs, & plus qu'il n'avoit jamais été à la suite d'une médecine. La fievre n'a plus reparue, le rhume a achevé de se dissiper quelques jours après, & l'appétit est revenu aussi-tôt l'effet de la médecine cessé. Voilà, Monsieur, l'usage que j'ai fait d'une partie de vos bouteilles, & un témoignage que je dois à la vérité. J'ai l'honneur d'être avec beaucoup de reconnoissance, Monsieur, votre, &c. *Signé* GASSELIN, Bourgeois de Paris, rue Payenne, au Marais.

N°. 29.

A M. HUSSON.

Paris le 4 Décembre 1783.

Mon cher Husson, la lettre de M. Petit, insérée d'abord dans la Gazette de Santé, & depuis peu dans le Journal de Paris, & autres observations qui ont paru dans différens journaux, n'ont réellement fait d'impression que sur des gens superficiels; ceux qui réfléchissent n'en sont pas la dupe; *sunt verba & voces, prætereaque nihil.* Et en effet, comment un remede susceptible d'occasionner la gangrenne chez un sujet, ne la procureroit-t-il pas à une infinité d'autres? Du moins l'exemple ne seroit pas unique, sur-tout depuis dix ans que votre Eau Médicinale est connue. Mais il est bon de vous munir d'une preuve du contraire qui pourra vous servir un jour; la voici :

Madame Panchin, jeune femme d'un tempérament délicat, épouse d'un Trésorier & Payeur des rentes rue du Sentier, a pris au commencement de cette année environ vingt prises de deux gros, dont quelques-unes de trois, de votre Eau Médicinale pour un mal de tête rebelle à tous remedes les plus savamment administrés ; Madame Panchin a pour Médecin M. de la Motte, Docteur-régent de la Faculté de Médecine de Paris, qui a suivi l'Eau Médicinale dans ses effets ; ce Médecin sage & éclairé, d'un mérite reconnu, n'a point remarqué que l'Eau Médicinale ait donné la gangrenne à sa malade ; il ne s'est pas même apperçu du plus petit inconvénient ; Madame Panchin a au contraire obtenu un mieux sensible ; sa guérison finale n'a point eu lieu à la vérité ; & c'est une expérience qui, en justifiant l'Eau Médicinale contre l'assertion hasardée de M. Petit, prouve seulement que votre découverte, toute supérieure qu'elle est, aura ses écueils. Je pourrois, mon cher Husson, vous citer une infinité de personnes qui ont pareillement pris votre Eau Médicinale en maladies rebelles aux remedes connus, & qui n'ont rien éprouvé de dangereux. Je suis tout à vous, cher Husson. *Signé* POLLISSARD, Négociant, rue Geoffroy-l'Asnier, N°. 39.

DÉCLARATION de M. ASSIER PÉRICA, *Ingénieur du Roi, & breveté par Sa Majesté pour les instrumens de physique expérimentale, demeurant à Paris, rue Geoffroy-l'Asnier, près la rue Saint-Antoine.*

M. Périca expose que depuis 30 ans il travaille à la construction des instrumens de physique, & notamment à la composition des barometres & thermometres, ce qui le met dans la nécessité de travailler continuellement le mercure. Il a observé, par expérience habituelle, que ce n'est pas, à proprement parler, le mercure en soi qui occasionne les accidens fréquens & dangereux qu'éprouvent tous ceux qui le travaillent, mais que ces accidens sont occasionnés principalement par les vapeurs qui s'échappent de ce métal lorsqu'on le travaille au feu ; ce sont ces vapeurs presque insensibles qui s'introduisent dans le corps humain, par la respiration, par l'odorat & par tout les pores, ce qui occasionne des coliques violentes, des

maux de reins , des tremblemens , des affections nerveufes &
autres maux indéfiniffables , à tous ceux qui travaillent en
ce genre.

Que s'étant particulierement appliqué en 1780 & 1781 ,
à perfectionner les barometres & thermometres, il s'eft vu
dans la néceffité de chercher à purifier le mercure , afin de connoître la condenfation & dilatation, tant du mercure que du
verre. Il étoit obligé de mettre le mercure dans de petites
bouillottes de verre , de placer ces bouillottes fur des bains
de fable , de prendre enfuite ce mercure pour l'introduire dans
des tubes de verre , & de les faire enfuite bouillir fur le feu
de charbon ardent. Delà il eft arrivé fouvent que ces tubes
remplis de mercure , & ainfi mis en ébullition fe caffent , que
le mercure s'eft exhalé & a diffipé ces vapeurs ; il a même
éprouvé qu'un tube contenant quatre livres de mercure deftiné
pour le cabinet du Roi , ayant caffé dans l'ébullition qui
avoit pour objet de le purger d'air , le mercure s'eft totalement évaporé de telle forte, qu'on n'a plus apperçu qu'une
efpece de vapeur blanche , dont on n'a pu rien conferver , ni
recueillir. Cette circonftance a fait que dans l'opération ,
il s'eft trouvé pénétré d'une dofe confidérable de l'évaporation du mercure , ce qui lui a occafionné les plus grandes
incommodités , notamment des maux de reins & des coliques
affreufes , un tremblement confidérable , d'agitations prodigieufes
de nerfs , & une jauniffe univerfelle. Il fut malgré cela obligé
de fe rendre à Verfailles par ordre du Roi , le 5 Septembre ,
quelques jours avant le départ de Sa Majefté pour Fontainebleau ;
mais il fe trouva fi prodigieufement incommodé des vapeurs
du mercure qu'il avoit travaillé, qu'il fut obligé de revenir à
Paris pour y chercher le remede à fes maux , qui lui donnoient
la plus grande inquiétude , & cela fans avoir pu faire à Verfailles les opérations pour lefquelles il étoit mandé.

Ce fut alors qu'il apprit que l'Eau Médicinale étoit le moyen
le plus propre à lui procurer fa guérifon ; il n'eut point de peine
à fe déterminer à en prendre, d'après la bonne réputation de
ce remede , & les atteftations multipliées de fes bons effets.

[59]

Il n'en a pris néanmoins qu'une seule dose de deux gros, mais l'effet qu'ils ont produit fur lui eft trop important & trop remarquable pour qu'il puiffe fe difpenfer d'en faire part au public. En effet, ayant pris la dose dont il s'agit, le 7 Septembre 1783, il a été purgé abondamment pendant deux jours confécutifs, fans tranchées, ni douleurs, & fans éprouver aucunes incommodités ; les maux de ventre, de poitrine & de reins fe font entiérement diffipés ; les tremblemens ont difparus, ainfi que la jauniffe ; & ce qu'il y a de particulier, c'eft que ledit fieur Affier Périca a trouvé le mercure en nature dans les felles qu'il a produites ; il a même remarqué que le mercure fortoit fenfiblement par fes pores, notamment entre fes ongles & fa peau, quoiqu'il n'eût point travaillé le mercure tant qu'à duré l'opération du remede qui lui étoit adminiftré. Il doit même dire que pour s'affurer de l'effet de ce remede, & pour vérifier s'il étoit vrai que c'étoit du mercure qui lui fortoit des pores de la main ; il prit une piece d'or, la frotta pendant un peu de tems, & s'apperçut que cette piece blanchiffoit d'une maniere fenfible, ce qui ne lui permit pas de douter de la vérité de fon affertion. Il avoit deffein de prendre une feconde & une troifieme dofe d'une eau auffi merveilleufe ; mais s'étant fenti gueri dès la premiere, ayant repris fa gaieté & fon embonpoint, ayant vu confidérablement dégroffir fon ventre, & la jauniffe dont il étoit couvert ayant totalement difparue, il s'eft contenté de la premiere dofe, & n'a pas éprouvé depuis la moindre incommodité.

Cette expérience eft trop-remarquable fans doute, pour ne point mériter la plus férieufe attention ; tous ceux qui travaillent le mercure, & qui en éprouvent les dangereux effets, ont le plus grand intérêt, fans doute, de connoitre un remede auffi précieux, & ne peuvent trop fe hâter d'en faire ufage pour leur guérifon.

L'Académie a promis des prix & des récompenfes à ceux qui donneront des mémoires, ou qui produiront des expériences propres à rendre les opérations des arts mécaniques moins mal-faines & moins dangéreufes ; il eft louable, fans doute, de s'occuper de ces moyens intéreſſans ; mais il n'eſt pas moins important de trouver des remedes ſimples, faciles & efficaces contre les ravages trop fréquens & trop funeſtes que les opérations des arts mécaniques occaſionnent ; & l'expoſant oſe atteſter avec vérité & avec confiance que l'Eau Médicinale eſt le plus grand ſpécifique poſſible contre les maux que la manipulation du mercure occaſionne ; & il ne doute pas, d'après l'expérience qu'il a faite, que ce remede ne ſoit également puiſſant contre toutes les maladies des Miroitiers, Peintres, Doreurs ſur métaux, Broyeurs de couleurs, & autres dont il eſt parlé dans le proſpectus du nouveau prix extraordinaire propoſé par l'Academie des Sciences pour 1783. *Paris, ce 30 Décembre 1783. Signé* ASSIER PÉRICA.

M. l'Abbé Rougeault, Vicaire de St. Euſtache, a conſeillé l'uſage de l'Eau Médicinale, & en a ſuivi les effets dans la maladie grave dont on va donner le détail (1).

La dame Petit, épouſe du ſieur Petit, maître Doreur ſur métaux, rue Grenier St. Lazare, maiſon d'un Fondeur, d'une complexion très-délicate, maladive par tempérament, ſujette à des attaques de nerfs fréquentes, avoit encore à la ſuite de couches été expoſée à des accidens de lait : ſon état après une infinité d'eſſais en remedes différens ſans aucuns ſuccès, avoit dégénéré en ſpaſmes & ſincopes ſi fréquens, qu'elle ſubiſſoit pluſieurs fois dans la journée des évanouiſſemens ſuivis quelquefois de convulſions ; ces ſortes d'états lui prenoient dans les rues, à l'égliſe, à table, & même dans le lit ; les traitemens de tous genres n'ayant rien pu faire ſur cette Dame, elle étoit décidée ainſi que ſon mari à n'en plus faire, lorſque dans les premiers jours de Novembre, cette Dame ſe trouvant dans l'Egliſe de St. Euſtache, elle tomba évanouie avec convulſions ; M. l'Abbé Rougeault dont elle venoit d'entendre la Meſſe, la fit porter à la Communauté des Prêtres, & aver-

______

(1) Ce récit eſt rendu public ſur une permiſſion expreſſe de M. l'Abbé Rougeault.

tit fon mari. Il lui recommanda expreſſément de donner de
l'Eau Médicinale à fon époufe, ce qui fut exécuté fur le champ;
un gros calma en très-peu de tems l'agitation de la malade,
elle vomit extraordinairement des humeurs de toutes efpeces,
d'une confiftance qui étonnerent les perſonnes qui avoient foin
de la malade. L'embarras de l'eftomac que la dame Petit ex-
primoit par le terme d'une *barre*, fut diffipé dès les premiers
vomiſſemens, les felles fuccéderent aux évacuations du haut;
enfin l'effet du remede étant ceſſé, on laiſſa repofer la malade quelques jours, avant que de réitérer le remede; comme
il reſtoit environ un gros d'Eau Médicinale de la prife enta-
mée, il fut partagé en deux, & donné de deux jours l'un, à la
malade, pour lui éviter les évacuations trop conféquentes; mais
ces deux demi-gros ainfi divifés & donnés, n'opererent aucun effet fenfible, finon quelques mal-aifes ou naufées; la
malade éprouva à la fuite un mieux très-fatisfaifant; l'eftomac
fut fortifié, les digeftions fe firent très-bien; en un mot, cette
Dame a été en peu de tems abfolument rétablie, & depuis
près de deux mois, elle n'a rien reſſenti de fon ancien état,
elle a repris les travaux de fa profeffion, malgré la quantité
d'inconvéniens auxquels elle eft fujette à caufe des vapeurs arfénicales, mercurieles & cuivreufes. M. Marcadier, Chirurgien de la malade, n'a pas ignoré ce fait fi remarquable, ainſi
qu'un grand nombre de voifins, amis & parens. M. Badoullaut,
ancien Epicier-Droguifte, en a été témoin.

Cette obfervation eft de la plus grande importance pour les
Artiftes en métaux, dorures & peintures.

*DÉCLARATION de M. Hebert, Régiſſeur des vivres de la
Marine à Toulon, de préfent à Paris, logé rue Montmartre,
au coin de celle du Croiſſant, maifon de M. de Saint-Marc,
du 26 Décembre 1783.*

Madame de Beaurepaire, époufe d'un Capitaine de vaiſſeau
du Roi à Toulon, affligée d'une maladie ancienne très-compliquée, & dont les fymptômes & autres circonftances n'of-

froit aux gens de l'art aucun caractere décidé, après un long
& très-rigoureux traitement, ayant les véſicatoires en différentes parties du corps, s'eſt trouvée enfin réduite à la derniere extrêmité. Dans cet état abſolument déſeſpéré, abandonnée des perſonnes de l'art, ſans reſſources & l'agonie ſon-
nante, un Chanoine de la Cathédrale, informé de l'état de
la malade, & qui alloit pour conſoler les pere & mere de
cette jeune Dame, fut averti en entrant dans la maiſon, qu'il
ſeroit aſſez inutile qu'il entrât, parce que la malade alloit expirer; il monta néanmoins dans la chambre de la malade : elle
avoit le râle, ſes yeux étoient renverſés ſans mouvement ni
connoiſſance. Cet Eccléſiaſtique pénétré de la plus vive douleur
à l'aſpect d'une ſi affligeante ſituation, pria avec inſtance qu'on
lui permit d'adminiſtrer l'Eau Médicinale à la malade ; que
puiſqu'il n'y avoit plus de reſſources, ce ne ſeroit point
un reproche à ſe faire ſi ce remede n'opéroit pas ſur la malade le bien qu'il étoit aſſuré qu'il y pourroit faire ; qu'au
contraire, on en auroit un fondé à ſe faire de ne point employer cette reſſource déja prouvée par un grand nombre d'expériences ſupérieures à tous les remedes connus. L'aſſemblée y
conſentit. En conſéquence, on courut promptement chez M.
Boucher, Colonel du génie, que l'on ſavoit avoir toujours une
proviſion de cette eau chez lui : on en diviſa deux gros en
trois parties qui furent données de force à la malade, les
dents étant très-ſerrées; on obſerva dans l'adminiſtration des
diſtances égales ; l'effet ſe déclara d'abord pendant la nuit
par des vomiſſemens, & la malade rendit du lait en abondance. Les ſelles ſe déclarerent enſuite par une ſemblable évacuation; à la différence que dans celles-ci on y remarqua non-
ſeulement du lait, mais encore des humeurs affreuſes & des
glaires amoncelés ; la malade reprit bientôt connoiſſance ; tous
les ſimptômes de mort diſparurent : à un deuil & à une triſteſſe générale, ſuccéda en moins de 24 heures, une joie inexprimable. Ce fait eſt à la connoiſſance de toute la ville de
Toulon.

*DÉCLARATION de M. Sellier, Horloger, hôtel de Calais,
rue Mauconseil, du 31 Décembre 1783.*

M. Sellier expose qu'il a un fils âgé de dix-huit ans, qui étoit sujet dans son enfance à des humeurs & des gourmes abondantes qui dégénérerent en noueure, ou rachitis, avec marasme.

Cet état a été suivi de mouvemens convulsifs périodiques avec léthargie dont l'enfant s'est trouvé fréquemment surpris, & d'où il ne sortoit qu'avec une absence d'esprit & un extérieur d'imbécillité très-affligeant ; il étoit ordinairement quinze jours dans cette triste situation. Un de ces états des plus extraordinaires, est celui dont il fut saisi il y a environ neuf mois. Il sortit un matin ayant la tête absolument perdue, prit la route d'Orléans, marchant avec précipitation pendant un jour & une nuit. Arrivé dans la forêt d'Orléans excédé de fatigue, il revint à lui, & reprit entiérement connoissance. Il poursuivit son chemin & se rendit à Orléans, où, après avoir resté quelques heures seulement, il reprit la route de Paris. L'Exposant dans la derniere inquiétude, ainsi que la Dame son épouse, firent, tant à la Police qu'à l'Archevêché, toutes les démarches nécessaires afin d'obtenir des ordres pour la recherche de leur fils. Il consigna son signalement dans les papiers publics. Au retour de ce jeune homme, on essaya en vain de le guérir ; entr'autres accès de cette nature qu'il a subis depuis, il lui en survint un il y a environ trois mois, qui fut accompagné des symptômes suivans. On remarqua qu'étant occupé aux ouvrages d'horlogerie, ses yeux s'égarerent, & qu'ils restoient fixés sur un seul objet ; qu'ils étoient très-saillans ; que son visage pâlissoit, devenoit jaune, & finalement d'un morne plombé. Les bras, les cuisses & les jambes se roidirent, & devinrent avec tout le reste du corps, inflexibles. L'Exposant & son Epouse pénétrés de la plus vive douleur de voir leur fils dans une si triste position, ne sachant quel remede lui donner utilement. Dans cette indécision, ils furent conseillés de lui donner de l'Eau Médicinale, ce qu'ils exécuterent sans délai. On lui donna deux gros qui parurent ne rien opérer, du moins extérieurement. Le lendemain on administra un troisieme gros d'Eau Médicinale qui n'eut point d'effet sensible, mais on s'apperçut que le visage reprenoit sa couleur naturelle, que la vue étoit moins fixe : alors les levres se desserrerent, ainsi que les dents. L'inflexibilité & la roideur des membres diminuerent sensiblement, & cesserent absolument. Enfin ce jeune homme revenu à lui-même, interrogea ceux qui l'environnoient, & leur demanda ce qu'ils lui avoient donné ; que c'étoit à l'agitation extraordinaire interne qu'il avoit ressenti dans le bas-ventre qu'il devoit son réveil ; qu'il lui sembloit avoir dormi un tems infini, ou plutôt avoir cessé de vivre. A dater de

cette époque l'état de rachitis, ou de marafme, a diminué pro-
greffivement, & enfin le jeune homme a repris de l'embonpoint,
des couleurs, des forces, en un mot; il n'a pas fubi de rechûtes,
ni le moindre reffentiment de fon ancien état.

La maladie dont on vient de donner le détail, a été connue
en partie par *M. Gaflines*, Maître en Chirurgie ; & *M. Salomé*,
Maître en Pharmacie, rue & vis-à-vis Saint-Paul.

Nota. Au moment où fe termine l'impreffion de ce Recueil,
une Dame, parente de M. de la Motte-Piquet, Lieutenant-Général des Armées Navales de Sa Majefté, donne avis à l'Auteur
de l'Eau Médicinale, que cet illuftre Commandant vient de faire
fur lui-même l'expérience la plus heureufe de fon Remede dans
un violent accès de goutte.

M. le Chevalier de Bevy, Major du Régiment de Picardie,
mande de Saint-Omer à M. le Houx, Infpecteur de Police, qu'il
a pris dans une maladie grave l'Eau Médicinale à petite,
moyenne & haute dofe, toujours fans le moindre inconvénient.

Il obferve de plus l'avoir fait donner à un Soldat du Régiment, qui étoit fou, & qu'aucun remede n'a pu foulager. Il a recouvré le bon fens à la neuvieme prife, & il jouit d'un jugement
fain.

M. le Chevalier de Bevy rendra fon Certificat public, appuié
d'un récit détaillé de la maladie de ce Soldat, par le Chirurgien
du Régiment, ainfi que du traitement fait avec la feule Eau Médicinale.

Obfervation intéreffante.

M. le Baron d'Efpagnac a un fort beau chien de chaffe auquel
il étoit furvenu une maladie des plus fingulieres, qui paroiffoit
provenir d'une très-grande âcreté de fang. Elle s'eft manifeftée
par une maladie de peau très-douloureufe, avec éruption de
gros boutons fuppurans. L'animal perdit tout fon poil, il avoit
la chair d'un rouge de feu, il fouffroit au point d'hurler prefque
continuellement. M. le Baron d'Efpagnac fit avertir un Gué-
riffeur d'animaux qui l'ayant examiné, jugea la maladie des
plus dangereufes, déclara qu'elle exigeoit un traitement méthodique, comme la faignée, des boiffons, lavemens, &c. & il
demandoit un louis d'or pour les frais, fans garantir la cure.
M. le Baron convaincu de l'efficacité de l'Eau Médicinale, fit
donner à ce chien trois gros en trois jours. L'animal fut purgé
convenablement. Les douleurs cefferent dès la premiere prife,
& l'efpece de farcin dont il étoit couvert, fut diffipé ; il reprit le
plus beau poil, & en très-peu de tems. On a vu ce chien auffi
gai, auffi vif & bien portant qu'avant fa maladie.

Cette obfervation eft une nouvelle preuve de l'utilité de l'Eau
Médicinale dans les maladies des animaux, & qu'elle feroit
d'un très-grand fecours pour leur confervation.

INDÉPENDAMMENT des Lettres & Certificats qui forment ce supplément, on pourra se procurer un plus grand nombre de témoignages de l'efficacité de l'Eau Médicinale, par les personnes ci-indiquées qui l'ont éprouvé elles-mêmes, qui l'ont administré à d'autres, ou qui en ont été témoins.

S ç A V O I R ;

M. Barbette, premier Médecin de la Marine Royale à Toulon, a fait diverses expériences avec l'Eau Médicinale; sa satisfaction est telle qu'il en prescrit fréquemment l'usage.

M. Rolland, Docteur en Médecine de la Faculté de Montpellier, Médecin des Hôpitaux Militaires de l'Armée de Bretagne, pour diverses expériences.

M. Loiseau, habitant la ville de l'Orient, résidant actuellement à Paris, où il s'est transporté depuis plus de trois mois pour s'y faire traiter d'une hydropisie ancienne avec complication de goutte & obstructions qui ont résisté aux traitemens méthodiques les mieux réfléchis; ce malade a été conseillé de faire usage de l'Eau Médicinale dont il a éprouvé les effets les plus satisfaisans. L'hydropisie & les accessoires ont tellement cédés à l'action de l'Eau Médicinale, que la guérison seroit très-avancée sans les contre-tems de la saison. On a observé que l'Eau Médicinale a fait évacuer des humeurs en si grande quantité, & d'une nature si extraordinaire, qu'il y a tout lieu de croire que le malade contenoit plusieurs obstructions, & que les remedes administrés précédemment, n'avoient point attaqués ces humeurs foncieres & primitives. M. Bellier, Chirurgien vis-à-vis le Temple, a suivi le traitement.

M. Ravel, Chirurgien, rue des Mauvais Garçons, fauxbourg St. Germain, a connoissance de divers faits remarquables opérés par l'Eau Médicinale.

M. Girard, Chirurgien Herniaire, a vu & suivi les effets de ce remede sur différentes personnes.

M. Clément, ancien Officier, chef des Fourriers du Roi, rue du fauxbourg St. Denis; pour un traitement à l'égard de son Domestique, d'après les avis & conseils de M. Dumont de Valdajoux, dont il a obtenu le plus grand succès,

M. de Sommer, Grand-Bailli de St. Vaast à Arras, pour diverses expériences.

M. de Toulorge, Doreur-Argenteur, d'un tempérament foible, sujet à des maladies fréquentes, que son état sembloit multiplier, & dont la suite a été un scorbut considerable, lequel a résisté aux remedes les mieux combinés, a pris dans cette circonstance l'Eau Médicinale. Quelques prises ont dissipé cette fâcheuse maladie ; il est connu de M. la Motte, rue de la Verrerie, près celle St. Bon, qui a conseillé le remede.

M. Duchemin, maître Maçon, entrepreneur de bâtimens près la rue du vieux Colombier & de l'ancien noviciat des Jésuites, a éprouvé les effets les plus salutaires de l'Eau Médicinale, à la suite d'un traitement méthodique inutile à son égard, pour une paralysie sur la langue, dont l'Eau Médicinale a dissipé les plus fâcheux symptômes, en lui rendant la parole assez libre.

La dame veuve Cornelle, maîtresse Paveuse, rue des Juifs, au Marais, affectée d'un scorbut ancien qu'aucuns remedes n'a pu enlever, a pris l'Eau Médicinale d'après les avis de M. Balbi, ancien Apothicaire, elle a obtenu une prompte guérison tant du scorbut que des ulceres internes dans le gosier, qui provenoient sans doute du même principe. Le Chirurgien de la malade a eu connoissance de ce traitement.

Le R. P. ex-Supérieur général des Minimes. Le P. Infirmier & autres tant de la maison de Paris, que de Passy. Le R. P. Infirmier des Convalescens de la Charité.

Le R. P. Chaumit, Procureur général des Cordeliers, maison de l'Ave-Maria, a éprouvé un effet prompt & très-satisfaisant de l'Eau Médicinale dans une violente attaque de goutte dont le paroxisme a été dissipé en peu d'heures ; & quoique cette goutte soit très-ancienne, il n'en a point ressenti d'accès, & il jouit depuis de la meilleure santé. Plusieurs Religieux de la même maison sur le vû de cette heureuse expérience, ont pris de l'Eau Médicinale pour différentes causes, ils en ont pareillement éprouvé les bons effets.

Dom Soubreux, Bénédictin à l'Abbaye de Bonneval.

M.

M. le Curé de Barbault, près de Melun.

M. l'Abbé Thomé, Prieur de Nemours.

Plusieurs Religieux de la Maison des Capucins, rue St. Honoré.

M. le Baron du Roncerait.

Madame la Comtesse de Lossan.

Madame la Marquise de Gourgues, rue neuve St. Paul.

M. le Marquis de Montilly.

M. le Marquis de St. George.

MM. les Chevaliers de Berry & de Bomicourt, à St. Omer.

M. Badoullaut, ancien Epicier-Droguiste, rue Chapon.

M. Raymont de St. Sauveur, Intendant de Perpignan.

M. le Comte de Malartic, premier Président du Conseil supérieur de Roussillon, pour diverses expériences.

M. Romain, premier valet-de-chambre de S. A. S. Mgr. le Duc de Chartres.

M. Benezet, Agent général des Etats de Languedoc.

M. Parmentier, marchand Epicier, rue de Richelieu.

M. Dumorait, hôtel de Charny, rue du Petit Musc.

M. le Bailli de la Ferté.

Le sieur Meunier, Fermier à Compan, route de Meaux, près Claie, guéri avec quelques prises d'Eau Médicinale, d'une humeur très-âcre répandue sur tout le corps, de maux de jambes avec ulceres. Son état étoit désespéré, tous les remedes les mieux combinés ayant échoués, le Chirurgien du lieu a suivi le traitement.

Le valet-de-chambre de M. de Baujon, fauxbourg St. Honoré.

M. Pelletier, Banquier, vieille rue du Temple près celle des Rosiers, a éprouvé sur lui, ainsi que sur Madame son épouse, les effets les plus satisfaisans de l'Eau Médicinale, & ls ont eu connoissance des guérisons qu'elle a opérée sur beaucoup d'autres à qui ils ont conseillé ce remede.

M. Brunault, même rue & maison.

Le premier Valet-de-Chambre de M. le Lieutenant de Police.

OBSERVATIONS

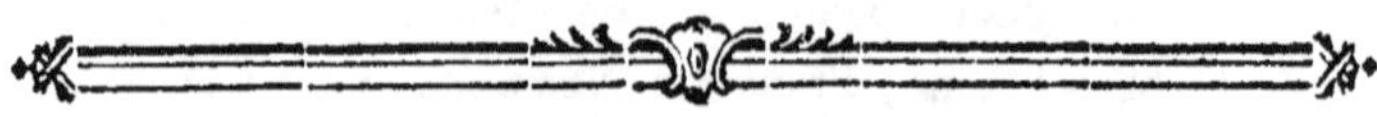

Sur les propriétés de l'Eau Médicinale, découverte par M. HUSSON, ancien Officier au Service du Roi résidant à Sedan.

L'EAU Médicinale est l'extrait simple d'une plante dont les propriétés ont été ignorées des anciens comme des modernes. Cette découverte a été faite il y a douze ans; depuis cette époque, les expériences en ont constamment prouvé l'efficacité & l'utilité.

La vertu principale de cette Eau est de purifier complettement la masse du sang & de se porter directement sur le local affligé; c'est ainsi qu'elle opere la guérison de maladies contraires.

Ce remede leve les obstructions, dissipe les maladies de congestion, comme la goutte, la sciatique, le lait répandu, & généralement toutes les maladies qui procedent du vice du sang ou des humeurs, sur-tout lorsque ces maladies ne sont point trop invétérées, & que la nature, dans le malade, est encore assez forte pour agir conjointement avec le remede.

Les effets de cette Eau sont toujours en raison de la qualité plus ou moins viciée de l'humeur, de sa ténacité & de son ancienneté. Son action est plus ou moins vive, ses effets plus ou moins prompts dans de certains sujets que dans d'autres.

L'Eau Médicinale est d'une grande ressource dans les cas difficiles, critiques, & lorsque les remedes connus sont impuissans. * Une prise ou deux font souvent cesser les dangers qui résultent des fièvres putrides inflammatoires, des Petites-Véroles & des maladies compliquées, qu'elle prévient & dont elle dissipe les dépôts.

Cette Eau n'est point émétique, encore qu'il y ait des ⬛ où elle fasse vomir ; elle supprime les vomissemens, même le *Cholera-Morbus*. Amie de la nature, elle n'attaque point les solides, mais seulement les liquides superflus : elle découvre des maladies ignorées, & qui échappent souvent à la connoissance des Médecins les plus habiles.

L'Eau Médicinale, indépendamment de sa vertu purgative, a encore la propriété de guérir, en certains cas, sans évacuer, sur-tout lorsqu'elle est administrée en *altérant*. On observe que cette Eau n'est point propre aux Pulmoniques & ne peut guérir la Paralysie fixée ; elle fait périr les vers, notamment le *Tænia* connu sous le nom de Ver solitaire. N'agissant que sur les fluides, elle ne peut guérir les Polypes, les Squirres, & autres excroissances internes.

Plusieurs expériences prouvent que l'Eau Médicinale guérit l'Epilepsie & la folie accidentelle & récente, qu'elle éloigne & modere les accès de celles invétérées.

* *Voir le Certificat ci-après.*

E 2

Nota. Diverſes expériences ont conſtaté l'efficacité de l'Eau Médicinale dans les Epidémies, les Epizooties & la rage.

Elle a le même empire ſur les maladies pédiculaires & ſievres vermineuſes, ainſi que ſur le ſcorbut.

Conduite & régime à obſerver dans l'uſage de l'Eau Médicinale.

LES perſonnes d'un tempérament échauffé, & difficiles à émouvoir ſe prépareront à l'uſage de ce remede, par un régime qui conſiſte à éviter les alimens mal-ſains, comme les ragoûts, pâtiſſeries, ſucreries, les laitages, les liqueurs, le café, le chocolat, les viandes noires, *notamment les œufs* ; il faut faire concourir ce régime avec quelques boiſſons délayantes & les lavemens. L'Eau Médicinale ſe prend le ſoir, en ſe mettant au lit, à la doſe de deux gros, ou deux cuillerées à café, dans deux cuillerées à bouche d'eau commune froide, ſans avoir ſoupé, ou trois heures après un léger repas ; ce remede n'agit ordinairement que huit heures après l'avoir incorporé. Le lendemain, dès que l'effet de ce remede ſe manifeſte, à chaque évacuation il faut boire du thé léger, ou du bouillon aux herbes, ou une limonade cuite, *au choix & au goût du Malade.* Si à l'occaſion de l'effet du remede, on éprouve *des nauſées, des malaiſes, vo-*

miſſemens, abondantes évacuations, ou des révolutions,
il ne faut nullement s'en inquiéter, ces ſortes d'états,
ſuite ordinaire de l'embarras dans les premieres voies,
durent au plus vingt - quatre heures, & arrivent rarement, après lequel tems, on éprouve du ſoulagement. Les ſujets échauffés & nerveux ſubiſſent ordinairement des révolutions, ſur-tout lorſqu'ils ne ſont
pas aſſez préparés. Mais dans tous les cas, ſans aucun
danger, les ſuperpurgations ne ſont pas à craindre.

Si, à la premiere priſe de cette Eau, on n'eſt
pas, ou ſi on eſt peu purgé, alors il faudra reprendre
une même doſe quatre jours après au ſoir : ſi au contraire ce remede a convenablement purgé, on attendra
huit jours, avant que de réitérer & l'on continuera
ainſi, de huit jours en huit jours, juſqu'à parfaite
guériſon.

Les tempéramens faciles à émouvoir, pourront
prendre ce remede ſans aucune préparation, en ſe
conduiſant, comme il vient d'être dit. Dans les cas
ſubits d'apopléxie, léthargie, catalepſie, paralyſies ;
accès de goutte, colique d'eſtomac & d'entrailles &
néphrétiques, d'indigeſtions, fiévres violentes, tremblemens, irritations de nerfs cauſées par la vapeur du
mercure, du plomb, & du broyement du verd-de-
gris, de céruſe & autres poiſons, on doit adminiſtrer
deux ou trois cuillerées à café, ſuivant l'âge, la
force & le tempérament du malade, ſans égard ſi
le ſujet a mangé ou non, & le laiſſer tranquille. Les
enfans à la mamelle ſeront purgés ſi l'on fait prendre
l'Eau Médicinale aux nourrices. Quant aux enfans
ſevrés juſqu'à 12 ans, ainſi que les perſonnes exté-

nuées & très-délicates, on leur fera prendre le remede depuis une demi-cuillerée à café, jufqu'à une
cuillerée & demi au plus ; les femmes enceintes pourront faire ufage de ce remede au commencement
& dans tout le cours de leur groffeffe : elles éviteront les maladies de leur état, l'accouchement fera
moins douloureux & moins laborieux. Cette Eau
peut être prife pendant le tems des regles qu'elle
favorife, ainfi que dans le tems critique, dont elle
prévient & écarte les dangers. L'expérience prouve
qu'elle eft fpécifique contre *les fleurs blanches* ; les
dartres, les écrouelles, dans les maux vénériens.

L'Eau Médicinale fe prend en *altérant*, c'eft-à-dire,
à très-petites dofes de demi-cuillerée, le matin à jeun
ou le foir deux heures après un fouper léger, dans
un peu de vin, de bouillon, ou de thé, plufieurs jours
de fuite. Cette maniere d'en ufer convient aux perfonnes difficiles à émouvoir pour fe préparer à fe
purger, ainfi qu'à ceux que les affaires privent de
tout loifir, dans les cas d'épuifement, de conva-
lefcence, de pertes, de dyffenterie, d'hydropifie &
d'afthme, dans les affections nerveufes, les dérange-
mens d'eftomac, ainfi que les infirmités de le vieilleffe.
Dans tous ces cas fi l'on eft purgé fenfiblement, on
mettra quelques jours d'intervalle.

Cette Eau fe donne encore avec fuccès en lavement, dans les cas de conftipations, d'ardeurs d'entrailles & dans les maux de reins. On doit avant
prendre un lavement d'eau naturelle ; après l'avoir
rendu, on mettra dans un demi-lavement deux ou
trois gros d'Eau Médicinale, que l'on gardera à peu.

près une demi-heure : cette maniere d'en user, est dans tous les cas une ressource de plus pour les personnes qu'une répugnance invincible empêchent de se purger autrement.

Lettre de M. CADET, de l'Académie des Sciences, Apothicaire, à Madame la Marquise de L'ESCA-LOPIER, contenant le rapport de l'analyse de l'Eau Médicinale.

MADAME LA MARQUISE,

J'AI l'honneur de vous adresser l'analyse que vous avez désirée de M. Parmentier & de moi, vous pouvez être sûre, que nous y avons porté l'un & l'autre la plus grande attention.

Je suis avec respect ; &c. &c.

Madame la Marquise de l'E. . . . . desirant savoir si un remede dont elle dit être contente des effets, ne contient point de minéraux ou autres substances contraires à la santé, a chargé MM. Cadet & Parmentier de l'examiner, & de lui en donner leur avis.

Ce remede est une liqueur transparente, de couleur de Bierre un peu foncée, dont l'odeur & le goût ressemblent beaucoup au Vin d'Espagne, mais ayant une saveur amere, qui annonce la présence d'une matière extractive végétale obtenue par la voie de l'infusion.

Nous avons employé enſuite les réactifs les plus puiſſans en chymie pour tâcher d'y découvrir des matieres métalliques, telles que préparations mercurieles, arſénicales, cuivreuſes, antimoniales, &c.

La maniere rigoureuſe dont nous avons procédé, tant ſur la liqueur que ſur celle rapprochée par l'évaporation, nous fait prononcer affirmativement qu'elle ne contient rien de ſemblable.

Quant à la ſubſtance amere végétale, dont participe cette liqueur, qui paroît avoir un vin d'Eſpagne pour baſe, il eſt impoſſible à l'Art de pouvoir déterminer la plante, ou les plantes dont elle a été extraite.

Il réſulte de cette analyſe, que le remede dont il s'agit, ne renferme rien de Métallique ni de corroſif, & que ſi Madame la Marquiſe de l'E..... eſt contente de ſes effets, ainſi qu'elle l'aſſure, elle peut continuer d'en uſer avec la plus grande confiance.

Fait à Paris, ce 24 Mai 1782.

Signé, Parmentier & Cadet.

Je déclare que la liqueur mentionnée au préſent rapport d'analyſe de MM. Cadet & Parmentier, eſt le remede de M. HUSSON, ancien Officier, réſidant à Sedan, connu dans le public ſous le nom d'*Eau Médicinale*.

Fait à Paris, ce 24 Mai 1782.

Signé, D......P...... l'E......

Nous ſouſſigné Jean-Marie Collet, Docteur en

Médecine de l'Université Ludovicée de Montpellier, ancien Professeur Royal de Physique en ladite Université, Conseiller du Roi, son Médecin ordinaire aux Bailliage & Siége Présidial de Troyes, Doyen du Collége de Médecine de la même ville, Associé & Correspondant de la Société Royale de Médecine, certifions que depuis plusieurs années, nous ferions usage de l'Eau Médicinale de M. Husson, dans le traitement de différentes maladies; que loin de nous être apperçu d'aucuns effets contraires & dangereux, nous l'aurions donnée & vu donner aux malades avec le plus grand succès, dans des cas graves & même désespérés, ainsi qu'en temps & lieux, nous le ferons apparoître par le détail de nos observations multipliées.

A Troyes, le 6 Janvier 1783.

Signé, COLLET, D. MM.

LETTRE de Madame la Baronne D'ESPAGNAC à M. Cadet de Vaux, Apothicaire.

Du 6 Septembre.

Je suis bien éloignée, Monsieur, d'applaudir à la fausse démarche dans laquelle vous avez engagé M. votre frere : vous avez compromis sa réputation & son honneur, par la lettre que vous l'avez engagé à rendre publique. Le compte qu'il avoit rendu du résultat de l'Analyse de l'Eau Médicinale, n'étoit que l'exposé vrai & exact de ce qu'il avoit découvert. Madame la Marquise de l'Escalopier desiroit sçavoir, *si l'Eau Médicinale, des effets de laquelle elle étoit contente, ne contenoit point de minéraux & autres substances contraires à la santé.* M. votre frere, d'après l'analyse, répond que le Remede dont il s'agit *ne renferme rien de métallique, ni de corrosif, & que, si Madame la*

E

Marquife de l'Efcalopier eft contente de fes effets, ainsi qu'elle *l'affure*, elle peut continuer *D'EN USER AVEC LA PLUS GRANDE CONFIANCE.* On ne peut rien de plus précis que la question ; *y a-t-il des minéraux ou des fubftances contraires à la fanté?* La réponfe l'eft également, fur-tout quand elle eft rapprochée de la queftion. *Le Remede ne renferme rien de métallique*, voilà pour la premiere partie de la queftion ; *ni de corrofif*, voilà pour la deuxieme ; & ce qui leve toute équivoque, c'eft ce qui fuit : *elle peut continuer d'en ufer avec la plus grande confiance.*

Comment M. votre frere a-t-il pu dire depuis dans la lettre inférée au Journal, que *l'Eau Médicinale pouvoit être foupçonnée de tenir en diffolution les principes extractifs de plantes au moins fufpectes* ; c'eft fans doute pour fauver cette contradiction qu'il s'eft rendu coupable d'une infidélité bien repréhenfible, en retranchant une partie de la queftion propofée par Madame la Marquife de l'Efcalopier. *Cette demande*, dit-il, *fe bornoit à s'affurer s'il exiftoit, ou non, une fubftance métallique :* il fçavoit bien cependant que la queftion portoit, *ou autres fubftances contraires à la fanté.* Jugez à préfent, Monfieur, fi j'ai raifon de dire que vous avez engagé M. votre frere, non pas fimplement à une palinodie qui le compromet, mais encore à une infidélité qui lui fait le plus grand tort, dans l'efprit des gens honnêtes. Vous dites, Monfieur, que vous êtes *feul coupable* dans cette affaire ; vous ne penfiez pas, fans doute, que cet aveu auroit des fuites auffi fâcheufes pour vous : je vous confeille, Monfieur, de ne pas vous charger d'une pareille iniquité ; laiffez porter le fardeau à celui qui eft le vrai coupable, car M. votre frere ne fe lavera jamais d'un pareil procédé : c'eft contre fa confcience qu'il a infpiré de la défiance fur l'Eau Médicinale, puifqu'il a écrit depuis la publication de la collection des expériences, une lettre dans laquelle il dit (*), *qu'il fe réjouit de voir une reffource de plus aux maux de l'humanité.*

Ni lui, ni vous, Monfieur, n'êtes point excufés, par ce que vous dites que *l'Académie, la Société & les Médecins en général,*

____

(*) Lettre à M. Pelliffard, du 20 Mai 1783.

ne jettoient tous qu'un cri contre l'Analyse. Si la vérité avoit dicté à M. votre frere l'exposé de cette Analyse, rien ne devoit l'engager à s'en départir; & s'il y avoit eu de l'erreur dans son résultat, il devoit l'avouer simplement & sans détours, & ne pas avoir recours à un moyen aussi odieux, que celui de tronquer la question proposée par Madame la Marquise de l'Escalopier.

Ainsi, Monsieur, nous sçavons à présent le vrai motif de la palinodie de M. votre frere. Ce n'est pas l'amour du vrai, ni de l'humanité, c'est la crainte de déplaire aux Médecins. Vous nous avez donné dans cet aveu le contre-poison de cette rétractation. Il faut que les Médecins soient bien redoutables, puisqu'ils inspirent la terreur, au point de faire manquer à la vérité, à l'honneur & à la bonne foi. Je ne sçais si les Médecins seront fort satisfaits de cet aveu : au moins je suis bien sûre, pour quelques-uns, qu'ils sont très-mécontens qu'on les mette en jeu, & s'il y a des Médecins ennemis jusqu'à la fureur de l'Eau Médicinale, beaucoup d'autres plus vrais leur ont soutenu en face qu'on ne pouvoit contester les effets bienfaisans de ce Remede : & dans la Société de Médecine, qui est plus intéressée à en empêcher le débit, plusieurs n'y trouvent d'autres inconvéniens que le secret gardé vis-à-vis d'eux sur la plante dont l'Eau Médicinale est extraite.

Je ne dois pas vous laisser ignorer, Monsieur, que j'ai été étrangement surprise que M. votre frere ait fait parler M. Parmentier dans sa palinodie. *Nous croyons devoir ne pas laisser subsister. . . . . .* C'est encore un faux bien marqué, parce que M. Parmentier n'a jamais donné pouvoir de parler en son nom, & encore moins de le faire recourir à des moyens aussi peu honnêtes, que ceux qu'on a employés; je sçais qu'il en est très-griévement blessé; il n'auroit jamais permis qu'on jettât le moindre soupçon sur la fidélité des Distributeurs de l'Eau Médicinale. M. votre frere a fait une injure grave au citoyen honnête & vertueux, qui est dépositaire de cette Eau. Il sçait très-bien que la distribution ne s'en fait que chez l'Auteur en Province, & à Paris chez un de ses amis, lequel, par reconnoissance & par l'intérêt de l'humanité, s'est chargé de la distribution. C'est

donc de fa part une injure grave contre ce citoyen, que la précaution qu'il a prife d'avertir *qu'il ne garantiſſoit pas le remede
que l'on prend chez les diſtributeurs.* Je ne crois pas que M. votre
frere veuille le difputer en honnêteté, en probité, & en vertus,
avec ce citoyen recommandable : je n'ai pu que reffentir de l'indignation de le voir ainfi traité, fans néceſſité ; car à quels propos
prendre une telle précaution ? Y a-t-il la moindre vraifemblance
que l'analyfe d'un remede foit regardée comme une annonce
qu'on ne peut compter ſur l'exaĉtitude de tous les diſtributeurs ? C'eſt
donc dire une injure, pour avoir le plaifir d'injurier.

Vous avez raifon, Monfieur, de dire que je prends intérêt à
la réputation de M. votre frere ; c'eſt pour cette raifon, que
j'ai été révoltée de la lettre qu'il a rendue publique, & que
je vous ai fait part des réflexions qu'elle m'a fait naître.

La protection que vous dites que je donne à l'Eau Médicinale,
n'eſt pas chez moi l'effet de l'enthoufiafme ; elle eſt l'effet des
nombreux fuccès qu'elle a eus fous mes yeux, & de la collection des expériences faites & atteſtées par des perfonnes diſtin-
guées par leur mérite & leurs vertus fociales. Quoiqu'en difent
ceux qui voient avec peine ces fuccès, ils ne perfuaderont jamais
que des milliers de perfonnes, dont les uns ont eu la goutte la
plus douloureufe ; d'autres des dartres ; ceux-ci des plaies fcor-
butiques, invétérées, avec inflammation, &c. ils ne perfuaderont,
dis-je, jamais, que toutes ces perfonnes fe foient accordées à
dire qu'elles ont été guéries, fi effectivement elles ne l'ont pas
été. J'ai l'honneur, &c. BERGER, Baronne D'ESPAGNAC.

A BOUILLON, DE L'IMPRIMERIE
DE J. BRASSEUR.

QUATRIEME

SUITE

DES EXPÉRIENCES

FAITES AVEC

L'EAU MÉDICINALE.

PRÉFACE.

L'INVENTEUR de l'Eau Médicinale se trouve encore obligé d'entrer en lice avec ses ennemis, ou plutôt avec ceux de l'humanité ; car, quoiqu'ils prétextent leurs attaques du desir de garantir des malades imprudens d'un remede dangereux, les moyens qu'ils prennent sont indignes de personnes animées d'un pareil motif ; & toute ame honnête doit suspecter l'avis, quand le moyen qu'on emploie pour le donner est mal-honnête.

Ces prétendus amis de l'humanité, confondus par les reproches graves & prouvés que leur a fait l'Auteur, & encore plus par la multitude des certificats de personnes de toutes conditions qui attestent les heureux effets de l'Eau Médicinale, ont, sous le voile de l'anonyme, inféré dans le Mercure du 17 Avril dernier, une prétendue analyse de la seconde Collection des Expériences & de la Préface. Sans faire mention de la premiere ni de la troisieme, ni du nombre & de la qualité des personnes qui ont attesté le succès des expériences faites avec l'Eau Médicinale, ils se sont attaché à quelques raisonnemens qu'ils ont tronqués, & n'ont pas craint de jetter d'indignes soupçons sur plusieurs de ceux qui ont

A

donné ces certificats. Ils ont attribué à l'Eau Médicinale des effets qui ont été produits par d'autres caufes, & cela fans autre preuve que le defir qu'ils ont que ces allégations foient vraies.

Plufieurs perfonnes juftement fenfibles à une accufation auffi grave, ont écrit au Rédacteur du Journal pour fe plaindre de fon Extrait, lui certifier de nouveau les faits, & le prier de rendre publique, par la même voie, la Réponfe aux foupçons injurieux repandus fur leur compte par l'Auteur de l'Extrait.

L'Inventeur de l'Eau Médicinale a fait auffi une Réponfe ; il avoit même pris la précaution de la foumettre d'avance au jugement du Cenfeur qui l'avoit approuvée & qui avoit jugé que le Rédacteur du Journal devoit cette fatisfaction, & à l'Inventeur, & aux autres perfonnes qui étoient infultées dans l'Extrait. Il étoit à préfumer que tous les obftacles étoient levés, car l'Entrepreneur du Journal y confentoit. Mais on a fait d'inutiles tentatives auprès du Rédacteur du Journal ; il a trouvé qu'il n'y avoit pas d'injuftice à faire circuler dans le Public 15,000 Exemplaires d'un Extrait infidele, renfermant des faits faux & des foupçons calomnieux contre des Citoyens honnêtes. On peut juger de fa délicateffe & de fon impartialité par ce trait.

[3]

L'Inventeur eſt en état de déſigner l'Auteur de l'Extrait qui a ſu gagner les bonnes graces du Rédacteur du Mercure, au point de lui faire faire une
auſſi grande injuſtice ; mais il gardera le ſilence ſur
ſon nom & ſur ſon état, content d'avoir inſtruit
le Public que cette Diatribe mal-honnête a été con-
certée par des gens mal intentionnés & conduits
par des vues d'intérêt privé. L'Inventeur de l'Eau
Médicinale eſt tellement aſſuré de l'efficacité de ce
remede, qu'il ne craint point l'examen le plus rigoureux. Il le deſire même, il ne demande que de
l'impartialité, & il eſt ſûr de triompher de toutes
les attaques qui lui ſont livrées par l'intérêt & par
la cupidité. Il atteſte même qu'il laiſſeroit ſon remede triompher lui-même de ſes ennemis, & qu'il
garderoit le ſilence, ſi le genre d'attaque qu'on s'eſt
permis n'eût attaqué ſon honneur & celui des perſonnes honorables qui ont cru devoir rendre hommage à la vérité des faits dont ils ont été témoins.

C'eſt dans cette vue qu'il donne au Public cette
quatrieme Collection d'Expériences qui ſera précédée des Obſervations ſur l'Extrait inſéré dans le Mercure du 17 Avril, & que l'Auteur du Mercure n'a
pas voulu rendre publiques.

Depuis ces Obſervations il eſt arrivé un événement dont les Adverſaires de l'Eau Médicinale ont

[4]

tiré grand parti. Le Curé de Saint Gervais, attaqué
d'une maladie grave, a pris un gros & demi d'Eau
Médicinale en deux fois. Il a cessé ce traitement
pour suivre le traitement ordinaire. Il est mort après
la quatrieme ou cinquieme saignée, & on a dit que
l'Eau Médicinale l'avoit tué. Cela a passé de bouche
en bouche dans tout Paris, & dans les Provinces :
sans doute cette calomnie ne s'est propagée que par
le canal de ceux qui depuis long-tems cherchent inutilement à surprendre l'Eau Médicinale en délit,
pour ainsi parler : mais ils ne réussiront pas plus
dans cette occasion que dans les autres. La lettre
écrite à l'Inventeur éclaire sur toutes les circonf-
stances de la maladie & de la mort du Curé. On
peut la lire, pag. 19.

OBSERVATIONS

SUR l'Extrait (inséré dans le Mercure de France du 20 Avril, page 111) d'une Brochure intitulée : *Suite d'Expériences faites avec l'Eau Médicinale.*

L'AUTEUR de l'Extrait s'est écarté des régles qui doivent diriger un Critique. Il lui étoit permis, sans doute, de dire son avis sur le mérite des raisonnemens ; mais il ne devoit ni les tronquer ni se borner à deux ou trois propositions, lorsque toute leur force résulte de leur réunion & de leur ensemble ; il ne devoit pas non plus se permettre de déguiser les faits, d'en avancer de faux, d'accuser l'Editeur des expériences d'avoir usé *de ruse*, & d'avoir attaqué la réputation de *citoyens estimés en empruntant des noms respectables pour en imposer*...... En un mot il ne devoit pas taxer la foule des citoyens estimables de tous les états, qui attestent les bons effets de l'Eau Médicinale, *d'être les apologistes d'un empoisonnement.* Qui ne croiroit, au ton assertif de cet Auteur, qu'il a en main les preuves de ce qu'il avance ? On va juger de sa véridicité & de la confiance qu'il mérite.

Il faut commencer par les inculpations qui touchent l'honnête homme, l'homme de probité ; car on peut se consoler d'avoir mal raisonné, mais il n'est pas permis d'être insensible à ce qui attaque la probité.

Les noms respectables qu'il dit avoir été *empruntés pour en imposer & pour attaquer des citoyens estimés*, ne peuvent être que ceux de Madame la Marquise de l'Escalopier & de Madame la Baronne d'Espagnac, qui, dans une lettre très-bien motivée, écrite au sieur C. & qui termine ce Recueil, a convaincu le sieur

A 3

C. son frere, » d'avoir rétracté sans motif, l'analyse qu'il avoit
» faite de l'Eau Médicinale ; d'avoir pour cet effet, poussé *l'in-*
» *fidélité* jusqu'à changer la question qui lui avoit été proposée
» par Madame la Marquise de l'Escalopier ; d'avoir fait en-
» tendre que le sieur Parmentier qui avoit signé l'analyse, se
» rétractoit aussi, tandis qu'il existe des preuves non équi-
» voques qu'il persévere dans son opinion ; en un mot ,
» d'avoir inquiété le public sur l'Eau Médicinale, après
» avoir dit à cette Dame *qu'elle pouvoit sans danger en faire*
» *usage.*

Cette lettre qui a été écrite par Madame la Baronne d'Espagnac, a été envoyée réellement à M. C......, qui , au lieu
de disculper son frere, y a répondu par une lettre d'injures.
Ainsi l'Auteur de l'extrait a lui-même usé d'un moyen *peu*
honnête, en faisant entendre que cette lettre étoit supposée,
tandis qu'il doit savoir qu'elle ne l'est pas.

Le sort du sieur C..... seroit-il donc de ne pouvoir être défendu que par de tels moyens ?

La seconde imputation également fausse , consiste à accuser
l'Auteur *de la collection* » de prétendre qu'une drogue qui n'est
» vantée *que par un ou deux Médecins peu connus*, deux ou
» trois infirmiers de Maisons religieuses, & quelques-autres per-
» sonnes absolument étrangeres à l'art de guérir, puisse être
» regardée comme un spécifique contre une infinité de mala-
» dies , dans tous les cas , dans tous les sexes, tous les âges
» & tous les tempéramens, tandis que le *témoignage des Mé-*
» *decins de Paris, le jugement de la Société royale de Médecine,*
» *& les plaintes d'une foule de citoyens sur ses effets dangereux*
» *& mortels, déposent contre cette Eau injustement appellée Mé-*
» *dicinale* ».

1°. Il est faux qu'il n'y *ait qu'un ou deux Médecins, & qu'ils*
soient peu connus. C'est une injure gratuite & très - indécente
dans la bouche de l'Auteur de l'Extrait; il est fait mention dans
les trois brochures (qui auroient dû être citées, puisqu'elles
existoient long-tems avant l'extrait), de dix Médecins, dont

plufieurs font très-connus, & d'un mérite diftingué, comme on en peut juger par la note ci-après (1).

II°. Il eft faux qu'*il n'y ait que deux ou trois infirmiers de Maifons religieufes & quelques perfonnes étrangeres à l'art de guerir.* D'abord les quatre Religieux de la Charité dont il eft fait mention, méritent en ce genre plus de croyance que cent Médecins peu connus, eu égard à la grande expérience qu'ils ont, & à la réputation dont ils jouiffent dans leur état; 2°. l'Auteur de l'Extrait n'auroit pas dû omettre qu'on a cité huit à dix

---

(1) *Lifte des Docteurs en Médecine.*

MM. de Brotonne, Bruna, Chandeler & Targeffe, à Paris.

De Préfontaine, Médecin de l'Intendance pour les Epidémies, à Compiegne.

Delaville, Médecin de l'Hôpital militaire & maritime de Cherbourg.

Vuillet, Médecin de l'Hôpital militaire à Salins.

Dejean, Profeffeur Royal en Médecine en l'Univerfité de Caen.

Collet, Doyen des Médecins de Troyes, Affocié & Correfpondant de la Société Royale de Médecine.

Barbette, premier Médecin de la Marine Royale, à Toulon.

Rolland, Médecin des Hôpitaux Militaires de l'Armée de Bretagne.

De Bonnafos, Profeffeur en Médecine à Perpignan.

Lifte des Chirurgiens.

MM. David, premier Chirurgien de l'Hôtel-Dieu de Rouen.

Brogniard, Jullien, Ravelle, Bernard neveu du Frere Cofme, Dumont de Valdajou, Jourdain, Girard, à Paris.

Michelet, à l'Orient.

Sery, à Pontoife.

Meunier, à Fontainebleau.

Cleydiers, à Clermont-Ferrand.

Brugnieres, Chirurgien-major à Metz.

Lavergne, à Haute-Bruyeres.

Vefpres, à Goneffe.

Dalmieres, Lieutenant de M. le 1er Chirurgien du Roi, à Sens.

Bellier, à Paris.

Cheignevert.

Et un grand nombre d'Apothicaires.

A 4

purement négatif , comme un jugement pofitif abfolument contraire à l'Eau Médicinale.

VI°. Il eft faux enfin qu'*une foule de citoyens fe plaignent des
effets dangereux & mortels de l'Eau Médicinale.* Si cette affertion
étoit vraie , le fieur C. (qui a mis un article *ex profeffo* contre
l'Eau Médicinale dans un Mémoire imprimé depuis quelques
tems) a dû connoître les événemens qui auroient donné lieu
aux *plaintes* prétendues *de cette foule de citoyens.* Cependant
il ne cite que cinq perfonnes qu'il prétend avoir été *victimes de
l'Eau Médicinale.* Le premier eft un fieur Laurent, lequel avoit ,
fuivant le témoignage des gens de l'art, une maladie incurable ,
& dont le traitement n'a été entrepris que par complaifance.
La feconde eft une dame Lamotte, laquelle, dans un des plus
violens accès d'afthme qui annonçoient une fin prochaine , a pris
une double dofe d'Eau Médicinale , d'après la déclaration par
écrit même de M. Petit, Médecin. Le troifieme eft M. de Boislogé , Chef au Corps Royal d'Artillerie, qui , ayant éprouvé depuis dix ans, les plus heureux effets de l'ufage de l'Eau Médicinale , a eu l'imprudence d'en prendre 7 à 8 gros, c'eft-à-dire ,
une quadruple dofe pour fe guérir d'une fiftule , & dans le moment où il venoit de perdre une quantité prodigieufe de fang à
la fuite de l'opération. Tels font les trois exemples cités par le
fieur C., c'eft-à-dire, par l'homme le plus intéreffé à décrier
l'Eau Médicinale. S'il en eût connu davantage , ou plutôt s'il
exiftoit une foule de preuves *d'effets mortels*, il n'en auroit
pas épargné le détail au fieur Huffon ; on peut en juger par
le ftyle de fon Mémoire. Ainfi fur foixante mille prifes, & plus,
de deux gros adminiftrées depuis la découverte de l'Eau Médicinale , voilà trois exemples plus que douteux de mauvais
effets ; on le demande au Lecteur impartial, s'il exifte chez
les Apothicaires un feul remede qui ait triomphé d'une maniere auffi victorieufe d'une pareille épreuve. Quant aux
deux autres exemples de perfonnes qu'on dit avoir été incom-
modées de l'ufage de l'Eau Médicinale, le premier eft un fieur
de Bailleuville de la Gendarmerie , fur lequel on gardera le
filence, en priant & le fieur C. & le faifeur d'extraits de s'adreffer

à la police pour apprécier fon témoignage. Quant à la dame Dubuiffon, quelques naufées & des mal-aifes affez fréquens le jour de la médecine font les feuls effets défagréables qu'elle ait reffentie, & la plupart des malades les reffentent. L'Eau Médicinale produit quelquefois, & affez ordinairement fur des fujets mélancoliques, échauffés, & dont les humeurs font âcres, des malaifes, naufées ou vomiffemens, mais toujours fans le moindre inconvénient.

L'Auteur des *Collections d'expériences* croit pouvoir fe flatter de n'avoir rien avancé fans preuve, & il demande pardon à fon critique & à fes agreffeurs d'avoir dit des chofes qui peuvent leur être défagréables, mais il les prie de fe fouvenir que n'étant conduit que par les motifs les plus purs & les plus honnêtes, il n'a pas dû fouffrir patiemment une attaque dirigée contre fon cœur & contre fa probité. Comme on ne lui a reproché d'être *inconféquent*, qu'en lui conteftant les faits, il lui fuffit de les avoir rétabli pour être difpenfé de juftifier fes raifonnemens.

LETTRE de M. Collet , Doyen des Médecins de Troyes , à M. HUSSON , Auteur de l'Eau Médicinale.

Troyes, ce 10 Mai 1784.

Monfieur, quoi! feriez-vous homme à vous affecter de la diatribe inférée dans le Mercure de France, contre l'Eau Médicinale & fes partifans ?

Rappellez-vous ce beau paffage de Tacite : *Convitia, fi iraf-cere, agnita videntur, fpreta exolefcunt.*

Si, d'après une analyfe chymique bien faite, raifonnée, il étoit conftaté juridiquement que les principes conftitutifs de l'Eau Médicinale font effectivement dangereux ou délétaires, & qu'elle n'a produit jufqu'ici que des effets incendiaires & deftructifs, même ayant été adminiftrée dans les cas indiqués , vous auriez raifon de craindre l'action des mal-voulans.

Mais fon efficacité univoque eft démontrée par une foule de guérifons, revêtue de certificats authentiques, quel échec peut lui donner la calomnie ? que peuvent contre elle les clameurs du petit peuple Médecin? que fait le rédacteur du Mercure de France, foible écho de quelques médicastres, vil instrument de la passion d'un Apothicaire mécontent *projicit ampullas*...... Croyant nuire à l'Eau Médicinale, à son Auteur & à son remede, il lui assure, de la part du public-éclairé, la reconnoissance la plus vraie.

Les injures sont les armes des lâches, de quelles autres pouvoit se servir l'indécent anonyme !

M. le rédacteur me permettra de lui demander quels sont les decrets que la Facultés a lancés contre l'Eau Médicinale. La Société Royale de Médecine ne lui a pas donné sa sanction, on ne la lui a pas demandé ; mais a-t-elle pu prononcer contre un remede qui a l'approbation tacite du Ministere Public, qui réunit le suffrage de personnes distinguées dans tous les ordres de la société? Les termes de croupiers, de prôneurs, &c. &c. dont se sert M. le Rédacteur sont bien peu mesurés ; aussi faut-il les prendre pour ce qu'ils valent.

Je suis fait par état pour juger d'un médicament quelconque ; dans différentes maladies graves, j'ai eu recours à l'Eau Médicinale, *tanquam ad sacram anchoram*, j'ai guéri. Agréez mon respect. *Signé* C O L L E T, D. M. M.

A M. POLLISSARD.

Ce 25 Avril 1784.

Je vous envoie, Monsieur, comme étant chargé des affaires & de la correspondance de M. Husson, Auteur de l'Eau Médicinale, la copie de la lettre que je viens d'écrire à MM. les Rédacteurs du Mercure de France, en réponse à la diatribe insérée dans une des feuilles de ce Journal du 17 Avril 1784, *page* 111. Je vous autorise à en faire tel usage que bon vous semblera, dans le cas où l'on refuseroit de l'insérer dans le Mercure. Les deux noms qui s'y trouvent en abrégé, sont ceux de M. le Président Fraguier, & du nommé Laval, mon Concierge. La signature abrégée que j'y ai apposée est composée des lettres initiales de mon nom & de mon état. Les mots soulignés seroient imprimés en lettres italiques, si mon ouvrage avoit les honneurs de l'impreſſion ; je certifie de nouveau les cures citées dans cette lettre , & vous prie d'être perſuadé des ſenrimens avec leſquels j'ai l'honneur d'être, &c. *Signé*, MOREL DE VINDÉ , Conſeiller au Parlement.

La perſonne qui vous portera cette lettre eſt la même qui a été guérie de l'hydropiſie , & eſt le nommé Laval dont je parle dans cet écrit.

RÉPONSE de M. Morel de Vindé , Conſeiller au Parlement Paris , à la Critique de l'anonyme , inférée dans le Mercure du 17 Avril 1784.

Ce 25 Avril 1784.

Meſſieurs , il eſt inconcevable qu'on ſe permette d'inſérer dans le Mercure une critique auſſi platte , auſſi baſſe & auſſi méchante que celle qui ſe trouve dans celui du 17 Avril 1784, page 111, au ſujet de la brochure intitulée , *Suite des expériences faites avec l'Eau médicinale.* Cette critique , *dont l'Auteur ne s'eſt pas fait connoître , eſt un chef d'œuvre de déraiſon.* Je conçois que l'intérêt très-puiſſant de quelques Médecins ait pu la dicter ; mais que des gens honnêtes , ennemis de toute partialité , & qui n'agiſſent point par ce mobile , ſe ſoient prêtés à ſa publicité , c'eſt une conduite auſſi injuſte que déraiſonnable.

Mais comme je ne veux point imiter l'Auteur anonyme de la critique , ni l'attaquer ſans donner au moins des preuves de ce que j'avance , je vais entrer dans quelques détails , & diſcuter briévement cette analyſe.

Je conviens *que je ſuis étranger à l'art de guérir ;* auſſi ne ferai-je parler que l'expérience , & les effets que j'ai produits par le moyen de l'Eau Médicinale , ou dont j'ai été témoin oculaire. Je crois que cette eſpèce de preuves vaut bien les aſſertions hardies , & le ton tranchant & doctoral de M. l'Anonyme.

Si les qualités des *Prôneurs* de l'Eau Médicinale , (c'eſt ainſi que M. l'Anonyme appelle les perſonnes qui y ont confiance) ne font point d'un grand poids en faveur de ce remede, les qualités des détracteurs me paroissent devoir faire une moindre impression encore à son détriment. *Ces deux ou trois Médecins peu connus, ces deux ou trois Infirmiers de Maison Religieuse, ces quelques autres personnes absolument étrangeres à l'art de guérir*, citent des faits, apportent des preuves, signent des certificats, & ne s'enveloppent pas dans l'ombre du mystere; & comme la confiance ne se commande pas, celle que les effets du remede leur ont inspirée les a rendus *Prôneurs*. Ils sont bien certainement désintéressés & de bonne-foi, & je vois déjà en leur faveur, ces deux qualités que le public, sans beaucoup d'injustice, peut avoir le droit de refuser à M. le détracteur: quel est-il en effet! vraisemblablement un homme jaloux du privilege exclusif d'expédier les malades dans les formes, & d'autant plus attachés à s'opposer à tout ce qui pourroit y porter atteinte, que ce privilege a un côté très-utile pour lui: Juge & partie dans sa propre cause; comme Juge, il proscrit le remede; comme partie, il prétend, sans le savoir, que le remede étoit composé de simples nuisibles, & il ajoute, *qu'une foule de Citoyens se plaint des effets dangereux & mortels du remede.* Qui dit tout le monde, ne dit personne; cette foule de Citoyens s'est évanouie devant moi, quand j'en ai voulu faire la recherche: d'environ quatre-vingt personnes que j'ai engagées à prendre de l'Eau Médicinale, aucune n'a éprouvé le moindre effet fâcheux, & presque toutes ont éprouvé ou le plus grand soulagement, ou guérison parfaite. Voilà, Messieurs, ce qui m'a inspiré de la confiance pour ce remede; voilà ce qui m'a rendu *Prôneur*; je porte même l'audace jusqu'à croire que mon témoignage & mon petit raisonnement, sont bien aussi concluans que les injures de Monsieur le faiseur d'analyses. Je le soupçonne d'être un peu Médecin ce M. l'Anonyme, & pour n'y plus revenir, je vais très-briévement lui parler de ses Confreres. En 1778 le remede, peu connu, leur donnoit peu d'inquiétudes; la plupart ne le regardoient qu'avec indifférence, quelques-uns même toléroient que leurs malades en fissent usage comme d'un purgatif, lorsqu'ils y avoient confiance. Ce

remede acquit une certaine célébrité d'après le témoignage de
ses bons effets, témoignage affirmé par tous ceux qui en
avoient fait usage; & en 1782, un certificat donné par MM. Cadet
& Parmentier, vint confirmer l'opinion des pauvres Prôneurs,
& augmenter la confiance qu'ils avoient dans le remede. Ce
certificat contenoit que le remede ne renfermoit *rien de métallique ni de corrosif*, *& qu'on pouvoit en user avec la plus grande
confiance*. Munis de cet écrit, les *Prôneurs* publient l'Eau Médicinale, la conseillent, guérissent leur famille, rendent aux pauvres une santé prompte & bien nécessaire à leur existence. Le
remede se répand. Sa célébrité frappe l'oreille de la Société
Royale, qui toujours surveillante à l'intérêt public & particulier,
s'alarme & publie dans le Journal de Paris un extrait de ses re-
gistres, emprunte *le secours de la Pharmacie* & arrache à M
Cadet une déclaration contraire au certificat qu'il avoit donné (1).
Cette étrange palinodie est entiérement déniée & démentie par
M. Parmentier. Un *petit* Docteur fait insérer, toujours dans le
Journal de Paris, une petite lettre, où il cite la mort d'une
femme empoisonnée par l'Eau Médicinale. Voilà les malheureux
Prôneurs inquiets & tous tremblans. Ils vont à la source, & trouvent des erreurs, des fausses dates, & des mensonges qui pa-
roîtroient de la mauvaise-foi à des gens plus méchans qu'eux.
Cependant l'orage cesse. Et les croyans en l'Eau Médicinale
espéroient quelque repos, lorsque tout-à-coup l'on voit pa-
paroître dans le Mercure, parmi les nouvelles Littéraires,
une critique d'une *Collection* de faits attestés par des personnes dignes de foi. Leurs lettres sont traitées de libelles
diffamatoires. Je ne vous le cache point, Messieurs,
lorsque j'ai écrit celle qui se trouve parmi ces observations, je ne croyois point écrire un libelle ; l'Auteur anonyme de l'indécente critique a beau chercher une tournure
qui puisse l'excuser, en disant qu'on a emprunté des noms
respectables, il auroit du savoir, avant de faire imprimer dans

---

(1) Voir la lettre de M. Cadet à Madame de l'Escalopier, & le procès-
verbal d'analyse, fin de ce Recueil.

votre Mercure son libelle insolent & intéressé ; si les noms inscrits dans le recueil des observations étoient réellement empruntés, ou si les lettres étoient véritablement écrites par les personnes qui paroissoient les avoir signées. Tous les gens honnêtes & de bonne-foi, dont l'état & la réputation méritent des égards, & qui ont, ainsi que moi, signé des lettres ou des certificats que M. l'Anonyme traite si légérement de libelles, ont le droit de lui faire le même reproche, & à vous, Messieurs, celui d'avoir inséré la critique de M. l'Anonyme. Ce n'est pas que je prétende qu'on doive livrer les Citoyens aux dangers de l'empirisme & de la charlatanerie ; mais je voudrois que les guérisseurs autorisés comme Faculté ou comme Société, ne voulussent point combattre des témoignages authentiques par leur décision tranchante & seche, à laquelle ils ne donnent d'autre fondement & d'autre autorité que leur propre opinion, & qu'au moins lorsqu'ils veulent attaquer la collection de ces témoignages, ils le fissent d'une maniere plus honnête & plus décente.

Mais oublions, Messieurs, & la critique & son Auteur. Laissons le discuter tout seul dans la 112 & 113 pages de votre Mercure, entasser sophisme sur sophisme, & finir son chef-d'œuvre de calomnies & de mensonges par nous traiter, nous autres malheureux qui avons foi à l'Eau Médicinale, comme *les apologistes d'un empoisonnement*, & venons à un point plus intéressant & plus consolant.

Nous n'oserons plus communiquer les cures que l'Eau Médicinale aura opérées par nos soins, car si dans vos nouvelles Littéraires vous nous traitez si mal, quel parti pourrons-nous prendre ? Il est cependant bien essentiel que ces cures soient connues. Par exemple, l'année 1783 a été remarquable par la quantité de fievres intermittentes qui ont affligé presque toutes les Provinces. Eh bien ! ne seroit-il pas utile que mes amis, qui croient à la bonté & à l'efficacité de l'Eau Médicinale, soient instruits que j'ai guéri avec son secours, soit en Beauce, soit en Champagne, dix-neuf personnes, tant hommes que femmes & enfans, sans que depuis ce tems aucune ait eu la moindre rechûte,

que

que je n'en ai guéri que dix-neuf, parce que je ne l'ai administrée qu'à dix-neuf ? Ne seroit-il pas intéressant qu'ils apprissent que le Postillon de M. le Présid. Fraguier, qui se trouvoit à la campagne avec moi au mois de Mai 1783, malade de fievres doubles, tierces depuis six semaines, & hors d'état de remener son Maître à Paris, a recouvré la santé en trois jours, & n'a pas eu un seul accès de fievre depuis ? Ne seroit-il pas essentiel que je leur fisse savoir qu'au même mois de Mai 1783, j'ai entrepris la cure d'une fille âgée de 33 ans, qui tomboit du haut-mal depuis l'âge de 12, & dont les accès se répétoient plusieurs fois dans la même semaine, & qui depuis qu'elle a commencé l'usage de l'Eau Médicinale, n'en a pas eu le plus léger ressentiment ? Cette cure a pour témoins, entr'autres Madame la Présidente de Bandeville & M. Moëtte. ancien Procureur du Roi du Domaine & de la Chambre du Trésor Pensez-vous qu'ils ne regardassent pas ce moyen comme très-propre à la suppléer, ou tout au moins à favoriser celui de l'électricité ? Pensez-vous enfin qu'il ne soit pas de mon devoir de leur apprendre que le nommé *Laval*, Concierge du Château d'une de mes terres, attaqué en 1781 d'une fievre tantôt tierce, tantôt quarte, tantôt double-tierce, qu'il a conservée pendant dix-huit mois, abandonné à la Médecine ordinaire sur son refus d'user de l'Eau Médicinale, réduit à l'extrémité à force de quinquina, rempli d'obstructions, hydropique enfin pendant 10 mois au point d'avoir eu huit fois des incisions aux jambes & aux cuisses, & prêt d'essuyer la ponction, a été rétabli par l'usage qu'il a fait de l'Eau Médicinale pendant trois mois de suite, de semaine en semaine, & rétabli au point que depuis le mois de Juillet 1783 il n'a pas la plus légère espèce d'incommodité ? Cette cure, Messieurs, est certainement bien établie. Le tems écoulé depuis la guérison la constate évidemment ; & n'aurai-je pas les plus grands reproches a me faire, si je laissois ignorer ces cures précieuses à l'humanité ? Outre la reconnoissance que je dois personnellement au remede pour avoir sauvé la vie à ma belle-sœur, je croirois manquer essentiellement à ce que je dois à

dura toute la journée ; fur la fin du jour le point de côté avoit no-
tablement diminué, ainfi que la fievre ; mais dans la nuit qui fuivit,
le point de côté & la fievre fe rétablirent ; M. le Curé commença à s'inquiéter, cependant fon état n'indiquoit aucun
danger. On a cru devoir laiffer la journée entiere du Mercredi
au malade, en ne lui réitérant pas l'Eau Médicinale pour ne
le point trop fatiguer, & l'on remit au Jeudi matin pour adminiftrer un deuxieme gros ; pendant la nuit M. le Curé fut
veillé par le Chirurgien, l'état du malade étoit le même,
mais fa confiance diminuoit ; ce fut alors qu'on profita d'un
moment d'impatience du malade, caufé par la douleur pour
lui faire confentir à renoncer au traitement commencé, & que
d'autres perfonnes de l'Art furent appellées, lefquelles fans entendre le Médecin qui avoit commencé le traitement, confeil-
lerent la faignée ; on fit enfuite une confultation à laquelle
affifta M. Bouvard ; on rendit compte du commencement, des
progrès de la maladie, des précautions prifes pour l'arrêter ;
comme quelques - uns vouloient attribuer l'état du malade à
l'Eau Médicinale, M. Bouvard obferva qu'il étoit affez inutile
de s'occuper de ce remede relativement à la maladie dont il
n'étoit certainement pas caufe (1) ; que fon principe étoit le
même que celui des maladies de ce genre, aujourd'hui fi
communes. On fut d'avis de continuer la faignée au malade,
& il l'a été quatre fois du Jeudi au Samedi, jour auquel il a
fuccombé vers la fin de la foirée.

Auffi-tôt, cher Huffon, on a répandu par-tout, avec une
forte d'acharnement, que M. le Curé de Saint-Gervais étoit la
trifte victime de votre Eau Médicinale ; les deux perfonnes de
l'Art qui ont vu M. le Curé, & plufieurs autres, foutiennent
avec eux que le procédé de l'Eau Médicinale, loin de lui avoir
nui, tendoit à fa délivrance, que s'il l'eût continué les fueurs fe

---

(1) On tient cette réponfe d'une perfonne diftinguée, & des plus in-
times amis de M. le Curé, qui étoit préfent à la confultation.

feroient foutenues, & qu'on auroit réuffi plus fûrement par ce procédé, dans l'efpece de maladie dont étoit prévenu M. le Curé, que par la méthode des faignées. D'après cet expofé, mon cher Huffon, vous voilà parfaitement inftruit. Je fuis tout à vous, &c. *Signé* POLLISSARD.

M. HUSSON.

Le Lundi des Rogations, avant la Proceffion, M. le Curé de Saint-Gervais, fe fentant incommodé, prend de l'Eau Médicinale un demi-gros; il étoit 9 heures du matin. A une heure, il dîne affez bien; entre autres mets, mange d'un fort maquereau frais; au deffert, de la marmelade de pommes. Environ fur les quatre heures, au moment de la digeftion, il eft faifi d'un violent friffon avec un point de côté. Après les boiffons & lavemens qu'on lui fait prendre pendant la nuit & le lendemain matin, on lui adminiftre un gros du remede fufdit. Les fueurs furviennent en abondance, la douleur de côté fe calme, le malade fe trouvoit un peu mieux, lorfqu'on appelle les Médecins de la Faculté; ils changent le traitement, à l'Eau Médecinale on fubftitue l'ipecacuanha, on ordonne quatre à cinq faignées dans les vingt-quatre heures, &c. &c. Le mal, au lieu de diminuer, empire. Le malade meurt deux jours après. On crie à tue-tête, on affecte de répandre dans le public que c'eft l'Eau Médicinale qui a fait tout le mal; que par un effet rétroactif elle a tué M. le Curé de Saint-Gervais.

M. Bouvard, mandé en confultation peu de temps avant la mort, toujours vrai, toujours judicieux, témoin de quelques propos peu réfléchis fans doute, dit à MM. fes confreres: *N'allons point chercher dans un gros & demi d'Eau Médicinale le principe de la maladie; mais bien dans la nature même du fujet; il la couvoit depuis long-temps.*

Rien de plus fage & de plus modéré, Monfieur, que la réponfe de ce célebre Praticien; on ne peut qu'y applaudir.

Il fera toujours vrai de dire qu'il eft bien imprudent, lorfqu'on a pris un médicament, de farcir fon eftomac de mets de diffi- cile digeftion. Voilà la vraie caufe de mort qu'on ne doit im- puter ici, ni à l'Eau Médicinale, ni aux Médecins. D'ailleurs le caractere de la maladie inflammatoire dont il a été prévenu fu- bitement, étoit au-deffus de tous moyens.

Quant à l'effet rétroactif que l'on prête gratuitement à l'Eau Médicinale & dont on voudroit tirer avantage, il doit être regardé comme le jeu d'une imagination exaltée & féconde en malice. Cette maniere de calomnier ne prendra pas. Nos jeunes Docteurs ne font point encore arrivés à ce point d'extravagance & de méchanceté.

Je reviens à mon premier avis : laiffez clabauder. Agréez mon refpect. *Signé*, COLLET, D. M. M.

SUITE des Expériences faites avec l'Eau Médicinale.

N°. 1.

A M. POLLISSARD.

A Perpignan, le 13 Mars 1784.

Je viens de recevoir, Monfieur, l'Eau Médicinale que vous m'avez adreffée, elle m'eft parvenue en très-bon état.

Je crois qu'inceffamment il fera néceffaire d'établir ici un dépôt de ce remede, qui paroît y prendre beaucoup de faveur, & dont il n'eft encore réfulté aucun inconvénient venu à ma connoiffance, mais au contraire de bons effets ; & je vous envoie les obfervations, qui m'ont paru frappantes, de deux perfonnes dont une eft un Profeffeur de Médecine de notre Univerfité. Je ferai recueillir de même celles qui me paroîtront bien conftatées, pour vous les adreffer, & je ne fais en cela que remplir un devoir de l'humanité ; mais en veillant toujours, comme Adminiftrateur, fur un remede qui n'eft pas encore avoué du Gouvernement, & qui éprouve des contradiction, je defire fort que fes fuccès achevent de lever tout doute & toute incertitude à cet égard. J'ai l'honneur d'être, &c. *Signé*, RAYMOND DE SAINT-SAUVEUR, Intendant de Rouffillon.

N°. 2.

OBSERVATIONS faites par M. Bonafos, Profeffeur en Médecine de l'Univerfité de Perpignan, Correfpondant de l'Académie des Sciences de Montpellier, Médecin de l'Hôpital Général & de l'Hôpital de la Charité de Perpignan, ancien Médecin de l'Hôpital Militaire de Collioure en Rouffillon, fur une goutte fereine guérie en partie par l'Eau Médicinale de M. Huffon, de Sedan.

La goutte fereine eft parfaite ou imparfaite, fuivant Saint-Hyves, elle eft parfaite lorfque l'aveuglement eft total, elle

eſt imparfaite lorſque les malades voyent encore, mais impar-
faitement ; elle peut exiſter, ſoit avec la prunelle dilatée, ſoit
avec la prunelle retrécie, & c'eſt dans cette poſition que ſe trouve
la perſonne dont il va être queſtion. La goutte ſereine qui l'a
affligée a commencé par être imparfaite, enſuite l'aveuglement
eſt devenu total, & dans le moment actuel il n'y a qu'un œil de
guéri, le mal exiſte toujours dans l'autre.

La nommée Roſe Lefevre, femme vertueuſe, d'un tempérament ſanguin, d'un caractere vif & ſenſible, âgée de 37 ans,
fut attaquée en 1776 d'un rhume épidémique qui fut accompagné de fievre violente, de toux convulſive, de chaleur &
de douleurs de tête inſoutenables, cette douleur augmenta &
le mal devint au point de rendre cette femme aveugle : toutes
ſortes de remedes furent inutiles, ſaignées aux bras, aux pieds,
à la jugulaire, bouillons, apoſêmes, topiques, bains, & cela
fit diſparoître tous les accidens, excepté la cécité ; on ceſſa
tout remede, & trois mois après la malade recouvra la vue ;
on ſe contenta alors de faire un cautère au bras ; cet état a duré
juſqu'en 1783. A cette époque, cette femme vive & ſenſible
& qui a toujours eſſuyé beaucoup de chagrins, commença à
s'appercevoir que de légers nuages ſe préſentoient à ſes yeux,
de temps à autre il lui ſembloit voir des flocons de laine, elle
ſe rappella ce qui lui étoit arrivé quelques années auparavant,
ſe repréſenta ſa ſituation, ſans fortune ; avec un mari perclus
de tous ſes membres ; ce tableau affligeant augmenta ſon mal ;
elle me conſulta, je me décidai à lui faire prendre l'extrait du
juſquiame blanche, remede ſi vanté par M. *Storck*, &c. La
malade commença par la doſe ordinaire, & continua long-temps
ſans éprouver aucune diminution du mal, au contraire, la
goutte ſereine, d'imparfaite qu'elle étoit, devint parfaite ; infiniment touché de l'état de cette pauvre infortunée, je m'en
occupai très-ſérieuſement, & ſoupçonnant un mal vénérien communiqué par ſon mari, je voulois la faire paſſer par les grands
remedes à la belle ſaiſon, lorſque M. Raymond de Saint-
Sauveur, notre Intendant, qui ne ceſſe de s'occuper de tout
ce qui peut être avantageux aux Habitans du Rouſſillon, me

parla des bons effets qu'il avoit vu produire par l'Eau Médicinale de M. Huſſon, de Sedan, & me remit tous les écrits qui ont été faits ſur ce remede ; j'en fis une lecture attentive ainſi que du rapport de MM. Parmentier & Cadet, je me déterminai à faire uſage de cette Eau pour la malade, je la mis au régime, je lui fis prendre quelques lavemens émolliens, & le 22 Décembre 1783 je lui donnai une cuillerée à café de cette Eau dans deux cuillerées à bouche d'eau commune, trois heures après un ſouper léger ; cette doſe ne produiſit aucune évacuation ; j'avois commencé par une ſi petite doſe, parce que dans les Pays Méridionaux ſouvent la moitié de celle qui eſt preſcrite pour les Pays du Nord eſt très-ſuffiſante ; quatre jours après je lui en fis prendre même doſe avec beaucoup de thé léger, cela ne produiſit encore aucune évacuation, & la vue étoit au même état ; je continuai à lui en faire prendre tous les quatre jours, alors ſa vue ſe développa chaque jour un peu ; enfin après ſix bouteilles de deux onces chacune, j'eus la ſatisfaction de voir que la malade ſe conduiſoit bien toute ſeule, & qu'elle liſoit même des caracteres aſſez menus, & qu'elle pouvoit travailler à la couture & enfiler elle-même l'aiguille à coudre ; on ſe rappellera qu'elle n'y voit cependant que d'un œil ſeul qui eſt l'œil droit.

Je certifie tout ce que deſſus véritable, & en outre que la malade continue à jouir également bien de la vue qu'elle a recouvrée. A Perpignan le 3 Mars 1784. *Signé*, BONAFOS, Profeſſeur en Médecine en l'Univerſité de Perpignan à Perpignan.

N°. 3.

LETTRE de M. David, premier Chirurgien de l'Hôtel-Dieu de Rouen, Membre de l'Académie de Paris, &c. à M. POLLISSARD, Négociant à Paris.

Rouen, ce 21 Mai 1784.

Il y a effectivement bien long-tems, Monſieur, que je n'ai eu l'honneur de vous écrire, & de vous donner des nouvelles des ſuccès de l'Eau Médicinale, dont je continue à voir de bons

effets & des merveilleux, fur-tout pour la goutte & les rhumatifmes ; je n'en éprouve pas des effets auſſi conſtans dans les
fleurs blanches, j'ai été obligé d'en abandonner l'uſage chez
quelques femmes ; & j'ai eu peu de ſuccès dans ce cas ; mais
je ne l'eſſayerai pas moins encore pour cette maladie, où lorſqu'elle purge elle fait bien ; j'ai encore une bonne partie de la
proviſion que vous m'avez envoyée ; malgré le mal qu'en
diſent les Journaux, je crois toujours que c'eſt une découverte très-utile.

M. Lequeſne mene toujours une vie preſqu'exempte de
douleurs de goutte par l'uſage de l'Eau. J'ai l'honneur d'être,
&c. *Signé*, DAVID.

Nº. 4.

LETTRE de M. Polliſſard à M. Collet, Docteur en Médecine.

Du 5 Mars 1784.

Monſieur, un Médecin de ma connoiſſance, homme fort
éclairé dans ſon état, & rendant juſtice à l'Eau Médicinale,
ſur beaucoup d'articles, eſt attaqué depuis plus d'un mois de
la goutte aux deux pieds ; on lui a témoigné de l'étonnement
de ce qu'il n'avoit pas recours à l'Eau Médicinale, dont les
effets prompts & ſalutaires *tiennent du miracle*, ſuivant M. Dejean, Profeſſeur en Médecine à Caën, & preſque tous ceux
qui l'ont employée pour la goutte : il a répondu que les principes de la Médecine ne permettoient pas de prendre aucuns
purgatifs pendant l'accès ; qu'il y avoit lieu de craindre que
l'humeur déplacée ne ſe jettât ſur une autre partie où elle
ſeroit plus dangereuſe. On a appuyé ſur la multitude de faits
qui prouvent qu'on a employé l'Eau Médicinale avec le plus
grand ſuccès, & ſans aucune mauvaiſe ſuite. Il a répliqué qu'il
lui ſuffiſoit que cela fût poſſible. Je deſirerois, Monſieur,
ſçavoir de vous quelle réponſe la Médecine offre à cette objection, d'après la connoiſſance que vous avez de l'Eau Médicinale ; cette réponſe ſerviroit à ce Médecin & à d'autres perſonnes qui tiennent au préjugé. Le même objecte encore,
contre l'uſage de l'Eau Médicinale, qu'il peut arriver que dans

Certaines circonſtances elle opere un effet oppoſé à celui qu'on en attendoit. (Il n'y a pas de remede dont l'uſage ne ſoit ſujet à pareil inconvénient, ſuivant la circonſtance). Alors que fera le Médecin ? Quand le remede qu'il ordonne eſt un alkali, & qu'il produit un mauvais effet, Il lui oppoſe un acide, & *ſic vice verſâ*. Si le Médecin ne ſait pas ſi l'Eau de M. Huſſon eſt un alkali ou un acide, il ne ſaura comment remédier au mal qu'il aura produit.

Je ne doute pas que vous n'ayez réponſe à cette objection ; je vous prie de me la faire par écrit, certain qu'en réuniſſant le raiſonnement à l'expérience, vous parviendriez à vaincre la répugnance du grand nombre à employer les remedes nouveaux.

Je ſuis, &c. *Signé*, POLLISSARD.

Nᵒ. 5.

RÉPONSE de M. Collet, Docteur en Médecine, aux queſtions propoſées dans la Lettre précédente.

11 Mars 1784.

Monſieur, la goutte n'eſt point une maladie incurable ; quoiqu'il ſoit bon quelquefois de vivre avec ſon ennemi, c'eſt une erreur de croire qu'il y auroit du danger à s'en dé-barraſſer.

On attaque de front des maladies de la tête, de la poitrine, du bas ventre, &c. &c. qui, ſouvent, ont pour principe la même humeur, qui ne changent de nom qu'en raiſon des parties différentes qu'elles occupent ; & on craint d'agir contre cette même humeur qui ſe porte avec violence aux genoux, aux pieds, aux mains ; c'eſt cette crainte qui oppoſe le plus d'obſtacle à la guériſon des goutteux. *Principiis obſta, &c.*

Je conviens qu'il eſt difficile de guérir une goutte hérédi-taire invétérée ; mais je ſuis bien éloigné d'ajouter une foi pléniere à cet axiome fait pour favoriſer le découragement & la monotonie des routiniers. *Contra nodoſam neſcit Medicina podagram.* Il n'y a que la mort dont on ne puiſſe pas parer les atteintes.

Soit que la goutte foit récente ou confirmée, l'art offre une infinité de moyens pour en éloigner les approches, diminuer les accès, affoiblir les tourmens, pour la combattre & la détruire.

Aujourd'hui nous avons heureufement entre les mains l'Eau de M. Huffon, qui, adminiftrée avec fageffe, fait des miracles dans cette maladie.

M. Marin Lequefne, Négociant à Rouen, éprouvoit les accès de goutte les plus violens, dont il étoit tourmenté depuis plus de 30 ans confécutifs; il ne fortoit de fon fauteuil que pour fe mettre au lit. Qui lui a procuré l'état fatisfaifant dont il jouit? L'Eau Médicinale.

Comme ce remede a la vertu de calmer, d'altérer, d'épurer les humeurs, fuivant la dofe & la maniere dont on le prefcrit, il n'eft point étonnant qu'il modifie, qu'il atténue l'humeur arthritique, au point d'en émouffer la pointe & de la rendre méable avec la lymphe.

Le malade effuie-t-il les premieres attaques de la goutte, fes attaques font elles fortes? *Quò magis dolet pars, eò brevior paroxifmus, longiorque intermiffio.* Il peut avec fécurité, faire ufage de l'Eau Médicinale. Voici, en deux mots, mon avis.

Dans le moment où il éprouvera un peu de calme, il prendra de deux jours l'un, dans un véhicule quelconque, comme vin, ptifanne, eau, &c. quinze à vingt gouttes du Remede de M. Huffon; le jour intermédiaire un lavement ou demi-lavement, y ajouter un gros, un gros & demi, & même jufqu'à deux d'Eau Médicinale; continuer pendant quinze jours, fuivant l'effet; augmenter ou diminuer la dofe : avant que de rien changer, il fera bon de m'informer de fa fituation.

(Je fuppofe ici que le malade mene un régime analogue à la goutte).

Quand au déplacement de l'humeur arthritique, je n'en ai aucun exemple : cependant s'il arrivoit quelque accident de cette nature, & que l'humeur fe jettât fur une partie foible, ce qui n'eft pas à préfumer, il faut mettre les pieds dans l'eau de fel, appliquer les topiques ufités en pareil cas.

M. Dejean, Profeſſeur Royal de Médecine en l'Univerſité de Caën, a fourni dans la troiſieme collection, nᵒˢ. 8 & 17, des obſervations lumineuſes & ſatisfaiſantes ſur l'uſage de l'Eau Médicinale dans les attaques de goutte.

Comme on n'a que des théories ſur la maniere dont les médicamens agiſſent dans le corps humain, que ſouvent les théories ſont comme les feux folets à la lueur deſquels on s'écarte de la route & on ſe perd, je me contente d'admirer & de publier les effets de l'Eau Médicinale. *Medicis hæc ſagacioribus diſcutienda relinquo.*

L'Eau Médicinale eſt-elle combinée de l'acide & de l'alkali ?

Quelle que ſoit ſa combinaiſon, ces principes conſtitutifs ſont tels qu'en opérant des changemens ſalutaires, elle opere le *ſummum quid*, qui lui obtiendra un jour le premier rang parmi nos meilleurs médicamens.

La goutte ou l'humeur arthritique tient-elle de l'alkali ou de l'acide ?

Je réponds qu'il faut que cette humeur ſoit bien âcre, muriatique, pour épaiſſir auſſi ſinguliérement la lymphe, & former des *nodus* dans les articulations.

Je deſire avoir répondu à votre ſatisfaction ; j'apprendrai avec plaiſir que le malade eſt ſoulagé ou guéri.

Je ſuis Monſieur, &c. *Signé*, COLLET, D. M. M.

Nᵒ. 6.

Perpignan, ce 23 Février 1784.

J'ai l'honneur d'offrir mes reſpects à M. de Saint-Sauveur, & lui envoie le *compte rendu* des effets de l'Eau Médicinale ſur moi pendant mon dernier accès de goutte. Sans doute qu'on pourroit reſſerrer davantage cet écrit ; mais j'ai cru devoir m'en tenir à l'hiſtorique pure & ſimple. M. de Saint-Sauveur voudra bien procurer à M. Martelly & à moi douze priſes de cette Eau miraculeuſe *pour chacun. Signé*, PAULMIER DE LATOUR, Ingénieur en chef des Ponts & Chauſſées de la Province du Rouſſillon.

N°. 7.

DÉTAILS & Observations concernant l'Eau Médicinale de M. Huſſon de Sedan, par M. Paulmier de Latour, Ingénieur en Chef des Ponts & Chauſſées de la Province du Rouſſillon.

Je ſuis ſujet à la goutte depuis 22 ans, & les derniers accès, que j'ai éprouvés alternativement aux deux pieds avec des douleurs aſſez fortes, m'avoient duré environ quatre mois. Croyant en être quitte, ſans être content de l'état de mes pieds, je déliberois ſur les moyens de me purger, lorſque le 5 du courant je fus ſubitement atteint d'un nouvel accès au pied droit avec enflûre, inflammation & douleur violente. Comme elle devint inſupportable, je réſolus de faire uſage de l'*Eau Médicinale* dont M. l'Intendant avoit bien voulu me procurer trois priſes. Prévenu néanmoins que tout purgatif, pris pendant le paroxiſme, pouvoit avoir des ſuites funeſtes, ce ne fut pas ſans une certaine inquiétude que je haſardai celui de M. Huſſon, en prenant les précautions indiquées par l'imprimé, c'eſt-à-dire, que trois heures après un ſouper fort léger j'avalai une priſe d'Eau Médicinale diviſée dans deux cuillerées d'eau pure tiéde, avec un peu de ſucre, ce qui ne produiſit au goût qu'une foible ſaveur de vin d'Eſpagne.

Je crois devoir obſerver que ce ne fut pas ſans peine que j'approchai de mon lit, tout mon pied étoit affecté & ſouffrant.

Je ne tardai pas à m'endormir tranquillement, lorſque vers le milieu de la nuit une douleur au pied des plus vives me réveilla. M'étant levé & ayant appuyé le genouil ſur une chaiſe, mon pied éprouva une agitation violente qui m'étoit nouvelle. Rentré dans mon lit, je repris mon ſommeil juſques au matin. M'étant levé ſur les ſept heures, mon pied ſe trouva tellement ſoulagé, que je pus marcher librement & ſans appui dans la chambre. Sur les neuf heures, voyant que le purgatif ne s'annonçoit par aucun ſigne, je me mis à prendre force thé léger. Enfin, ſur les onze heures les évacuations commencerent d'abord modérément, enſuite fréquemment, ce qui a continué pendant trente heures, sans aucun symptome fâcheux ni dé-plaisant. Vers la fin, les secrétions ressembloient à du plâtre délayé & un peu écumeux.

Pendant les deux nuits qui suivirent celle de la purgation, les crampes aux jambes furent plus douloureuses que de cou-tume, tant il est vrai que l'excès des souffrances, dans les accès de goutte, en annonce communément la fin. Mais après ce moment de crise, les crampes pendant la nuit, les dou-leurs & l'enflûre au pied, pendant le jour, se dissiperent à tel point que je pouvois frapper impunément du pied sur les corps durs, ce qui ne m'étoit point arrivé depuis long-temps.

M'étant aussi bien trouvé de cette premiere tentative, & après quelques jours de repos, je voulus achever la cure en prenant, comme *altérans*, une prise d'Eau Médicinale dans un peu de vin, repartie en quatre jours. Le cinquieme je me purgeai avec une prise entiere : sommeil paisible ; point de coliques, ni aucuns autres symptomes intérieurs, toujours à peu-près les mêmes effets extérieurs; ceux-ci durerent cette fois pendant vingt-six heures, sans fatigue ni mal-aise ; de sorte qu'à ne considérer l'Eau Médicinale que comme un simple purgatif, comme un dépuratif du sang, c'est de tous ceux dont j'ai usé le plus doux, le plus salutaire & le moins incommode ; ce sera désormais celui que je préférerai.

J'ajouterai qu'un goutteux de ma connoissance, affecté depuis près d'un mois de la goutte aux pieds, aux jambes, aux ge-nouils, à la main droite, & souffrant violemment, à qui M. l'Intendant a eu la bonté de donner quatre prises d'Eau Médicinale, en a été très-soulagé, *sans cependant être encore guéri*, & se propose de continuer. Un remede qu'on peut ainsi prendre sans danger & avec succès pendant les paroxismes, (ce qui je crois, lui est particulier) mérite infiniment & doit inspirer une grande confiance aux malades ; c'est dans cette vue que je rends compte à qui il appartiendra de son effet sur moi. *Signé*, PAULMIER DE LATOUR, Ingénieur en Chef des Ponts & Chaussées du Roussillon.

N°. 8.

LETTRE de M. le Premier Préſident du Conſeil Souverain du Rouſſillon, ſur les effets de l'Eau Médicinale, à M. POLLISSARD.

Perpignan, 3 Mars 1784.

L'Eau Médicinale a reſſuſcité, Monſieur, un pauvre gouteux âgé d'environ 80 ans, dans ma terre de Montricoux, où j'ai été paſſer le carnaval. Il s'appelle François Bellurot, il a été autrefois mon Garde-Chaſſe, & depuis 30 ans il n'exerçoit plus ce métier, à cauſe des fréquentes attaques de goutte qui le retenoient la moitié de l'année dans ſon lit ; il y étoit depuis trois mois, & perclus de tout ſon corps, lorſque je ſuis arrivé à Montricoux ; la goutte étoit remontée à la tête & dans la poitrine ; l'on venoit de lui donner l'Extrême-Onction, & l'on ne croyoit pas qu'il paſſât la nuit. Mon Secrétaire fut le voir, il le trouva ſans connoiſſance, ſans parole, & la bouche béante, comme quelqu'un prêt à rendre l'ame ; il haſarda de lui donner une demi-priſe d'Eau Médicinale, qui pendant douze heures parut ne faire aucune ſenſation ſur cette eſpece de cadavre ; au bout de ce temps, il ſe débonda enfin par de fréquentes évacuations qu'il fit ſous lui, car il étoit impoſſible de le remuer. Quelques heures après cette évacuation, il commença à remuer un bras, enſuite une jambe, la parole lui revint, & il en fit uſage pour demander à manger.

Deux jours après, mon Secrétaire lui donna la ſeconde demi-priſe, qui le purgea extraordinairement, & qui le mit hors de ſon lit. Après trois jours d'intervalle, nous haſardâmes de lui faire prendre la priſe entiere, qui eut le même ſuccès que les précédentes demi-priſes, & qui ont entiérement guéri ce pauvre malheureux ; il eſt venu me remercier lui-même avant mon départ. Cette cure extraordinaire a fait tant de bruit dans cette contrée, que tous les goutteux m'ont demandé les livres que vous m'aviez envoyés, je n'en ai plus.

J'ai fait uſage de cette Eau avec le même ſuccès ſur une femme

que

que l'on vint m'annoncer, comme se mourant d'une attaque d'apoplexie ; j'y envoyai mon Maître-d'Hôtel, qui le premier me tomba sous la main, il étoit dix heures du soir ; il me rendit compte sur le champ qu'il avoit trouvé cette femme étendue sur le carreau, sans pouls, sans connoissance, environnée d'une troupe de ses voisines, & d'un Chirurgien qui lui avoit fait prendre des eaux-fortes, mais inutilement. Je lui donnai une prise d'Eau Médicinale qu'il lui fit avaler en desserrant les dents avec une cuillere. Une heure après l'avoir prise, elle commença à donner des signes de vie, elle recouvra la parole, on la mit dans son lit, on la tint chaudement, elle eut de fréquentes évacuations par haut & par bas à la pointe du jour ; elle fut sur pied à midi, & vint me remercier le soir.

Le prompt effet de l'Eau Médicinale sur cette femme me fit juger que le Chirurgien ignorant qui étoit auprès d'elle, avoit pris pour une attaque d'apoplexie un accident occasionné par une suppression de regles que cette femme avoit depuis trois mois, d'autant plus qu'étant âgée de quarante ans, & se trouvant au terme critique, il y a à parier qu'elle ne les reverra plus de sa vie. Cette femme, appellée Jeannote Maury, s'est très-bien portée depuis, & je n'ai pas ouï dire qu'elle ait eu d'autre accident. Je suis bien sincérement, &c. *Signé*, MALARTIC, Premier Président du Conseil Souverain du Roussillon.

No. 9.

Je soussigné, Jean–Baptiste Ymonet, Ecuyer, Seigneur de la Frediere, Capitaine des Invalides, & attaché à la Compagnie de l'Ecole Royale Militaire, déclare que mon épouse, dans le courant de l'année derniere, est tombée dangereusement malade, d'un ulcere à la matrice & d'obstruction au foie ; qu'à raison de ces maladies il a cru devoir consulter les plus habiles gens de l'art, & qu'il n'est sortes de remedes & de traitemens qui n'ayent été employés sous leur direction, que néanmoins son état devint désespéré ; je déclare donc que dans cette extrêmité j'ai été conseillé par M. Bourgeois, Agent du Corps des

Marchands de vins, mon ami, de donner l'Eau Médicinale de M. Huffon, ancien Officier, à mon époufe, en laiffant de côté tous autres remedes, ce que j'ai exécuté ; douze prifes de ce remede, données à des diftances convenables, de deux gros chacune, opererent l'effet fuivant. Les trois premieres prifes procurerent le plus grand foulagement, & les douleurs fe diffiperent, tout danger fut bientôt écarté, & la continuation du remede l'a entiérement guéri, tant de l'ulcere à la matrice que de l'obftruction au foie, & depuis huit mois environ mon époufe jouit d'une bonne fanté. Pour conftater d'autant mieux la vérité d'une cure auffi extraordinaire, & la rendre plus célebre, je dois dire que fon état a été connu d'un grand nombre de perfonnes, mais plus particuliérement de MM. Petit & Macmahon, Docteurs-Régents de la Faculté de Médecine de cette Ville, encore de M. Levrette, Chirurgien Accoucheur, & de plufieurs autres perfonnes de l'Art, qui ont conftaté par écrit (1) l'état critique & défefpéré de mon époufe, ce que je certifie véritable, defirant par cette déclaration témoigner ma reconnoiffance envers l'Auteur d'un fi excellent remede. A Paris, le 19 Mars 1784. *Signé*, YMONET DE LA FREDIERE.

N°. 10.

LETTRE de M. l'Intendant du Rouffillon, à M. POLLISSARD.

A Perpignan, le 20 Mars 1784.

Les nouveaux imprimés, Monfieur, ont raffuré ici ceux qui étoient incertains fur les effets bons ou mauvais de l'Eau Médicinale ; il feroit difficile de ne pas fe rendre aux preuves qui font données de la conftance de fes bons effets, & du peu de fondement des inculpations.

Je fuis hors d'état à me défier des préventions, & fur-tout quand il s'agit de ce qui intéreffe la fanté & la vie des Citoyens : j'avois penfé comme bien d'autres, que l'Eau Médicinale étoit dans la claffe de tous ces remedes éphémeres, que le public adopte

---

(1) Ces preuves font entre les mains du Déclarant.

& abandonne aussi légérement , qui ne s'accréditent souvent que par un effet du hasard , & dont on peut desirer que le moindre inconvénient soit de ne point faire de mal ni de bien ; mais lorsque j'ai vu toutes les cures annoncées , & plusieurs avec preuves authentiques ; lorsque j'ai connu par moi-même l'efficacité indubitable de ce remede sur plusieurs personnes incapables de se laisser séduire ou de vouloir séduire les autres ; lorsque jai appris & vu que des Professeurs de Médecine administroient avec confiance l'Eau Médicinale , & avec succès , je me suis rendu à cette conviction , & j'ai pensé qu'il falloit compter ce remede parmi les présens de la nature, & placer l'Auteur au nombre des bienfaiteurs de l'humanité........

J'ai l'honneur d'être , &c. *Signé*, RAYMOND DE SAINT-SAUVEUR , Intendant.

N°. II.

AU MÊME.

A Versailles le 26 Mars 1784.

Monsieur , la lecture d'une brochure sur les vertus de l'Eau médicinale de M. Husson , jointe aux attestations si authentiques & dignes de foi qui y sont insérées , m'ayant inspiré toute confiance pour cette Eau merveilleuse , en dépit même des vils Détracteurs qui , par une cupidité plus étendue que leur sçavoir, ont intérêt de la décréditer. Je me suis naturellement dévoué à le prôner par toutes mes connoissances, ne faisant en cela que me joindre en bon Patriote à tous les honnêtes gens qui équitablement en rendant justice à ce puissant remede & à son admirable Auteur, se rendent vraiment utiles à l'humanité souffrante. Une de mes sœurs en a pris pour des vapeurs convulsives , elle commence à ressentir de bons effets. Un jeune homme de 17 ans , éleve au dépôt des Gardes Françoises , nommé Renier , dont le pere est Officier invalide , avoit des mouvemens convulsifs & agitations continuelles dans tous les membres , qui lui interdisoient tout usage de ses facultés , même de la parole ; obligé de le soigner comme un enfant , on l'emmaillottoit ; abandonné des meilleurs Médecins de la Cour & autres , il se trouve presque guéri , ce qui extasie nombre de personnes qui ayant vu l'état digne de pitié de ce jeune homme , trouvent en lui l'effet de ce remede comme un miracle fait pour convaincre les incrédules , confondre les antagonistes , & multiplier les partisans de cette Eau souveraine. Le jeune homme une fois parfaitement guéri , compte bien, Monsieur, vous en aller prouver de vive voix la certitude, de façon qu'elle puisse être rendue publique pour le secours des malheureux qui se trouveroient dans le même cas. J'ai l'honneur d'être , &c. *Signé* Bonfin , Pensionnaire du Roi , ancien Brigadier des Gardes de la Prévoté de l'Hôtel , à Versailles.

N°. 12.

AU MÊME.

De Paris, ce 12 Avril 1784.

Monsieur, je ne peux pas comprendre qu'avec tant de preuves tout le monde ne se rende pas à l'expérience ; pour moi je n'oublierai jamais l'obligation que je vous ai de m'avoir fait connoître M. Husson, auteur de l'Eau médicinale ; je reçois dans le moment une lettre de ma terre de Picardie : on me mande qu'un homme qui avoit une bile venimeuse qui le dévoroit, a été parfaitement guéri avec une seule prise. Un autre qui est tombé en apoplexie avec paralysie sur la jambe & le bras , en a pris une prise de deux gros qui ne lui a rien fait ; le lendemain il en a pris trois gros , ce qui l'a fait vomir & aller par bas, ce qui lui a rendu la liberté du bras & de la jambe ; je ne puis vous dire le plaisir que cela me fait ; je desire trouver une occasion pour en envoyer 24 gros que je vous prierai de me procurer quand j'aurai une occasion. Je suis , &c. *Signé de Paris* , L'Escalopier.

N°. 13.

AU MÊME.

Evreux , le 12 Février 1784.

Monsieur, je n'ai entendu parler d'aucun accident causé par l'Eau Médicinale ; bien du monde se loue au contraire à juste titre ; j'en ai fait moi-même un essai bien heureux sur une jeune Demoiselle qui avoit la fievre depuis deux mois , à laquelle une seule prise l'a enlevée comme avec la main. Un Officier ,

Chevalier de Saint-Louis, qui tous les hivers paſſoit trois mois dans ſon lit à cauſe de la goutte qui ne le quitte pas même de l'année, en ayant été pris vivement, eſt ſorti le lendemain de ſon lit après une priſe qui lui fit des effets vifs à la vérité, mais depuis ce moment il ſort, & mange en ville comme tout le monde. Envoyez-moi, je vous prie, les vingt-quatre gros que je vous ai demandés ; joignez-y ſix brochures & davantage de toutes les eſpeces. Croyez que je ſuis un des zélés paɾtiſans du remede. Votre obéiſſant, &c. *Signé* DE VARENNES, Che-valier de l'Ordre Royal & Militaire de Saint Louis.

<h3 style="text-align:center">N°. 14.</h3>

AU MÊME.

Mortagne au Perche, ce 22 Février 1784.

Monſieur, vous avez fait paſſer en cette Ville l'Eau de M. de Huſſon, qui a fait des effets merveilleux. Si vous vouliez m'en faire accorder un entrepôt en cette Ville, par ce digne Auteur, dont le nom ſera immémorial, vous me rendriez un ſervice eſſentiel, en en faiſant autant à l'Auteur, pour lequel j'em-ploirois tout mon zèle pour fortifier de plus en plus ſa répu-tation. Pour cet effet, il ne faudroit pas que d'autre que moi l'eût en cette ville, par le déſintéreſſement qui s'enſuivroit. Si donc vous pouvez faire droit à ma ſupplication, je tâcherai d'en reconnoître tout le prix, ainſi que vous l'aſſure celui qui a l'honneur d'être, &c. *Signé*, LEFEVREMENIL, Maître Apo-thicaire.

<h3 style="text-align:center">N°. 15.</h3>

AU MÊME.

Mortagne au Perche, le 23 Février 1784.

Monſieur, d'après une Brochure qu'un de mes amis, un premier Valet-de-Chambre de Monſeigneur Comte d'Artois, m'a procurée, qui contient les effets de l'Eau Médicinale de M. Huſſon, & le nombre de certificats y contenus pour diffé-rentes cures qu'a opérées cette Eau, je me ſuis décidé à en faire uſage pour une maladie de rétention d'urines cauſée par un dépôt de glaires dans la veſſie, qui trouve leur création dans le vice de mon ſang; cette maladie m'a mis deux différentes fois aux portes de la mort, deſorte que depuis je ne trouvois de ſecours pour uriner que par le moyen de la ſonde, ſecours que vous devez regarder comme bien douloureux; je me ſuis donc, dis-je, décidé à faire uſage de l'Eau Médicinale; la premiere bouteille m'a cauſé des révolutions étonnantes, & qui m'a fait jetter des horreurs par les urines; la ſeconde, que j'ai priſe huit jours après, m'a fait un bien ſenſible, de maniere que je me ſuis borné à n'en prendre que la moitié de la bouteille tous les huit jours, de maniere que depuis ce temps mes urines paſſent avec beaucoup plus de facilité, & je ne me ſers plus de ſonde, je donne ordre qu'on m'en reprenne ſix bouteilles, afin de continuer l'uſage de cette Eau juſqu'à guériſon complette; mon Médecin & mon Chirurgien ſont ſurpris des effets que cela m'a faits, & du mieux que j'en reſſens; je vous ferai fort obligé de me dire un mot ſur la maniere d'en uſer plus longuement: pluſieurs de nos Concitoyens ſont venus me féliciter de l'effet que cela m'a procuré; mais deſirant eux-mêmes en avoir, deſirant être utile à M. Huſſon, ſi vous deſirez m'en faire paſſer une certaine quantité, vous pouvez me les adreſſer par la voïe de la Meſſagerie de notre Ville, m'étant parvenue je vous en accuſerai la réception; mon Médecin & mon Chirurgien deſireroient bien que j'en puiſſe procurer au beſoin. J'ai l'honneur d'être, &c. *Signé* LEMARIÉ, au Bureau des Gabelles.

Nº. 16.

AU MÊME.

A Rouen, ce 2 Mars 1782.

Je n'avois pas beſoin, Monſieur, de nouvelles preuves de l'efficacité de l'Eau Médicinale, ayant fait faire uſage, depuis que je ſuis de retour à Rouen, de plus de cinquante bouteilles que j'ai fait prendre chez vous par des occaſions, & dont j'ai obtenu les plus grands avantages pour l'humanité, j'eſpere en tirer de plus en plus, & faire connoître cette Eau ici & ſes propriétés , en me prêtant autant qu'il eſt en moi pour tout ce qui pourra contribuer à ſa célébriré. J'ai l'honneur d'être , &c. *Signé*, AUVRAY , Curé de S. André de la Ville.

N°. 17.

AU MÊME.

Perpignan , ce 7 Avril 1784.

Je viens , Monſieur , de recevoir la lettre que vous m'avez fait l'honneur de m'écrire du 29 dernier. Suivant vos deſirs j'en ai conféré avec M. notre Intendant , auquel j'ai remis mes deux certificats concernant les effets *ſur moi* de l'Eau médicinale , qu'il m'a promis d'adreſſer à M. Lenoir. C'eſt effectivement par la publicité des faits & des obſervations qu'à la longue ce remede, comme tant d'autres , triomphera de la cabale & de l'opinion. Mais il faut de la patience : il n'y a que les ſotiſes & les erreurs qui s'accréditent facilement.

Quant à moi , ma profeſſion de foi ſur l'Eau médicinale eſt établie ſur deux faits poſitifs & bien obſervés , & je promets à la goutte , lorſqu'elle m'aura un peu tourmenté , c'eſt-à-dire , dans le paroxiſme , de la déloger de ſon poſte , ſauf enſuite à la pourſuivre par toutes voies ; car l'Eau Médicinale la tira de mon pied comme avec la main , mais je m'apperçus bien qu'elle n'étoit que déplacée & diviſée , puis les ſimptômes diſparurent ſucceſſivement. Toutes les autorités , toutes les Facultés & Sociétés de Médecine ne peuvent rien contre ce que j'ai éprouvé , & ne m'empêcheront pas de recourir au remede de M. Huſſon toutes fois & quantes. En conféquence M. l'Intendant a eu la bonté de m'en faire venir douze priſes que je tiens en reſerve. J'ai l'honneur , &c. *Signé* PAULMIER DE LALOD , Ingénieur en chef des Ponts & Chauſſées de la Province du Rouſſillon.

N°. 18.

AU MÊME.

A Conſlans , le 17 Avril 1784.

Monſieur , l'alleluia ayant levé le ſcellé des plumes Bénédictines , la mienne prend la liberté de vous adreſſer les ſéca timens de reconnoissance dont je suis pénétrée. Vous avez bien raison, Monsieur, de nommer triomphantes les deux dernieres pieces que vous m'avez envoyées, elles ont servi à Paris & à la campagne, où je les ai fait passer depuis Pâques, ainsi que les brochures. Comme j'ai la réputation de connoître les plantes, les ayant étudiées plusieurs années dans les meilleurs simplistes, j'ai soutenu en quelque sortes des thèses sur le simple qui opere tant de merveilles ; si je n'ai pas la gloire d'avoir éteint l'envie, j'en ai une que je prise infiniment davantage, c'est d'avoir fait avouer à mes auditeurs que M. Husson a trouvé en vous, Monsieur, cet ami incomparable, dépeint au livre de la Sagesse, infiniment plus rare dans notre siecle que la fêve de Saint Ignace, que bien des gens veulent être le simple de l'Eau Médicinale. J'ai l'honneur d'être avec la plus parfaite considération, Monsieur, votre très-humble & très-obéissante servante, Sœur TRUDON DE SAINTE-JULIE, Religieuse Bénédictine.

N°. 19.

A Paris, ce 20 Avril 1784.

Je soussigné Négociant à l'Orient, certifie & déclare le fait suivant.

Une berceuse de mon fils ayant des maux d'estomac épouventables, avec des suffocations & convulsions depuis quinze jours, après avoir pris en deux fois une dose de deux gros d'Eau médicinale qui lui fut administrée par ma femme, subit à la seconde prise un état de révolution plus considérable & si extraordinaire, que ma femme effrayée se détermina à envoyer chercher des personnes de l'art ; mais dans l'intervalle & avant leur arrivée, sa surprise fut extrême de voir cette malheureuse rendre par la bouche, après de grands efforts, un ver long d'une aune & plus, & après avoir rendu cet animal, elle recouvra la plus parfaite tranquillité, & a joui depuis d'une très-bonne santé ; en foi de quoi j'ai signé le présent certificat pour servir à telle fin que de raison. *Signé* M. MAZOIS.

Cet événement remarquable est arrivé à l'Orient.

N°. 20.

Déclaration du R. P. Procureur de l'Abbaye de Barbaut près Melun, du 20 Avril 1784.

Le fufnommé déclare que M. Laire, Curé de Fontaine-le-Port près de Melun, a éprouvé, au grand étonnement de toute fa Paroiffe & du voifinage, l'effet le plus heureux & le plus fatisfaifant d'une feule prife de deux gros d'Eau médicinale, dans un violent paroxifme de goutte, lequel a été totalement diffipé en peu d'heures ; il ajoute qu'il n'a pas eu le moindre accès depuis plus d'un mois, époque de cette feule expérience ; que cependant M. Laire eft depuis plus de fix années fujet à de violens & très-fréquens accès de goutte, notamment vers le renouvellement de la faifon ; que plufieurs de ces accès l'ont retenu deux & trois mois au lit ou à la chambre, & que lui déclarant fe trouvoit dans la néceffité de remplir fes fonctions miniftérielles plus ordinairement dans le Carême ; mais que cette année s'étant trouvé faifi dans le même tems d'une de ces violentes attaques, il a pu au moyen d'une feule prife d'Eau médicinale, vacquer par lui-même à toutes les fonctions curiales pendant la quinzaine, & que depuis il jouit de la meilleure fanté.

N°. 21.

CERTIFICAT DÉPOSÉ.

Je fouffigné fieur Jean-Baptifte Reyffier, aîné, Négociant à Mâcon, rivage du Crotay, déclare que depuis vingt ans j'ai été fujet à de fréquentes & violentes attaques de goutte, lefquelles me retenoient quelquefois pendant trois & quatre mois au lit avec les douleurs les plus aiguës, fans que les topiques & autres remedes les mieux combinés & indiqués par la Médecine ayent pu, je ne dis pas me guérir, mais me foulager ; la multiplicité des accès de cette cruelle maladie avoit engorgé l'articulation en général, & fingulierement les genoux, de maniere que ne pouvant me plier, ni m'appuyer fur les deux jambes, il en étoit réfulté des nodus de la groffeur d'une pomme, accompagnés d'une douleur si excessive & déchirante , qu'il m'étoit impossible de supporter le drap de mon lit. C'est dans une de ces plus tristes circonstances , & après les vingt années de souffrance , que j'appris qu'il existoit un remede nouvellement découvert , qui avoit la singuliere propriété de calmer en très-peu d'heures le paroxisme le plus violent , je ne tardai pas de prendre à ce sujet les renseignemens convenables ; je fus entiérement convaincu par la lecture des brochures qui se sont répandues à Mâcon , que je pouvois faire avec sûreté usage de ce remede ; deux seules prises de ce remede , prises à trois jours de distance l'un de l'autre , ont enlevé les douleurs , fait cesser les suites du paroxisme , & dissipé les nodus , de maniere qu'ayant évacué du haut & du bas sans tranchées, sans échauffement ni irritations (1), je me suis senti avec le plus grand étonnement, en état non-seulement de quitter le lit , mais encore d'aller & venir & de vacquer à mes affaires , & d'entreprendre aussi-tôt le voyage de Paris, de la Normandie & d'autres provinces du Royaume , à la grande surprise de toute la ville de Mâcon , qui a la connoissance la plus parfaite de mon ancien état , & de celui dont je jouis heureusement aujourd'hui , je le dois entiérement à l'efficacité miraculeuse , pour ainsi dire , de l'Eau médicinale dont je desire la plus grande célébrité , non seulement par reconnoissance pour l'Auteur d'un si excellent remede, mais encore pour le plus grand bien & soulagement de l'humanité ; c'est dans cette vue que j'ai rédigé & souscrit le présent. A Mâcon , le trois Avril mil sept cent quatre-vingt-quatre. *Signé* REYSSIER , aîné. Au-dessous est écrit : contrôlé à Paris ce vingt-un Avril mil sept cent quatre-vingt-quatre. *Signé* LEZAN.

Il est ainsi audit écrit signé , paraphé & déposé à Me Gibert l'aîné, l'un des Notaires soussignés, par acte de cejourd'hui vingt-deux Avril mil sept cent quatre-vingt-quatre. *Signé* LAMBERT. GIBERT.

---

(1) M. Reissier observe qu'à l'époque de la connoissance de l'Eau Médicinale, il avoit depuis long-temps renoncé à tous remedes dans les attaques de goutte, leur action irritante sur lui l'exposant à des rétentions d'urine, ce qu'il n'a nullement éprouvé dans l'usage de l'Eau Médicinale, ni après le traitement dans ce cas-là.

[43]

N°. 22.

M. POLLISSARD.

Montricoux, le 23 Avril 1784.

Monfieur, j'ai fait depuis peu une nouvelle expérience avec l'Eau Médicinale fur un de mes gens, qui, à une gale invétérée & tenace, joignoit une petite maladie de galanterie ; ces humeurs compliquées s'étoient jettées fur les jambes, qui étoient fi enflées & fi douloureufes qu'il ne fortoit plus de fon lit. Trois jours après avoir pris la premiere prife d'Eau Médicinale, il eft forti de la chambre, & il fait fon service depuis huit jours. Je fuis bien fincérement, Monfieur, votre très-humble & très-obéiffant ferviteur, MALARTIC, Premier Préfident du Confeil Souverain du Rouffillon.

N°. 23.

AU MÊME.

A Perpignan, le 26 Avril 1784.

Monfieur, l'Eau Médicinale prend ici très-grande faveur, l'on y defire fort un dépôt public où chacun puiffe s'en pourvoir à volonté ; mais en attendant je vous prie de m'en faire paffer encore trois douzaines de bouteilles par la même voie que ci-devant. J'ai l'honneur d'être, bien fincérement, Monfieur, votre, &c. *Signé* RAYMOND, Intendant.

N°. 24.

DÉCLARATION du fieur Hérault, l'un des Eemployés de la Manufacture royale ✹ *tapis de la Couronne lieu dit la Savonnerie, fauxbourg de Chaillot. Du 27 Avril 1784.*

Le fufnommé déclare avoir éprouvé le foulagement le plus fatisfaifant de l'Eau médicinale, à la fuite d'une paralyfie, qui, depuis plus de fix mois, s'étoit fixée fur la poitrine, au point de lui intercepter la refpiration : état dangereux qui le menaçoit de la mort, & dont il n'a été délivré que par l'ufage de quelques prifes d'Eau Médicinale. Ce fait s'eft opéré fous les yeux du fieur Duclos, Chirurgien à Chaillot.

Le même déclare en faveur de la vérité, pour témoigner d'autant sa reconnoissance à l'Auteur de l'Eau Médicinale, & dans la seule vue du bien public, qu'il a connoissance, ainsi que toute la Manufacture de la Savonnerie, du fait suivant, dont il donne ici le détail.

La nommée Noblet, ouvriere en linge & blanchisseuse de menus, jeune femme d'un des ouvriers de la Manufacture, épileptique dès son bas âge, a essayé inutilement, avant comme depuis son mariage, de guérir, ou au moins adoucir son triste & dangereux état, qui, par de fréquents accès & des chûtes mortelles, l'exposoit à périr, sur-tout dans les grossesses; dans cette circonstance fâcheuse au commencement de l'année derniere, elle fut conseillée de se faire électriser; mais l'éloignement, le tems qu'il falloit employer à ce traitement, lui fit préférer l'usage de l'Eau Médicinale qu'elle a pris une partie de l'été de 1783.

Dès les premieres prises les accès de cette cruelle maladie s'éloignerent considérablement, & cesserent absolument en moins de trois mois. Depuis le mois d'Octobre dernier, & jusqu'à l'époque de la présente déclaration, elle ne s'est nullement ressentie de son épilepsie. Elle vaque à toutes les occupations laborieuses & très-fatiguantes de son état, & sa santé se soutient. M. l'Abbé Bourillon, Aumônier de la Manufacture royale de la Savonnerie, ainsi qu'un très-grand nombre d'habitans du voisinage, & du fauxbourg de Chaillot, ont la plus parfaite connoissance de ce fait si intéressant.

N°. 25.

Du 8 Mai 1784.

Un particulier chargé de la part de M. Sanlot, de lever six prises d'Eau Médicinale pour les lui apporter à sa campagne, a déclaré que ce Monsieur réduit au plus pitoyable état à la suite de diverses maladies compliquées, & d'après les traitemens les mieux réfléchis & administrés inutilement par les plus habiles gens de l'art, a recouvré, par l'usage de ce reméde, la santé dont il étoit privé depuis long-tems.

Plufieurs Médecins, du nombre defquels MM. Bouvard, & autres perfonnes de l'Art, n'ont point ignoré ce fait intéreffant.

On ne donne point la demeure de M. Sanlot, ni de plus amples renfeignemens fur ce fait. La perfonne envoyée de fa part ayant refufé de l'indiqu r, a même témoigné du regret fur le récit qu'elle venoit de faire, en difant qu'on lui avoit expreffément défendu d'en parler. On peut juger d'après cette réticence, de combien de faits & de preuves triomphantes de l'efficacité du remede, fon Auteur fe trouve privé.

N°. 26.

M. POLLISSARD.

Rouen, le 21 Mai 1784.

Monfieur, j'ai bien reçu Mercredi la caiffe de cent phioles d'Eau Médicinale que m'a annoncée l'honneur de la vôtre du 13 courant. Ce remede me foulage beaucoup, & je ne fuis plus expofé aux violens accès auxquels j'étois fujet. Je defirerois favoir fi l'Eau Médicinale fe conferve long-temps, & quel eft le meilleur endroit pour la mettre. Qu'en difent ce que voudront les gens mal intentionnés ; quant à moi, je m'en trouve très-bien.

C'eft négligence de la part de M. David, s'il ne vous a pas écrit depuis long-temps : il n'eft pas homme à recevoir des reproches ni à fe repentir d'avoir approuvé le remede & d'en publier les faits ; au contraire, il fait bien connoître fes bons effets, & m'a fort promis de vous en écrire.

Je continue l'Eau Médicinale, j'en prends quand l'accès veut fe manifefter, & toujours avec fuccès.

Si effectivement M. Doré m'avoit indiqué ce remede quelques années plutôt, je ne fais aucun doute que j'aurois obtenu guérifon complette. J'ai l'honneur d'être bien fincerement, Monfieur, &c. *Signé* MARIN LE QUESNE, premier Adminiftrateur de l'Hôtel-Dieu de Rouen.

N°. 27.

AU MÊME.

Paris, du 26 Mai 1784.

M. de Saint-Michel, au Bureau de la caisse de la grande Poste, a éprouvé l'effet le plus heureux de l'Eau Médicinale dans un état des plus affligeant où l'avoit réduit les accès multipliés d'une goutte ancienne, il a déclaré avoir passé en moins de trois heures, de l'état violent des plus cruelles souffrances à celui du calme & de la tranquillité dont il continue de jouir.

N°. 28.

M. HUSSON.

Paris le 1er Juin 1784.

Monsieur, voilà bientôt huit ans que j'ai fait connoissance avec votre incomparable découverte de l'Eau Médicinale; vous le sçavez, la lettre que j'eus l'honneur de vous écrire le 26 Janvier 1783, contient un détail exact de tous les bons effets que j'en avois éprouvés jusques-là. La derniere époque d'usage par moi fait étoit du 5 Décembre 1782. L'hiver qui commençoit alors fut doux, & je n'en ressentis aucune altération de ma santé. Au commencement d'Août 1783, je fus pris d'une humeur dans l'oreille gauche où il s'établit un suintement au-dedans très-chaud & incommode, parce que cela formoit des croutes assez épaisses capables de me la boucher à ne pas entendre aisément de cette oreille. La continuité de cette humeur me détermina à recourir à votre Eau le 19 Septembre. Elle fit très-bien son effet, toujours sans vomissement ni nausées, mais l'humeur ne fut pas évacuée; elle ne se dissipa d'elle-même que très-peu-à-peu, & je n'en fus bien quitte qu'en Décembre. Depuis je n'en ai eu aucun retour, quoique la dureté de l'hiver dernier m'ait causé plus d'une sorte d'infirmités qui m'ont tenu compagnie jusqu'à Pâques & même avec fréquens ressentimens depuis. Les varices que j'ai à la jambe gauche avoient tourné à inflammation. Cette jambe enfloit très-fort, & à deux reprises il s'y eſt établi un ſuintement par de petites ouvertures voiſines de la cheville intérieure du pied ; enfin dans la nuit du mardi au mercredi de Pâques ce pied enfla beaucoup, & l'orteil, ainſi que toute la partie de qui il dépend, ſe trouva à mon lever ſi douloureux que je ne pouvois abſolument poſer deſſus : point de rougeur ni de tenſion reluiſante, ni élancemens ni chaleur qui indiquaſſent la goutte, c'étoit le nerf ſeul qui étoit attaqué. Une emplâtre d'un baume verd, que j'ai, eût bientot diminué cette douleur, & me rendit la liberté de poſer ſur ce pied ; mais le jour de Quaſimodo ayant cru pouvoir me chauſſer pour aſſiſter à l'Office à quarante pas de ma demeure, je fus obligé de m'en tenir à une meſſe baſſe & de rentrer chez moi pour quitter mon ſoulier, quoique très-large. Il faut vous dire que notre ami commun, M. Polliſſard, vint me voir le mercredi de Pâques, jour où je ſouffrois le plus du pied, & me conſeilla de prendre en altérant de votre Eau. Dès le jeudi 15 Avril, je me fixai à prendre à mon lever, tous les matins, 25 gouttes de l'Eau, ce que j'ai continué ſans interruption juſques & compris le dimanche 9 Mai préſent mois, que commencerent des évacuations par bas ; elles ont continué pluſieurs jours en me donnant de grands mal-aiſes, ſans avoir été très-abondantes ; depuis je me ſuis tenu tranquille, à cauſe des fortes chaleurs.

Le motif qui me fait entrer avec vous, Monſieur, dans ce détail, minutieux peut-être, eſt le même qui dicta ma lettre du 26 Janvier 1783. Les déclamations & calomnies contre votre Eau reprennent plus que jamais à l'occaſion de la mort d'un homme public, un Curé de Paris eſtimé. On l'impute à un demi-gros qu'il en avoit pris le lundi des Rogations, & la maladie mortelle ſe déclara le ſoir même, & tout de ſuite on recourut aux remedes ordinaires. Quatre ſaignées, ou du bras ou du pied, ordonnées par les Médecins, l'ont conduit juſqu'au ſamedi 22. Et l'on oſe débiter, avec la derniere in-juſtice, que c'eſt un gros & demi d'Eau Médicinale qui l'a mis au tombeau !

Vous pouvez, Monſieur, faire de ma lettre l'uſage qu'il vous plaira. Je vous certifie que vingt-cinq jours de ſuite j'ai exacte-

ment pris vingt-cinq gouttes , ou ce qui eſt le même, un demi-
gros de votre Eau (1), & qu'à mon âge de bientôt ſoixante-
onze ans faits , je ſens de jour en jour le rétabliſſement de ma
ſanté que la rigueur de l'hiver dernier avoit fort altérée par des
courbatures fréquentes, douleurs de reins, dégoût, inſom-
nies, humeur très-conſidérable dans les doigts, qui m'ôtoit
ſouvent l'uſage de mes mains, voilà, Monſieur, l'état où j'ai
paſſé depuis les premiers jours de l'an juſqu'à Pâques ; ſi quelque bonne occaſion vous amenoit ici, j'en ſerois charmé, &
ſûrement à me voir vous ne penſeriez pas tout cela, tant ma
ſanté a repris avantageuſement. Je ſuis bien déterminé à prévenir les accidens qui pourroient par la ſuite, ou me l'enlever,
ou me la déranger par l'uſage de tems à autre, ſur-tout aux
changemens de ſaiſons, de votre ſalutaire remede , que j'eſpere
que la calomnie ne parviendra pas à détruire. Comment en effet
ſe méprendre ſur les ſuccès d'un remede qui a pour apologiſtes
& pour défenſeurs les Perſonnes qui par leur naiſſance, leur
rang, leurs talens, méritent toute confiance & ne peuvent rai-
ſonnablement être ſuſpects d'intelligence. Je ſuis avec reconnoiſſance, Monſieur, votre, &c. *Signé* GENTHON , Intéreſſé
dans les affaires du Roi, rue Saint-Paul, Cloître Saint-Louis.

N°. 29.

M. POLLISSARD.

Péronne, le 5 Juin 1784.

Monſieur, j'ai reçu l'honneur de votre Lettre en réponſe à
celle par laquelle je vous avois demandé une douzaine de
bouteilles pour diſtribuer *gratis*, & afin d'en augmenter la
réputation.

J'en ai envoyé encore hier une petite bouteille à un pauvre
malheureux de la campagne qui a la fievre & chargé d'humeur.
Je lui en porterai encore une Lundi. Il va très-bien, malgré
qu'en puiſſent dire MM. les . . . . . . de Péronne. Le bon

____

(1) Preuve indubitable que l'Eau Médicinale ne peut en aucuns cas
produire d'effet dangereux, encore moins cauſer la mort.

effet

effet qu'il en réfulte l'emporte. Tous ceux qui en ont pris
ont guéri de la fievre, & dans ce pays où elles font communes à caufe du mauvais air marécageux que l'on y refpire.
On doit vous en avoir demandé 40 bouteilles, il y a deux
à trois jours. C'eft un de mes amis à qui j'avois donné votre
adreffe.

Je fuis certain que fi cette Eau continue, *ce qui doit être,*
à produire d'aufli bons effets qu'elle a jufqu'alors produits,
elle aura la plus grande vogue. Sur l'offre généreufe que vous
m'en faites, vous voudrez donc bien en remettre au porteur ce
qu'il vous plaira facrifier, tant pour les malheureux indigens,
que pour accréditer ce bon remede fi intéreffant pour l'humanité. J'ai l'honneur d'être très-parfaitement, Monfieur, &c.
Signé CARBON, Contrôleur des Fermes du Roi.

<h2 style="text-align:center">N°. 30.</h2>

AU MÊME.

Saint-Lo, le 19 Juin 1784.

Monfieur, je vous prie de remettre au porteur quinze prifes
d'Eau Médicinale de M. Huffon. Je vous ferai obligé d'y joindre
les deux livres contenans les certificats de l'efficacité de ce remede.
Je puis vous affurer, Monfieur, qu'il eft très-bon pour la
goutte, & qu'au moyen de trois petites bouteilles que j'ai
prifes dans deux attaques que je viens d'effuyer fucceffive-
ment, quoique pris dans tous les membres & dans le fort des
douleurs, j'ai été en état de marcher dans ma chambre, & de
fortir pour mes affaires. J'ai l'honneur d'être, Monfieur,
votre, &c. *Signé*, FÉRON, Commis à la Recette particuliere
des Finances.

<h2 style="text-align:center">N°. 31.</h2>

AU MÊME.

A Mâcon rivage du Crotay, le 7 Juillet 1784.

Monfieur, graces à Dieu, je fuis de retour ici on ne peut mieux
portant, quoique la goutte m'ait repris deux fois depuis Pâques, que j'ai eu l'honneur de vous voir; mais avec l'Eau

D

merveilleuſe de M. Huſſon, pour laquelle je prie Dieu & le prie de me la conſerver, ainſi que vous. Vingt-quatre heures après l'avoir pris, j'ai toujours été à même de faire route, & juſques à ce moment je n'en ai pas le plus petit reſſentiment.

Je ſuis bien ſenſible à l'honnêteté de l'Auteur, qui a préféré de me faire l'envoi d'une boîte de ſon Eau merveilleuſe, à l'emploi de la ſomme que j'avois deſtinée pour faire imprimer mon certificat. Je l'en remercie bien ſincérement, ainſi que vous, Monſieur.

J'ai été témoin, dans ma tournée, (*) de tous les bons & ſur-prenans effets qu'a produit cette Eau miraculeuſe ; moi, mes Confreres, mes concitoyens avons la plus grande raiſon de la nommer ainſi ; depuis mon arrivée ici, ceux qui en ont fait uſage lui rendent le même témoignage que moi, enſorte qu'il ne m'en reſte plus. Nombre de malades ont conſommé ce que j'en avois. Je vous prie, au reçu de la préſente, de m'en faire paſſer 100 priſes, vous en toucherez la valeur en un billet de même ſomme ſur Paris. J'ai l'honneur d'être, &c. *Signé*, REISSIER l'aîné, Négociant à Mâcon.

N°. 32.

CERTIFICAT.

Je ſouſſigné Louis-Godefroy Houdiart, Ecuyer, Seigneur en partie de Mareil ſous Marly-le Roy, déclare que d'après les bons témoignages & diverſes expériences que j'ai ſous les yeux, je me ſuis déterminé à adminiſtrer l'Eau Médicinale de M. Huſſon, ancien Officier au ſervice du Roi à Sedan, à mon épouſe, dans un cas critique de forte indigeſtion qui paroiſſoit avoir les ſymptomes d'une fauſſe attaque de paralyſie, à la ſuite de laquelle elle s'eſt trouvée dans un état de langueur aſſez inquiétant pendant l'eſpace de ſix ſemaines : ç'a été dans cette circonſtance qu'elle s'eſt déterminée à faire uſage de quelques

---

(*) On obſervera que M. Reiſſier étoit privé de faire aucun voyage depuis près de vingt-cinq ans.

prifes de cette Eau, dont la premiere l'a rappellée à la vie ;
& les fubféquentes ont confolidé fon rétabliffement : en foi de
quoi j'ai certifié la préfente déclaration pour fervir & valoir à
l'Auteur d'une fi excellente découverte, & pour le bien de
l'humanité. Fait à Paris ce 12 Juillet 1784. *Signé*, HOUDIART
DE MAREIL, en fon Château de Grand-Champ fous Marly ;
& à Paris, maifon de M. de Monbret, Maître des Comptes,
rue Boucherat.

N°. 33.

*HYDROPISIE aefefpérée guérie avec l'Eau Médicinale, fous les
yeux de plufieurs perfonnes de l'Art.*

M. Bardin ancien Marchand de bois à Bony près Montargis,
réduit à l'extrêmité par une hydropifie ancienne, enflé de la
tête aux pieds depuis quinze mois, après tous les traitemens
méthodiques les mieux réfléchis, défeperé & les véficatoires
n'opérant rien, a guéri radicalement & promptement avec
quelques prifes d'Eau Médicinale de deux gros chacune.

Cette cure fi extraordinaire a pour témoins particuliers M.
Gatellier, Maire de la ville de Montargis, Docteur en Médecine, & Affocié-Correfpondant de la Société Royale de Médecine ;

M. Triofon, Docteur en Médecine, & Médecin des Camps &
Armées du Roi, & Médecin de Monfeigneur le Comte d'Artois.

Le Chirurgien du malade & fon Apothicaire, qui tous ont
fecondé de leurs confeils l'adminiftration de l'Eau Médicinale
dans une circonftance auffi grave.

On produit ci-après la lettre confirmative de cette expérience
heureufe.

*LETTRE de M. Tezenas, Contrôleur des Fermes du Roi, à
M. HUSSON, Auteur de l'Eau Médicinale, confirmative de la
cure de M. Bardin.*

De Montargis le 17 Juillet 1784.

Auffi-tôt l'honneur de votre lettre, du 11 Juillet, reçue, je

D 2

me fuis empreffé, pour y fatisfaire, de prendre les informations y relatives. Je me fuis tranfporté chez un nommé Bardin,
parent de celui qui a été attaqué d'hydropifie, & chez qui il s'eft
fait traiter. Ledit fieur m'a dit que le Médecin me rendroit un
compte plus exact de la maladie de fon parent, ainfi qu'un Apothicaire qui eft fort expert, & qui a adminiftré l'Eau Médicinale
à plufieurs malades, par l'idée que je lui en ai donné, & celle
qu'il a prife par vos Profpectus. La réponfe de M. Gatellier,
Médecin de ce pays, eft que le fieur Bardin étoit plein d'eau des
pieds à la tête, & abfolument abandonné des Médecins. On lui
a appliqué les véficatoires qui ne faifoient qu'un très-foible effet.
On a eu recours à l'Eau Médicinale, qui par fa vertu lui a dégagé
le ventre, & a coupé racine à la maladie en trois femaines de
tems, au point que le fufdit Médecin a été dîner avec lui il y a
huit jours, à un bien où il eft, nommé Bony, près Briare,
& l'a trouvé jouiffant de la meilleure fanté, & ayant très-bon
appétit. Il ne fe fent plus d'aucun mal-aife, & chante les louanges
de l'Eau Médicinale. Le fieur Roux, Apothicaire, l'a auffi été
voir pendant fa maladie. Comme partifan de l'eau Médicinale, il
en a reconnu l'ufage merveilleux, & l'emploie dans différentes
maladies graves qu'il fuit.

Ledit fieur Roux, homme bien domicilié & en réputation
dans ce Pays, m'a chargé de vous propofer fa maifon pour
dépôt de l'Eau Médicinale. Elle paroît bien prendre ici, & je
connois beaucoup de perfonnes difpofées à en prendre par
précaution, & dans le cas de maladie.

J'ai obligation de ma guérifon à l'Eau Médicinale, & en telle
circonftance que ce foit, je vanterai toujours fa vertu.

M. Triofon, Médecin de Paris, a vu le fieur Bardin. Il pourra
vous donner quelques détails qui pourront fervir à une plus
ample inftruction. Mais je vous donne la réponfe de M. Gatellier, Médecin, telle qu'il me l'a donnée, & l'on peut y
ajouter foi, n'ayant, par fa place de Maire de cette Ville,
& fon talent, nullement befoin de fon état pour fonder fa réputation.

Je vous réitere, Monsieur, mes services pour tout ce qui pourra dépendre de moi ; vous me verrez toujours difposé à vous convaincre des fentimens d'attachement avec lefquels j'ai l'honneur d'être fans réferve, Votre, &c. *Signé* TEZENAS, Contrôleur des Fermes du Roi. J'attends l'honneur de votre réponfe relativement à M. Roux.

N°. 34.

A M. POLLISSARD.

Péronne, 25 Juillet 1764.

Vous voudrez bien, Monfieur, remettre au courier, porteur de la préfente, 24 gros d'Eau Médicinale de M. Huffon. Je vous réitere & vous confirme les bons effets qu'elle opere. Dépuis que ce remede eft connu ici, je fuis encore fans avoir entendu faire aucune plainte. Je favorife la connoiffance de ce remede avantageux de tout mon pouvoir.

Je crois vous avoir accufé la réception de l'envoi que vous m'avez généreufement fait pour en gratifier les malheureux. Si j'avois oublié à fatisfaire à ce devoir de reconnoiffance, je le fais. J'ai l'honneur d'être, &c. *Signé* CAMBON, Contrôleur des Fermes du Roi.

N°. 35.

Paris, ce 29 Juillet 1784.

Je fouffigné Dubois, Marchand de chocolat rue aux Ours, déclare que ma femme a été incommodée pendant plus de fix mois de la fuite d'une couche, d'un dépôt de lait qui lui étoit refté dans le côté droit, lui caufoit des douleurs continuelles, & la menaçoit d'une hydropifie, pour lefquelles il a été employé des remedes de tous genres, d'après les avis de perfonnes de l'art, fans que rien ait pu non-feulement la guérir, mais même la foulager. Le mal empirant & ne fachant quel traitement lui faire, j'ai été décidé par différentes perfonnes de ma connoiffance à lui adminiftrer de l'Eau Médicinale de M. Huffon de Sedan. Trois prifes de deux gros chacune, lui ont occa-

[54]

fionné d'abondantes évacuations, enfuite defquelles elle a été
promptement rétablie d'une maniere furprenante dans un état
de fanté parfaite, ce que je certifie véritable. *Signé* Dubois.

N°. 36.

Paris, du 31 Juillet 1784.

Monfieur Biély, agent de la Communauté des Marchandes
de Modes, réfidant en leur Bureau rue Baurepaire, a fait ufage
de l'Eau Médicinale comme derniere reffource à l'occafion d'une
éruption d'humeurs très-confidérable à la peau, laquelle provenoit d'une acrimonie extrême, & d'un vice ancien de la
lymphe. Cette maladie défagréable a été inutilement combattue
par tous les moyens poffibles fous les confeils de différentes
perfonnes de l'art.

Le fang imprégné de ce vice acrimonique avoit fingulierement dirigé l'éruption fur tout le vifage & le col. M. Biély,
réfolut d'avoir recours à l'Eau Médicinale. Le fuccès du remede fut prompt. M. Triofon, Médecin de Monfeigneur le
Comte d'Artois, qui avoit été témoin de fon état, l'ayant rencontré chez une de fes malades, lui témoigna fa furprife & lui
demanda ce qu'il avoit fait pour faire difparoître cette éruption.
M. Biély lui dit qu'il devoit ce changement à l'Eau Médicinale.

M Biély a déclaré n'avoir éprouvé aucuns inconvéniens
de l'ufage de l'Eau Médicinale, & qu'il s'eft décidé à en
fuivre l'ufage de tems en tems pour favorifer de plus en
plus, & confolider tout le bien qu'il a obtenu par ce remede, malgré les fâcheufes infinuations de gens mal-intentionnés qui ont cherché à l'en détourner. Un des principaux
moyens employés pour détruire ou diminuer fa confiance
a été d'accufer le remede de nuire à l'eftomac & d'en arrêter
les fonctions; il a déclaré au contraire qu'il n'a rien remarqué de tel à fon égard, qu'il a recouvré un bon appétit,
& que fes digeftions fe font bien : avantages dont il étoit
privé avant que de connoître l'Eau Médicinale.

N°. 37.

***CERTIFICAT** de M. Hebert demeurant à Paris, cour du Palais, maison de M. l'Abbé d'Aubignan, Chanoine de la Sainte-Chapelle.*

Je souffigné certifie les faits détaillés ci-après. Le Dimanche 25 Avril 1784, jour très-froid & pluvieux, mon épouse allant faire visite dans l'après-midi à une Dame de ses amies, fauxbourg Saint-Germain, se trouva contrainte de se mettre à couvert sous une porte où elle essuya un vent très-froid ; ayant continué sa route, elle arriva chez cette Dame, transie de froid. Dans les 24 heures qui suivirent, elle fut saisie d'un point de côté très-violent avec étouffement & enflure considérable ; il lui survint un crachement d'un sang très-clair dont elle remplissoit une jatte en peu de tems. Ces sortes d'accidens se sont renouvellés plusieurs fois le jour & la nuit pendant huit à dix jours. On opposa à cet état effrayant le traitement ordinaire & les boissons usitées en pareil cas. Le dégoût chez la malade étoit tel, qu'elle ne pouvoit rien prendre. Dans cette perplexité, je déterminai ma femme à essayer de l'Eau Médicinale de M. Husson de Sedan. Elle en prit deux gros. Ce remede ne commença à faire son effet que vingt heures après, & fit aller la malade huit fois à la garde-robe sans lui avoir causé de coliques, ni tranchées, ni vo-missemens. L'étouffement, le point de côté, ainsi que le cra-chement & l'enflure, parurent s'augmenter à un point que l'état de la malade paroissoit très-inquiétant. Dans cette circonf-tance j'étois déterminé à appeller auprès d'elle les gens de l'Art les plus éclairés : mais quel fut mon étonnement lorsque cette femme courageuse résista constamment à toutes mes sollicita-tions, à celles de mes parens & amis, & qu'elle nous déclara d'un ton décidé qu'elle n'admettroit d'autres traitemens que les avemens & l'Eau Médicinale, motivant sa résolution sur la crainte extrême qu'elle avoit des saignées ; en conséquence elle prit le premier Mai dernier, pour la seconde fois, deux gros d'Eau Médicinale qui lui procurerent vingt quatre selles tou-

D 4

jours sans tranchées ni douleurs, ni vomissemens. Le vendredi 7 du même mois, elle prit pour la troisieme fois deux gros d'Eau Médicinale qui lui procurerent une tranquillité satisfaisante. La malade subit vingt-six évacuations : jusqu'alors les mêmes accidens qui avoient toujours subsisté, diminuerent tellement que la malade qui n'avoit pu rester dans son lit ni jouir d'aucun sommeil, quitta le fauteuil où elle étoit depuis six jours, & a commencé à jouir d'un sommeil doux & bienfaisant. Enfin le 13 du même mois de Mai la malade prit pour la quatrieme fois deux gros d'Eau Médicinale qui, sans vomissemens, sans coliques, tranchées, ni mal-aise, lui ont procuré vingt garderobes, & c'est à cette époque que tous les symptomes fâcheux de cette maladie orageuse & si inquiétante ont été dissipés : le point de côté, le crachement de sang, & tous autres accidens, n'ont point reparu depuis. Son rétablissement a été très-prompt : elle s'est toujours bien portée jusqu'à ce jour. Ce que je certifie d'autant plus volontiers que le motif de la reconnoissance envers l'Auteur de ce précieux remede & le bien de l'humanité l'exige. A Paris, ce 4 Juillet 1784. *Signé* HEBERT.

N°. 38.

M. le Grand, Secrétaire de la Ferme des Postes, affligé d'une dartre affreuse sur le visage depuis dix ans, sans avoir éprouvé le moindre inconvénient de l'Eau Médicinale, qu'il a cependant pris pendant toute la durée du traitement à la dose de quatre gros, ou double prise, a obtenu une guérison entiere.

N°. 39.

M. le Comte de Vignol, rue Sainte-Foy, attaqué d'une forte paralysie, ayant une main & un bras privé de mouvement, & la bouche affreusement tournée, a pris de l'Eau Médicinale. Cinq prises l'ont parfaitemenr rétabli ; & dès la premiere prise les symptômes effrayans de cette terrible maladie ont été bientôt dissipés, & il jouit présentement de la meilleure santé.

. . Une perfonne de la connoiffance de Monfieur & de Madame de Vignol, a obtenue guérifon radicale d'un violent
éréfipele, l'hiver dernier, avec trois prifes d'Eau Médicinale.

N°. 40.

L'époufe du fieur Bertin, Suiffe de la principale porte du
Jardin Royal des Plantes, a fait ufage avec fuccès d'Eau
Médicinale, pour des maux d'eftomac violens & des vomif-
femens continuels caufés par l'ufage d'une eau mal-faine.

*INDÉPENDAMMENT des Lettres & Certificats contenus
en ce Recueil, on pourra ſe procurer des renſeignemens par
les perſonnes ci - après dénommées qui ont adminiſtré, ou vu
adminiſtrer & fait uſage elles-mêmes, de l'Eau Médicinale.*

SÇAVOIR;

M. Gatellier à Montargis, Docteur en Médecine, Maire de
Ville.

Lefevremeſnil, Apothicaire à Mortagne.

Lavergne, Apothicaire à Liſieux.

Le Chirurgien des Pages, à Verſailles.

M. Rey, ancien Prévôt du College royal de Chirurgie à
Lyon.

M. Noé, Chirurgien-Accoucheur.

M. Baur, Procureur du Roi du Siege Préſidial de Nantes, &
quelques Officiers dudit Siege.

M. le Marquis de Virieu.

M. le Chevalier de Montſaucon, premier Écuyer de Madame
Adélaïde.

M. le Comte de Narbonne, à Florac en Gévaudan.

Madame la Ducheſſe de Melfort, à Saint-Germain-en-
Laye.

M. Dejean, Chanoine de Sainte-Opportune.

Le Chevalier de la Riviere, Officier des Maréchauſſées de
France.

Dajoutot, Penſionnaire du Roi, à Verſailles.

Madame la Marquiſe de Beauregard.

Madame la Comteſſe de Mayenne, à Rouen.

M. Gloux, Directeur de la Régie générale des Fermes du
Roi, à Perpignan.

M. de Montmor, dernier Ambaſſadeur de Hollande.

M. le Chevalier de Calbiac.

M. l'Abbé de la Rochefoucault.

M. le Vicomte de Vaffan.

M. le Secrétaire de l'Hôtel-Royal des Invalides.

M. Grégoire de Rhumare, Confeiller au Parlement.

M. Hebert des Mariieres, ancien Négociant, rue des Martyrs près celle de la Tour-d'Auvergne. Mademoifelle Sutaine & Madame Barbaut, même rue & maifon.

M. Halbony, maître Charpentier, rue de Paradis près la Barriere Sainte-Anne , pour expérience relativement à des enfans affligés d'humeurs froides.

L'Auteur de l'Eau Médicinale croit avoir porté au plus haut point d'évidence les preuves de fa découverte , & avoir démontré que la plante dont elle eft extraite , mériteroit une place diftinguée dans la Botanique parmi celles reconnues utiles.

Indépendamment des quatre Collections qu'il a données au Public ; il pourroit produire un beaucoup plus grand nombre de témoignages. Si tant de preuves ne fuffifent pas pour en impofer à la calomnie ; il aura au moins la fatisfaction d'avoir fait connoître un nouveau moyen efficace pour combattre des maladies rebelles , en guérir & foulager un grand nombre contre lefquelles les remedes connus n'ont aucun pouvoir. Il déclare n'avoir jamais eu la folle prétention d'exclure les autres remedes , & encore moins de fuppléer feul aux traitemens admis par la Médecine. Il ne propofe fa découverte que comme une reffource de plus , & il verra avec la plus grande fatisfaction les Perfonnes de l'art s'en occuper pour le bien des malades , & les malades n'en ufer que d'après leurs avis.

NOTA. On a cru rapporter ici les Lettres suivantes, attendu que les deux lettres de Madame la Baronne D'ESPAGNAC paroissent plus particulierement être du nombre de celles que l'Anonyme de la Diatribe insérée au Mercure, & les autres Détracteurs ont élevé à leur égard un soupçon qui tendroit à les faire regarder dans le Public comme étant supposées.

LETTRE de Madame la Baronne d'Espagnac à M. Vicq-d'Azyr, Secrétaire perpétuel de la Société Royale de Médecine, du 13 Août 1783.

MONSIEUR, comme je suis bien persuadée que c'est dans de bonnes vues que la Société Royale de Médecine a voulu exciter de la défiance dans le public touchant l'Eau Médicinale ; je suis bien aise de contribuer autant qu'il est en moi à faire connoître un remede dont je me sers depuis huit ans avec succès. Je conviens que son usage doit être soumis aux lumieres des gens de l'Art, & c'est dans cette intention que Madame la Marquise de l'Escalopier & moi en fimes faire l'analyse par MM. Cadet & Parmentier : ils nous assurerent, comme ils l'ont mis dans leur rapport, que le remede ne leur avoit présenté dans la décomposition *aucunes substances dangereuses, & que nous pouvions continuer de nous en servir avec la plus grande confiance.* Depuis ce temps M. Cadet m'a adressé lui-même des personnes qu'il avoit encouragées à se servir de ce remede, en leur assurant qu'il en avoit vu de bons effets. D'après cette conduite de sa part, j'ai lieu d'être surprise de la Lettre qu'il a fait insérer dans le Journal de Paris du 7 de ce mois. Le manuscrit de son rapport existe ; il étoit libre quand il l'a fait, ainsi il est difficile d'entendre ce qu'il veut dire, quand il se plaint qu'on a abusé de son nom. La réputation de M. Cadet, comme Chymiste & comme honnête homme, nous avoit fait croire que nous ne pouvions pas choisir un meilleur garant ; où en seroit-on, si sur des matieres aussi importantes on devoit s'attendre à trouver chez la même personne deux opinions, l'une pour le public & l'autre pour le particulier? La mienne, Monsieur, me paroît justifiée par la santé dont je jouis depuis que je fais usage de l'Eau Médicinale. Plusieurs personnes qui s'en trouvent très-bien, ainsi que moi, desireroient qu'elle fût autorisée, étant persuadées que ce seroit un avantage pour l'humanité que l'usage de ce spécifique contre plusieurs maladies. J'espere de votre honnêteté, Monsieur, que vous voudrez bien m'indiquer quelques moyens d'obtenir la sanction d'un remede aussi utile. Rien ne pourra égaler ma reconnoissance que les sentimens d'estime avec lesquels j'ai l'honneur d'être, Monsieur, &c. *Signé* la Baronne D'ESPAGNAC.

Cette Lettre est restée sans réponse.

Lettre de M. Cadet de Vaux, Apothicaire, rue Saint-Antoine, à Madame la Baronne d'Espagnac.

Paris, le 13 Août 1783.

Madame la Baronne, je suis seul coupable, dans l'affaire de l'Eau Médicinale ; & si mon frere n'eut pas réclamé, en son propre & privé nom, je l'eusse fait au mien, parce que je sçavois que l'*Académie, la Société & les Médecins en général, ne jettoient tous qu'un cri contre l'analyse faite* par M. Parmentier & mon frere, & que je souffrois impatiemment d'en être supposé l'auteur. La lettre n'a pas été communiquée à M. Parmentier ; mais il m'avoit fait part, dans le temps, du regret qu'il avoit de voir son nom affiché & distribué au coin des rues : ils ne sçavent pas à quel degré ils ont été compromis par leur condescendance, ou plutôt par l'abus qu'on en a fait ; leur analyse, qui n'étoit que négative, a été déposée chez un Notaire à leur insçu ; on en a fait une piece de notoriété, on l'a imprimée sans leur attache. Je sçavois bien que vous protégiez ce remede ; mais j'étois aussi bien convaincu que la réputation de mon frere & de M. Parmentier, vous étoit plus chere. Un Charlatan n'a rien à perdre ; ces deux Messieurs ne sont pas dans ce cas, ils ont une réputation à conserver ;

& tel homme l'a perdue fans reſſource ; pour avoir été le fauteur des hommes à ſecret. Du reſte, j'ai fait part à Monſieur Lenoir de la publicité de cette réclamation, qui a été précédée comme vous avez dû le voir, de celle de la Société.

Je me ſuis empreſſé de vous faire connoître les motifs de ma juſtification, convaincu que vous ne pourriez qu'applaudir aux motifs de ma conduite, qui étoient l'honneur de mon frere, de mon corps, & le mien. Je ſuis avec un profond reſpect, Madame la Baronne, votre très-humble ſerviteur. *Signé* CADET DE VAUX.

LETTRE de Madame la Baronne D'ESPAGNAC à M. Cadet de Vaux, Apothicaire.

Du 6 Septembre.

Je ſuis bien éloignée, Monſieur, d'applaudir à la fauſſe dé-marche dans laquelle vous avez engagé M. votre frere : vous avez compromis ſa réputation & ſon honneur, par la lettre que vous l'avez engagé à rendre publique. Le compte qu'il avoit rendu du réſultat de l'Analyſe de l'Eau Médicinale, n'étoit que l'expoſé vrai & exact de ce qu'il avoit découvert. Madame la Marquiſe de l'Eſcalopier deſiroit ſçavoir, *ſi l'Eau Médicinale, des effets de laquelle elle étoit contente, ne contenoit point de miné-raux & autres ſubſtances contraires à la ſanté.* M. votre frere, d'après l'Analyſe, répond que le Remede dont il s'agit *ne ren-ferme rien de métallique, ni de corroſif,* & que, *ſi Madame la Marquiſe de l'Eſcalopier eſt contente de ſes effets, ainſi qu'elle l'aſſure, elle peut continuer D'EN USER AVEC LA PLUS GRANDE CONFIANCE.* On ne peut rien de plus précis que la queſtion ; *y a-t-il des minéraux ou des ſubſtances contraires à la ſanté ?* La réponſe l'eſt également, ſur-tout quand elle eſt rapprochée de la queſtion. *Le remede ne renferme rien de métallique,* voilà pour la premiere partie de la queſtion ; *ni de corroſif,* voilà pour la deuxieme ; & ce qui leve toute équivoque, c'eſt ce qui ſuit : *elle peut continuer d'en uſer avec la plus grande confiance.*

Comment M. votre frere a-t-il pu dire depuis dans la lettre

insérée au Journal, que l'*Eau Médicinale pouvoit être foupçonnée de tenir en diffolution les principes extractifs de plantes au moins fufpectes* ; c'eft fans doute pour fauver cette contradiction qu'il s'eft rendu coupable d'une infidélité bien repréhenfible, en retranchant une partie de la queftion propofée par Madame la Marquife de l'Efcalopier. *Cette demande, dit-il, fe bornoit à s'affurer s'il exiftoit, ou non, une fubftance métallique* : il fçavoit bien cependant que la queftion portoit, *ou autres fubftances contaires à la fanté.* Jugez à préfent, Monfieur, fi j'ai raifon de dire que vous avez engagé M. votre frere, non pas fimplement à une palinodie qui le compromet, mais encore à une infidélité qui lui fait le plus grand tort, dans l'efprit des gens honnêtes. Vous dites, Monfieur, que vous êtes *feul coupable* dans cette affaire ; vous ne penfiez pas, fans doute, que cet aveu auroit des fuites auffi fâcheufes pour vous : je vous confeille, Monfieur, de ne pas vous charger d'une pareille iniquité ; laiffez porter le fardeau à celui qui eft le vrai coupable, car M. votre frere ne fe lavera jamais d'un pareil procédé : c'eft contre fa confcience qu'il a infpiré de la défiance fur l'Eau Médicinale, puifqu'il a écrit depuis la publication de la collection des expériences, une lettre dans laquelle il dit (*), *qu'il fe réjouit de voir une reffource de plus aux maux de l'humanité.*

Ni lui, ni vous, Monfieur, n'êtes point excufés, par ce que vous dites que l'*Académie, la Société & les Médecins en général, ne jettoient tous qu'un cri contre l'analyfe.* Si la vérité avoit dicté à M. votre frere l'expofé de cette analyfe, rien ne devoit l'engager à s'en départir ; & s'il y avoit eu de l'erreur dans fon réfultat, il devoit l'avouer fimplement & fans détours, & ne pas avoir recours à un moyen auffi odieux, que celui de tronquer la queftion propofée par Madame la Marquife de l'Efcalopier.

Ainfi, Monfieur, nous fçavons à préfent le vrai motif de la palinodie de M. votre frere. Ce n'eft pas l'amour du vrai, ni de

---

(*) Lettre à M. Polliffard, du 20 Mai 1783.

l'humanité, c'est la crainte de déplaire aux Médecins. Vous
nous avez donné dans cet aveu le contre-poison de cette rétractation. Il faut que les Médecins soient bien redoutables, puisqu'ils
inspirent la terreur, au point de faire manquer à la vérité, à
l'honneur & à la bonne foi. Je ne sçais si les Médecins seront fort
satisfaits de cet aveu : au moins je suis bien sûre pour quelques-
uns qu'ils sont très-mécontens qu'on les mette en jeu ; & s'il y a
des Médecins ennemis jusqu'à la fureur de l'Eau Médicinale,
beaucoup d'autres plus vrais leur ont soutenu en face qu'on ne
pouvoit contester les effets bienfaisans de ce remede : & dans
la Société de Médecine, qui est plus intéressée à en empêcher
le débit, plusieurs n'y trouvent d'autres inconveniens que le
secret gardé vis-à-vis d'eux sur la plante dont l'Eau Médicinale
est extraite.

Je ne dois pas vous laisser ignorer, Monsieur, que j'ai été
étrangement surpris que M. votre frere ait fait parler M. Parmentier dans sa palinodie. *Nous croyons devoir ne pas laisser
subsister. . . . .* C'est encore un faux bien marqué, parce que
M. Parmentier n'a jamais donné pouvoir de parler en son nom,
& encore moins de le faire recourir à des moyens aussi peu
honnêtes, que ceux qu'on a employés ; je sçais qu'il en est très-
griévement blessé ; il n'auroit jamais permis qu'on jettât le
moindre soupçon sur la fidélité des distributeurs de l'Eau Médicinale. M. votre frere a fait une injure grave au citoyen honnête
& vertueux qui est dépositaire de cette Eau. Il sçait très-bien
que la distribution ne s'en fait que chez l'auteur en Province, &
à Paris chez un de ses amis : lequel par reconnoissance & par
l'intérêt de l'humanité, s'est chargé de la distribution. . C'est
donc de sa part une injure grave contre ce citoyen, que la précaution qu'il a prise d'avertir *qu'il ne garantissoit pas le remede
que l'on prend chez les distributeurs.* Je ne crois pas que M. votre
frere veuille le disputer en honnêteté, en probité, & en vertus,
avec ce citoyen recommandable : je n'ai pu que ressentir de
l'indignation de le voir ainsi traité, sans nécessité ; car à quels
propos prendre une telle précaution ? Y a-t-il la moindre vrai-
semblance que l'analyse d'un remede soit regardée comme une

annonce

annonce *qu'on ne peut compter sur l'exactitude de tous les distri-buteurs ?* C'est donc dire une injure, pour avoir le plaisir d'injurier.

Vous avez raison, Monsieur, de dire que je prends intérêt à la réputation de M. votre frere ; c'est pour cette raison, que j'ai été révoltée de la lettre qu'il a rendue publique, & que je vous ai fait part des réflexions qu'elle m'a fait naître.

La protection que vous dites que je donne à l'Eau Médicinale, n'est pas chez moi l'effet de l'enthousiasme ; elle est l'effet des nombreux succès qu'elle a eus sous mes yeux, & de la collection des expériences faites & attestées par des personnes distinguées par leur mérite & leurs vertus sociales. Quoiqu'en disent ceux qui voient avec peine ces succès ; ils ne persuaderont jamais que des milliers de personnes, dont les uns ont eu la goutte la plus douloureuse ; d'autres des dartres, ceux-ci des plaies scorbutiques, invétérées, avec inflammation, &c. ils ne persuaderont, dis-je, jamais, que toutes ces personnes se soient accordées à dire qu'elles ont été guéries, si effectivement elles ne l'ont pas été. J'ai l'honneur, &c. BEYER, Baronne D'ESPAGNAC.

M. POLLISSARD *à Paris.*

De Montbrison, le 1er Août 1784.

L'emplette de l'Eau Medicinale, Monsieur, que je fis chez vous en Mai de l'année derniere, quoiqu'assez considérable, n'a pas duré assez long-temps, eu égard à l'efficacité de ce remede, qui a fait merveille dans toutes les occasions où je l'ai employé, notamment pour un pere de famille accablé de douleurs & presque impotent, qui, après l'usage de ce Remede, s'est vu aussi-bien portant qu'il ne l'eût jamais été de sa vie ; & qui depuis n'a cessé de me prodiguer des bénédictions. Il s'agit de rétablir cette provision si nécessaire à la santé : en conséquence je vous prie de m'adresser par la Messagerie de Lyon, un petit flacon de cette Eau merveilleuſe, contenant vingt à trente doſes : qu'il ſoit bouché bien hermétiquement. J'ai l'honneur d'être, Monſieur , votre , &c. *Signé* RICHARD , Receveur des Conſignations.

M. HUSSON *à Sedan.*

Paris, ce 18 Août 1784.

Mon cher Huſſon, l'intérêt que vous prenez au Docteur de Brotonne eſt une juſte reconnoiſſance de la juſtice qu'il a toujours rendue & qu'il ne ceſſe de rendre à l'excellence de votre Eau Médicinale. Je voudrois pouvoir vous annoncer que ſa ſanté ſe rétablit ; mais il s'en faut beaucoup, car il dépérit de jour en jour. Il m'a confirmé une infinité de fois la haute opinion qu'il a de votre découverte, & le deſir qu'il a toujours eu que la Faculté l'approuvât. (1) La derniere fois que je le vis , il m'avoua que ſa maladie étoit de nature à ne pas eſpérer de guériſon ; qu'il n'avoit même jamais attendu dans ſa poſition de l'Eau Médicinale, ni d'aucun autre remede , que l'effet de calmer les douleurs, & de prolonger quelque tems ſon exiſtence.

Aujourd'hui ni l'Eau ni aucun remede ne le ſoulagent. Il attend avec réſignation ſa derniere heure. Les dernieres paroles qu'il m'a dit ſont : qu'il fait des vœux pour que les Médecins ſoient convaincus , comme lui, qu'il n'y a pas de remede qui lui ſoit comparable.

Je ne ſerai pas ſurpris cependant, mon cher Huſſon, que l'on attribuât ſa mort à l'Eau Médicinale , quoique le malade ſoit ſexagenaire & qu'il ait un engorgement au col de la veſſie depuis deux ans, lequel a été cauſé par l'épanchement d'un flux hémorrhoïdal dans l'inteſtin rectum.

---

(1) Ce Médecin judicieux a conſigné ſa façon de penſer ſur ce remede, dans une Lettre apologétique très-détaillée, qu'il a adreſſée au Doyen de charge de la Faculté dans les premiers mois de l'année 1782 , par laquelle il rend compte d'un grand nombre d'expériences faites ſur les malades affligés de maux divers, avec ſuccès.

Il faut s'attendre à tout, mon cher Huſſon : il y a des gens
à qui la calomnie ne coûte rien, mais elle ne réuſſira pas plus
cette fois là que les autres. Votre remede , par la conſtance
de ſes heureux effets, fera ſûrement taire la calomnie. Il faut
du tems pour convaincre les hommes, mais il eſt rare que leur
obſtination ne cede pas à la continuité des faits & à l'expérience.

Quant à moi je ne vois que des perſonnes ſatisfaites de
l'uſage de l'Eau : & ſi je voulois me prêter à toutes les demandes de dépôt, vous ne pourriez y ſuffire. Je viens de
recevoir une lettre de l'Orient, datée du 11 du courant, où on
m'en demande 4000 gros pour un embarquement deſtiné pour
l'Inde. Il y a peu de villes où on ait fait autant d'expériences
avec l'Eau Médicinale. Si on ſe fut apperçu de ſes effets dangereux , on n'en demanderoit pas une ſi grande quantité.

Je ſuis, cher Huſſon, tout à vous. *Signé* POLLISSARD.

A M. HUSSON, *à Sedan.*

Paris , 16 *août* 1784.

Tous les hommes doivent former des vœux pour votre
conſervation , & remercier le ciel de l'heureuſe découverte
que vous avez faite de l'Eau médicinale.

Je ne l'adminiſtre point de fois qu'elle n'opere des effets
admirables ; tant il eſt vrai de dire que la variété de ſes procédés ſur les malades, ſurpaſſe tout ce qu'on en pourroit attendre.

C'eſt pour la ſeconde fois qu'elle me rend mon fils, à qui je
l'ai adminiſtrée contre l'avis de M. Jeanet Deſlongrois , Médecin, de la conduite duquel j'ai d'ailleurs tout lieu de me louer.

Je fixe toujours conſtamment mon domicile à Beaumont-le-
Roger; c'eſt où M. Patrice, Maître de Penſion, place de l'Eſ-
trapade, m'écrivit que mon fils (âgé de ſept ans & demi),
avoit été pris d'une fievre aſſez violente; qu'il lui avoit fait
donner , par l'ordre du Médecin , & des lavemens & des
bouillons purgatifs; qu'il n'héſitoit pas de m'inſtruire de ſon

état, parce qu'il étoit convalefcent, & qu'il alloit inceffamment reprendre le cours de fes études.

J'arrivai donc à Paris le 7 du préfent mois ; j'efpérois trouver
mon fils rendu à fes exercices ordinaires, mais ma furprife fut
extrême de le trouver au lit.

M. Jeanet Deflongrois me dit qu'il convenoit de le purger ;
alors je déclarai à ce Médecin que mon intention étoit qu'il le
fût avec l'Eau Médicinale ; il s'efforça de m'infpirer la plus
grande défiance fur ce remede, en me difant qu'il étoit venu
à fa connoiffance que plufieurs perfonnes en étoient péries ;
&, pour preuve de fon affertion, il me cita M. de Brotonne,
Docteur en médecine, fon confrere, qui s'en trouvoit on ne
peut plus mal.

Je ne fus jamais plus furpris, attendu que connoiffant particulierement ce Docteur, & l'ayant confulté un très-grand
nombre de fois pour moi· & pour plufieurs perfonnes, relativement à l'Eau Médicinale, il m'en a toujours dit le plus grand
bien, & qu'il la confidéroit comme un remede fupérieur ; &
affurément je ne le crois pas capable de chanter la palinodie ; s'il eft à la mort, ainfi que M. Deflongrois me
l'affure, on ne peut l'attribuer à l'ufage qu'il a fait de l'Eau
Médicinale. Mais pourquoi plutôt à ce remede qu'aux autres
auxquels il a eu également recours ?

Je viens d'apprendre, en m'informant de la vérité de ce
propos, que fa maladie & fon état actuel ont pour principe
d'anciennes hémorroïdes, lefquelles ont occafionné un dépôt
au col de la veffie ; c'eft un cas affurément qui eft mortel
de fa nature, par conféquent au-deffus des reffources hu-
maines. L'art, comme l'Eau Médicinale, n'y peuvent rien.
Quoi qu'il en foit, il n'en eft pas moins vrai que je puis
vous confirmer la parfaite guérifon de mon fils, qu'il a obtenu
après fa feconde prife d'Eau Médicinale. •

Si j'en veux croire M. Deflongrois, il n'a plus que quinze mois
à vivre ; j'efpere bien qu'il vivra davantage, & qu'à l'échéance
pronoftiquée, mon fils aura l'honneur de vous écrire lui-
même, afin de protefter contre le terme fatal.

Votre remede eſt, dit-on, un corroſif, un poiſon & enfin un ramas de gratiole, déſule, de belladonne, &c. le tout artiſtement amalgamé de vin d'Eſpagne.

Au ſurplus, Monſieur, les propos ridicules & indécens n'ont jamais prévalu contre des faits, & je bénis Dieu de connoître votre remede; & je le connois aſſez pour ne pas craindre de l'adminiſtrer en concurrence, ainſi que je l'ai fait dans la province, à des malades en grand nombre; ils ont guéri & plus promptement & plus ſolidement qu'avec les remedes connus.

J'ai l'honneur d'être, &c. TOUSTAIN, Procureur du Roi en l'hôtel-de-ville de Beaumont-le-Roger.

Nota. P. S. Il y a dans ma Province, & peut-être à Paris comme ailleurs, des goutteux qui aſſurent que les accès ſe renouvellent plus fréquemment dans l'uſage de l'Eau Médicinale, en convenant toutefois de l'infaillibilité & de la promptitude du remede pour les diſſiper. Je crois pouvoir en donner la raiſon, qui eſt que la plupart des goutteux ne cherchent uniquement qu'à ſe délivrer des douleurs, & qu'ils abuſent du remede en n'obſervant pas le régime convenable, un grand nombre ſe livrant même avec plus de licence aux plaiſirs, certains qu'ils ſont par l'expérience d'en diſſiper les accès, & de pouvoir le faire en quelque ſorte impunément. Vous me feriez, Monſieur, le plus grand plaiſir, au premier moment de loiſir, de vouloir bien fixer mon opinion ſur cette intéreſſante queſtion; car je crois qu'un remede qui a le pouvoir de réprimer les fureurs d'une ſi cruelle maladie, doit avoir aſſez d'efficacité pour la guérir totalement & radicalement.

Nota. Mademoiſelle..... fille d'un Magiſtrat, à laquelle on a fait un traitement méthodique pour couper une fievre tierce qui s'étoit réglée depuis le 30 Juin dernier; & pour laquelle on a uſé du quinquina, &c. elle a paru être guérie, mais il ſurvint une ſuppreſſion. La fievre peu après s'étant rétablie, on a conſeillé dans la circonſtance l'Eau Médicinale, & à la promiere prife la fievre a difparue. Voici le billet de la mere de la demoifelle à ce fujet, adreffé à M. * * *.

Du 18 août 1784.

L'avis fuivi *incognito* Dimanche au foir, a empêché la fievre du Lundi ; a produit hier un bien-être que l'on n'avoit fenti depuis long-tems, & qui fe foutient aujourd'hui ; ainfi voilà la fievre chaffée, &c. Le Chirurgien n'y comprend rien. Dieu foit béni & M. Huffon. Nous profitons du bien-être fans rien ofer dire ; mais je compte faire des cures à la campagne, & enfuite nous pourrons parler. Recevez nos doubles & triples remerciemens, & l'affurance de tous les fentimens de la mere & de la fille.

CERTIFICAT.

Je fouffigné Savary, Chirurgien à Paris, ancien Chirurgien-Major des Armées du Roi, rue Dauphine, certifie qu'ayant été appelé au mois de Juin dernier, à l'hôtel d'Orléans pour y voir M. de Fieury, Chevalier, Seigneur de la Rafiniere : je le trouvai au lit le bras en écharpe, fouffrant les douleurs les plus vives ; qu'ayant ôté les linges qui couvroient la main & l'avant-bras, je vis à ces parties un gonflement inflammatoire confidérable. Alors le malade me dit que c'étoit la goutte ; que depuis plufieurs années il y étoit fujet, & que, quoiqu'il n'eût que quarante-cinq ans, il en étoit le martyr, l'ayant gardée il y a à-peu-près un an pendant trois mois aux pieds, fans y vouloir rien faire que le régime le plus fcrupuleux ; & que depuis cette époque ces parties étoient reftées fi fenfibles, qu'à peine pouvoit-il marcher fans trébucher, ni porter des fouliers que faits exprès.

Ayant eu l'occafion de voir, il y avoit peu de jours, deux malades infiniment foulagés de la goutte par deux prifes feulement de l'Eau Médicinale de M. Huffon, qui auroient été totalement guéris, m'avoient-ils dit, s'ils euffent continué ce remede : je confeillai à M. de Fleury, que je regardai comme du même tempérament de ces deux malades, d'en faire ufage. Le lendemain j'allai le voir, on l'en avoit détourné, en le prévenant contre ce remede. Je le raffurai fur fa terreur. Il prit une demi-prife, elle lui procura le même jour cinq felles bi-lieufes. Pendant la même nuit une légere fueur calma les dou-leurs. Il s'établit un petit dévoiement d'humeurs bilieufes, qui dura fix jours : le quatrieme, la main & l'avant-bras étoient entierement dégonflés, l'inflammation étoit difparue & le ma-lade jouiffoit tellement de cette extrêmité que je le trouvai fe peignant lui-même, & s'en fervant avec autant d'aifance que de l'autre : la fenfibilité des pieds étoit diffipée au point de lui permettre de fe fervir de fouliers ordinaires, & de mar-cher hardiment. Mon étonnement & ma joie furent complets, étant l'auteur, pour ainfi dire, de fa guérifon, en lui faifant vaincre le préjugé. Depuis ce fait & cette obfervation, fi je n'en ai point fait faire ufage, c'eft que je n'en ai point trouvé l'occafion, n'ayant d'autre fyftême que d'être utile à l'hu-manité fouffrante aux dépends même de ma fortune.

Monfieur de Fleury que j'ai l'honneur de voir fouvent depuis fon paroxifme, jouit de la meilleure fanté, ce qui ne lui étoit pas arrivé depuis nombre d'années. En foi de quoi j'ai donné le préfent Certificat, pour valoir & fervir en ce que de raifon. A Paris ce 17 Août 1784. *Signé* SAVARY.

LETTRE de M. de Fleury, Chevalier, Seigneur de la Rafiniere, à M. POLLISSARD.

Paris le 18 Août 1784.

Je vous envoie, Monfieur, comme chargé des affaires de M Hanon, auteur de l'Eau Médicinale, un Certificat qui lui eft bien légitimement dû, & que je vous prie de lui faire paffer, en l'engageant à le rendre public, comme le témoignage fin-cere de ma vive reconnoiffance; car je peux vous donner ma parole d'honneur qu'il n'y a rien que de vrai. Je fouhaite qu'il puiffe fervir à détruire la calomnie & à diffuader ceux que le préjugé empêchent de rendre juftice à un fi admirable re-mede, dont les effets prompts tiennent du prodige. Le public, Monfieur, vous a particulierement obligation de lui avoir fait connoître par l'assiduité de vos soins, une découverte si utile.

Le Chirurgien qui a suivi ma maladie, & dont les sages avis ont prévalu sur la prévention que s'efforçoient de m'inspirer des personnes mal intentionnées, desireroit que vous puissiez lui procurer un certain nombre de brochures qui ont parues sur les expériences faites avec l'Eau Médicinale. Son intention est d'en faire part à ceux que son état met à même de voir, & auxquels il en sera part, desirant faire connoître l'efficacité d'un remede qui ne peut être trop connu, & trop répandu.

J'ai l'honneur d'être, Monsieur, votre, &c. *Signé* DE FLEURY DE LA RAFINIERE.

CERTIFICAT.

Je soussigné Messire Jean-Laurent Vignon, Chevalier, Comte de Servasca & de Vignoles, Capitaine d'Invalides, déclare avoir fait usage de l'Eau Médicinale de M. Husson, ancien Officier de Sa Majesté, après deux attaques de paralysie que ce remede a totalement dissipée, en quatre prises séparées, dans l'intervalle de vingt-quatre jours ; & que depuis deux mois & demi que j'ai cessé l'usage de ce remede, ma santé se soutient très-bien ; que j'ai repris l'embonpoint & l'appétit le plus satisfaisant. Je crois devoir dire que je n'ai ressenti, pendant l'effet de ce remede, ni coliques, ni irritations, & qu'au contraire j'ai joui depuis d'un bien-être & d'une légéreté dont j'étois privé depuis long-tems ; j'ajoute encore, par reconnoissance envers l'Auteur de ce remede, & pour faire connoître tout l'avantage de sa découverte, que mon épouse, réduite à toute extrêmité, à l'occasion d'une grosse fievre, accompagnée d'un grand feu & d'une constipation excessive, a guéri de cet état très-dangereux, qui l'avoit mise aux portes de la mort, avec deux prises d'eau médicinale, dans les délais de huit jours, j'ai remarqué qu'elle n'a point eu de convalescence, & qu'elle a, à un peu de foiblesse près, passé tout à coup dans l'état de santé la plus complette. Ce que je certifie véritable pour servir

& valoir à qui il appartiendra. A Paris, rue Sainte-Foy, porte Saint-Denis, ce 19 Auguste 1784. *Signé* VIGNON DE VIGNOLES.

M. HUSSON *à Sedan.*

Caen, le 22 Août 1784.

Monsieur, je suis très-fâché que de tous les moyens que vous avez employés pour faire insérer ma lettre à l'Auteur du Mercure, relativement à la diatribe sur l'Eau médicinale, aucun n'ait réussi. Je suis bien plus fâché que cet Auteur donne aussi injustement place, dans son ouvrage périodique, à des déclamations grossieres, dont la source est honteuse, puisqu'elle ne se laisse point connoître, & qu'il refuse de rendre publique la justification de personnes recommendables & sans reproches, insultées publiquement par son entremise. C'est le propre du mensonge & de la calomnie de cacher leur face hideuse du voile le plus épais; la verité marche le front découvert, & brille jusques dans les ténebres. Abandonnons la diatribe & son Auteur au mépris, & ne nous en occupons plus.

Je ne puis cependant vous laisser ignorer un fait dont j'oubliai de vous faire part dans le temps. M. le Comte Dubosc, Chevalier de Saint-Louis, Capitaine au Régiment du Roi, attaqué d'un fort accès de goutte, m'ayant fait prier de passer chez lui, me dit, qu'il avoit connu M. le Comte de Beson goutteux grabataire, lequel jouissoit depuis trois ans d'une santé bien meilleure & de l'usage de ses membres, avoit appris de lui qu'il devoit cet état satisfaisant à l'Eau médicinale, que lui-même en vouloit faire usage, & qu'il me prioit de lui en administrer. Je lui présentai pour réponse le Mercure, qu'il traita de fatras & de sottises; il a pris de l'Eau médicinale une demi-prise, dont il fut grandement soulagé; une autre demi-prise qui le mit à même de vaquer à ses affaires.

Je suis Monsieur, votre, &c. *Signé*, DEJEAN, Professeur Royal de Médecine en l'Université de Caen.

Lettre de M. C A D E T , de l'Académie des Sciences , Apothicaire , à Madame la Marquise de l'E S C A- L O P I E R , contenant le rapport de l'analyse de l'Eau Médicinale.

MADAME LA MARQUISE,

J'AI l'honneur de vous adresser l'analyse que vous avez desirée de M. Parmentier & de moi, vous pouvez être sûre, que nous y avons porté l'un & l'autre la plus grande attention.

Je suis avec respect ; &c. &c.

Ce 24 Mai 1782.

Madame la Marquise de l'Escalopier desirant savoir si un remede dont elle dit être contente des effets, ne contient point de minéraux ou autres substances contraires à la santé, a chargé MM. Cadet & Parmentier de l'examiner, & de lui en donner leur avis.

Ce remede est une liqueur transparente, de couleur de Bierre un peu foncée, dont l'odeur & le goût ressemblent beaucoup au Vin d'Espagne, mais ayant une saveur amere, qui annonce la présence d'une matière extractive végétale obtenue par la voie de l'infusion.

Nous avons employé ensuite les réactifs les plus puissans en chymie pour tâcher d'y découvrir des matieres métalliques, telles que préparations mercurieles, arsénicales, cuivreuses, antimoniales, &c.

La maniere rigoureuse dont nous avons procédé, tant sur la liqueur que sur celle rapprochée par l'évaporation, nous fait prononcer affirmativement qu'elle ne contient rien de semblable.

Quant à la substance amere végétale, dont participe cette liqueur, qui paroît avoir un vin d'Espagne pour base, il est impossible à l'Art de pouvoir déterminer la plante, ou les plantes dont elle a été extraite.

Il résulte de cette analyse, que le remede dont il s'agit, ne renferme rien de Métallique ni de corrosif, & que si Madame la Marquise de l'E····· est contente de ses effets, ainsi qu'elle l'assure, elle peut continuer d'en user avec la plus grande confiance.

Fait à Paris, ce 24 Mai 1782.

Signé, Parmentier & Cadet.

Je déclare que la liqueur mentionnée au présent rapport d'analyse de MM. Cadet & Parmentier, est le remede de M. HUSSON, ancien Officier, résidant à Sedan, connu dans le public sous le nom d'*Eau Médicinale*.

Fait à Paris, ce 24 Mai 1782.

Signé, D......P...... l'E......

Nous soussigné Jean-Marie Collet, Docteur en Médecine de l'Université Ludovicée de Montpellier, ancien Professeur Royal de Physique en ladite Université, Conseiller du Roi, son Médecin ordinaire aux Bailliage & Siége Préfidial de Troyes, Doyen du Collége de Médecine de la même ville, Affocié & Correfpondant de la Société Royale de Médecine, certifions que depuis plufieurs années, nous ferions ufage de l'Eau Médicinale de M. Huffon, dans le traitement de différentes maladies; que loin de nous être apperçu d'aucuns effets contraires & dangereux, nous l'aurions donnée & vu donner aux malades avec le plus grand fuccès, dans des cas graves & même défefpérés, ainfi qu'en temps & lieux, nous le ferons apparoître par le détail de nos obfervations multipliées.

A Troyes, *le 6 Janvier* 1783.

Signé, COLLET, D. MM.

Nous fouffignés, Docteur & Profeffeur Royal aux Écoles de Médecine en l'Univerfité de Caen, certifions nous être fervi de l'Eau Médicinale de M. Huffon, dans le traitement de diverfes maladies avec fuccès, & de l'avoir employée même dans des cas critiques, fans qu'il en foit réfulté d'accidens. Nous déclarons, en outre, que ce remède a le plus grand empire fur la goutte, dont il fait ceffer le paroxifme fous peu d'heures, & que l'adminiftration de quelques prifes rend aux grabataires de plufieurs années l'ufage de leurs membres.

A Caen: *le 23 Octobre* 1783.

Signé, DEJEAN, D. MM.

OBSERVATIONS

*Sur les propriétés de l'Eau Médicinale,
découverte par M. HUSSON, ancien
Officier au Service du Roi résidant
à Sedan.*

L'EAU Médicinale est l'extrait simple d'une plante
dont les propriétés ont été ignorées des anciens
comme des modernes. Cette découverte a été faite
il y a douze ans; depuis cette époque, les expériences en ont constamment prouvé l'efficacité &
l'utilité.

La vertu principale de cette Eau est de purifier complettement la masse du sang & de se porter directement sur le local affligé; c'est ainsi qu'elle opere
la guérison de maladies contraires.

Ce remede leve les obstructions, dissipe les maladies de congestion, comme la goutte, la sciatique,
le lait répandu, & généralement toutes celles qui
procedent du vice du sang ou des humeurs, sur-
tout lorsque ces maladies ne sont point trop invétérées, & que la nature, dans le malade, est encore
assez forte pour agir conjointement avec le remede.

Les effets de cette Eau sont toujours en raison de
la qualité plus ou moins viciée de l'humeur, de sa
ténacité & de son ancienneté. Son action est plus ou

moins vive, ſes effets plus ou moins prompts dans de certains ſujets que dans d'autres.

L'Eau Médicinale eſt d'une grande reſſource dans les cas difficiles, critiques, & lorſque les remedes connus ſont impuiſſans. * Une priſe ou deux font ſouvent ceſſer les dangers qui réſultent des fièvres putrides inflammatoires, des Petites-Véroles & des maladies compliquées, qu'elle prévient & dont elle diſſipe les dépôts.

Cette Eau n'eſt point émétique, encore qu'il y ait des cas où elle faſſe vomir ; elle ſupprime les vomiſ-ſemens, même le *Cholera-Morbus*. Amie de la nature, elle n'attaque point les ſolides, mais ſeulement les li-quides ſuperflus : elle décide le caractere de mala-dies ignorées dont le principe échappe ſouvent à la connoiſſance des Médecins les plus habiles.

L'Eau Médicinale, indépendamment de ſa vertu purgative, a encore la propriété de güérir, en cer-tains cas, ſans évacuer, ſur-tout lorſqu'elle eſt admi-niſtrée en *altérant*. On obſerve que cette Eau n'eſt point propre aux Pulmoniques & ne peut güérir la Paralyſie fixée ; elle fait périr les vers, notamment le *Tænia* connu ſous le nom de Ver ſolitaire. N'agiſ-ſant que ſur les fluides, elle eſt impuiſſante contre les Polypes, & autres excroiſſances internes.

Pluſieurs expériences prouvent que l'Eau Médici-nale güérit l'Epilepſie, la folie accidentelle & ré-cente, qu'elle éloigne & modere les accès de celles invétérées.

---

* *Voir les Certificats ci après.*

Nota. Diverfes expériences ont conftaté l'efficacité de l'Eau Médicinale dans les Epidémies, les Epizooties & la rage.

Elle a le même empire fur les maladies pédiculaires & fievres vermineufes, ainfi que fur le fcorbut.

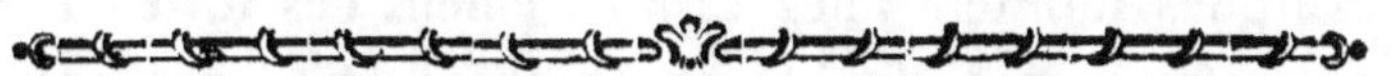

Conduite & régime à obferver dans l'ufage de l'Eau Médicinale.

LES perfonnes d'un tempérament échauffé, & difficiles à émouvoir fe prépareront à l'ufage de ce remede, par un régime qui confifte à éviter les alimens mal-fains, comme les ragoûts, pâtifferies, fucreries, les laitages, les liqueurs, le café, le chocolat, les viandes noires, *notamment les œufs ;* il faut faire concourir ce régime avec quelques boiffons délayantes & les lavemens. L'Eau Médicinale fe prend le foir, en fe mettant au lit, à la dofe de deux gros, ou deux cuillerées à café, dans deux cuillerées à bouche d'eau commune froide, fans avoir foupé, ou trois heures après un léger repas ; ce remede n'agit ordinairement que huit heures après l'avoir incorporé. Le lendemain, dès que l'effet de ce remede fe manifefte, à chaque évacuation il faut boire du thé léger, ou du bouillon aux herbes, ou une limonade cuite, *au choix & au goût du Malade.* Si à l'occafion de l'effet du

remede ; on éprouve *des nausées, des malaises, vo-*
missemens, abondantes évacuations, ou des révolutions ;
il ne faut nullement s'en inquiéter, ces fortes d'états,
fuite ordinaire de l'embarras dans les premieres voies,
durent au plus vingt-quatre heures, & arrivent rarement, après lequel tems, on éprouve du foulagement (1). Les fujets échauffés, nerveux & mélancoliques fubiffent affez ordinairement ces fortes d'é-
tats, fur-tout lorfqu'ils ne font pas affez préparés.
Mais dans tous les cas, fans aucun danger, les fuperpurgations ne font pas à craindre.

Si, à la premiere prife de cette Eau, on n'eft
pas, ou fi on eft peu purgé, alors il faudra reprendre
une même dofe quatre jours après au foir : fi au contraire ce remede a convenablement purgé, on attendra
huit jours, avant que de le réitérer & l'on continuera
ainfi, de huit jours en huit jours, jufqu'à parfaite
guérifon.

Les tempéramens faciles à émouvoir, pourront
prendre ce remede fans aucune préparation, en fe
conformant au régime indiqué. Dans les cas fubits
d'apopléxie, léthargie, catalepfie, paralyfie, accès
de goutte, coliques d'eftomac, d'entrailles & néphrétiques, d'indigeftions, fiévres violentes, tremblemens, irritations de nerfs caufées par la vapeur du
mercure, du plomb, & du broyement du verd-de-gris,

---

(1) Ces états font plus ou moins extraordinaires, fuivant la différente
conftitution des malades ; mais une expérience conftante prouve qu'il
n'en réfulte aucun inconvénient.

de

de cérufe & autres poifons, on doit adminiftrer 2 ou 3 cuillerées à café, fuivant l'âge, la force & le tempéra-ment du malade, fans égard fi le fujet a mangé ou non, & le laiffer tranquille. Les enfans à la mamelle feront purgés fi l'on fait prendre l'Eau Médicinale aux nour-rices. Quant aux enfans fevrés jufqu'à 12 ans, ainfi que les perfonnes foibles, celles exténuées & délicates, celles aifées à émouvoir, on leur fera prendre le remede depuis une demi-cuillerée à café, jufqu'à une cuillerée & demi au plus ; les femmes enceintes pourront faire ufage de ce remede au commencement & dans tout le cours de leur groffeffe : elles évite-ront les maladies de leur état, l'accouchement fera moins douloureux & moins laborieux. Cette Eau peut être prife pendant le tems des regles qu'elle favorife, ainfi que dans le tems critique, dont elle prévient & écarte les dangers. L'expérience prouve qu'elle eft fpécifique contre *les fleurs blanches* ; les dartres, les écrouelles, dans les maux vénériens.

L'Eau Médicinale fe prend en *altérant*, c'eft-à-dire, à très-petites dofes de demi-cuillerée, le matin à jeun ou le foir deux heures après un fouper léger, dans un peu de vin, de bouillon, ou de thé, plufieurs jours de fuite. Cette maniere d'en ufer convient aux per-fonnes difficiles à émouvoir pour fe préparer à fe purger, ainfi qu'à ceux que les affaires privent de tout loifir, dans les cas d'épuifement, de conva-lefcence, de pertes, de dyffenterie, d'hydropifie & d'afthme, dans les affections nerveufes, les dérange-mens d'eftomac, ainfi que les infirmités de la vieilleffe.

F

Dans tous ces cas fi l'on eſt purgé ſenſiblement, on mettra quelques jours d'intervalle.

Cette Eau ſe donne encore avec ſuccès en lavement, dans les cas de conſtipations, d'ardeurs d'entrailles & dans les maux de reins. On doit avant prendre un lavement d'eau naturelle; après l'avoir rendu, on mettra dans un demi-lavement deux ou trois gros d'Eau Médicinale, que l'on gardera à peu près une demi-heure: cette maniere d'en uſer, eſt dans tous les cas une reſſource de plus pour les perſonnes qu'une répugnance invincible empêchent de ſe purger autrement. Ces lavemens ne font aſſez ſouvent leur effet que dans les vingt-quatre heures.

TABLE ALPHABÉTIQUE
DES GUÉRISONS OPÉRÉES
PAR L'EAU MÉDICINALE
DE M. HUSSON,

Et des différentes Pieces contenues dans les quatre Brochures.

A.

F 2

[84]

Coliques, rhumatifmes, maux de nerfs, fuite de tems critique, guéris avec dix prifes d'eau médicinale. *Premiere
partie*, n°. 20.   20

Aflhme fec, invétéré; nerfs attaqués, les mois fupprimés,
guéris en fix femaines. *Premiere partie*, n°. 21.   24

Maladie rebelle aux remedes de tous _genres, guérie
avec cinq prifes de huit jours en huit jours. *Prem. part.*
n°. 21.   page 25

Afthme ancien avec danger prochain. *Seconde part.*   68

B.

B I L E varmineufe & dévorante guérie avec une feule prife,
n°. 21.   page 36

C.

C O L I Q U E S & un vomiffement continuel depuis dix ans,
guéri avec quatre prifes d'eau médicinale, en douze jours.
Prem. part. n°. 24.   page 29

Colique d'eftomac, douleurs dans tous les membres &
dans la tête, guérie avec neuf prifes. *Prem. part.* n°. 25.
                                                       30

Colique néphrétique. *Prem. part.* n°. 72.   71

Coliques & douleurs d'eftomac depuis fix mois, guéries
avec cinq prifes. *Premiere partie*, n°. 91.   88

Colique néphrétique, aliénation de cerveau guéries radicalement avec deux prifes d'eau médicinale. *Seconde partie*,
n°. 34.   58

Colique violente, fuppreffion de regles, guéries avec un
demi-gros d'eau médicinale. Les regles ont reparues, & la
colique a ceffé. *Troifieme part.* n°. 3.   25

Colique violente de bas-ventre depuis plufieurs jours;
elle a été guérie avec deux dofes d'eau médicinale, en
quinze jours. Le malade rendit la premiere fois fix lambricaux par la bouche, & autant par le bas; & quinze la
feconde. *Troifieme part.* n° 3.   26

Colique d'eftomac & d'entrailles, tendant à l'inflammation du bas-ventre. Après avoir ufé fans effet des remedes ordinaires, les douleurs fe font calmées après avoir pris deux gros d'eau médicinale. *Troifieme part.* n°. 23.　　　50

D.

<h3 style="text-align:center">E.</h3>

F.

Fievre continue, jauniſſe, ancienne obſtruction au foie ;
une grande ſenſibilité dans les nerfs. *Premiere partie*,
n°. 9.

Fievre lente, obſtructions au foie & un dévoiement fort
opiniâtre, défaut de digeſtion. *Premiere part.* n°. 9.　　10

Fievre putride à la ſuite d'une couche de deux ou trois
mois, feu dans la gorge, lait répandu, & autres. Cinq
priſes de l'eau médicinale ont procuré une parfaite guériſon
Cet article mérite d'être lu. *Premiere part.* n°. 10.　　11

Fievre putride & inflammatoire, hydropiſie très-conſidé-
rable, avec des nodus à toutes les phalanges des doigts :
danger de mort. *Premiere partie.* n°. 37.　　40

Un enfant de 32 mois à toute extrêmité, ayant fievre
putride & maligne, ſans mouvement, la bouche retirée, les
yeux éteints ; après avoir uſé de toute eſpece de remedes,
on lui deſſerra les dents ; on lui fit avaler une cuillerée à
café d'eau médicinale ; elle a procuré une guériſon radicale
& complette. *Premiere partie*, n°. 37.　　41

Fievre maligne & putride : une perſonne, après avoir reçu
les derniers ſacremens, & lui avoir appliqué les véſicatoires,
a été guérie avec une ſeule priſe de l'eau médicinale.
Premiere part. n°. 41.　　43

Fievre quotidienne avec redoublement, & une goutte
vague, guéries avec une doſe d'eau médicinale. *Premiere*
part. n°. 50.　　54

Fievre putride des plus violentes, avec tranſport au cerveau ; deux gros d'eau médicinale ont diſſipé ; gros vers
d'environ un pied de long, rendu ; petite vérole guérie avec
deux gros tous les deux jours. *Premiere part.* n°. 62.　　65

Fievre putride & maligne, ſuppreſſion de lochies après
quatre jours d'accouchement, tranſport au cerveau, guéris
après la troiſieme priſe. *Premiere part.* n°. 66.　　67

Fievre quarte de deux mois & demi ; jambes, viſage &
mains enflées, guéris avec ſix priſes d'eau médicinale. *Pre-*
miere part. n°. 73.　　71

Fievre tierce, puis quarte, guérie avec deux priſes

de quatre gros, en plufieurs jours. *Premiere partie ;*
n°. 78.   74

Fievre double tierce, guérie avec cinq prifes. *Premiere*
part. n°. 84.   80

Fievre quarte depuis 14 mois, diffipée avec deux gros
d'eau médicinale. *Seconde part.* n°. 6.   30

Une pauvre femme affligée d'une fievre, étoit tombée
dans une bouffiffure confidérable ; fes cuiffes, fes jambes
étoient d'une groffeur effrayante ; le ventre, l'eftomac étoient
remplis d'un volume d'eau qui menaçoit la malade d'une
fuffocation prochaine. Après trois prifes d'une cuillere à café
chacune, à divers jours de diftance, elle fut guérie, & la
convalefcence ne fut pas longue. *Seconde part.*, n°. 21. 30

Groffe fievre avec danger de mort. *Seconde partie*,
n°. 20.   47

Fievre putride & maligne, langue & le palais abfolument
noirs, guérie avec deux prifes de deux gros d'eau médicinale, un troifieme gros a achevé la guérifon le cinquieme
jour. *Seconde part.* n°. 37.   60

Fievre quarte compliquée ; fievre continue, avec redoublement, guérie. *Troifieme part.* n°. 3.   24

Trois enfans attaqués de fievre rouge d'un caractere
malin ; les vers étoient de la partie ; ils avoient des aphtes
dans la bouche, des chancres : tous les trois ont été fauvés
avec l'eau médicinale. *Troifieme part.* n°. 3.   24

Fievre quarte avec accès de 24 heures très-violens ; la jambe
droite, le pied droit gangrenés ; guérie avec l'eau médicinale.
Troifieme part. n°. 3.   25

Hydropifie à la fuite d'une fievre quarte depuis trois mois,
guérie par l'eau médicinale. *Troifieme part.* n°. 3.   25

Fievre putride, avec redoublement, guérie par l'eau médicinale. *Troifieme part.* n°. 3.   26

Fievre, jambes & cuiffes enflées, avec douleurs dans les
os, guérie avec l'eau médecinale. *Troifieme part.* n°. 3. 26

Une jeune dame, fœur d'un Médecin, ayant une fievre
quarte depuis un an ; le foie, la rate d'un volume prodigieux

& dur ; le bas-ventre empâté : 16 gros ; par demi-prife, l'ont guérie. *Troifieme part.* 28

Un enfant de fept ans, réduit à l'extrêmité par une fievre violente, de vingt-un jours, avec une petite vérole confluente, ayant le ventre tendu & douloureux , les levres, la langue noires & feches , a rendu des matieres noires fétides, a été guéri parfaitement. *Troifieme part.* 28

Une dame malade d'une fievre quarte depuis quatre mois, avec affections vaporeufes , très-effrayante, qui hurloit & aboyoit, pour ainfi dire, avec des grincemens & des douleurs par tout le corps ; le ventre, le foie & la rate empâtés, tendus & douloureux, a été guérie avec l'eau médicinale. *Troifieme part. (Lire cet article.)* 28

Fievre quarte depuis un mois, guérie avec deux dofes d'eau médicinale. *Troifieme part. n°. 15.* 41

Fievre milliaire maligne, violente ,. la tête abforbée , la peau feche , la langue, les levres noires, guérie avec l'eau médicinale. *Troifieme part. n°. 17.* 42

Une dame qui avoit la fievre depuis quinze mois, la rate, le foie d'un volume & d'une dureté énormes , guérie avec huit prifes d'eau médicinale, avec 16 gros. *Troifieme part. n°. 17.* 43

(*Voy. à la lettre G l'art. de M.* Tricot, *Fluxion de poitrine.*) Fievre putride, mal de tête violent depuis trois mois ; fuppreffion , étouffement, vapeurs : la malade a rendu dans un vomiffement trois vers vivans de 8 à 10 pouces de long ; & enfuite par en bas, des paquets & des humeurs affreufes , & a été guérie au bout de dix à douze jours avec quelques prifes d'eau médicinale *Troifieme part. n°. 20.* 47

Fievre putride, guérie avec une prife d'eau médicinale. *Troifieme part. n°. 20.* 49

Fievre de deux mois fur une jeune demoifelle, guérie avec une feule prife. *n°. 22.* 36

Fievre violente, toux convulfive de chaleur, & douleurs de tête infoutenables, &c. *n°. 10.* 24

Fievres guéries à Peronne, fur tous ceux qui en étoient

G.

Gouttes, & autres Rhumatifmes goutteux & fciatiques.

H.

J.

L.

Lettre de M. de Saint-Sauveur, intendant de Rouſſillon, datée de Perpignan, du 22 février 1784, ſur les ſuccès de l'eau médicinale.

Autre lettre du 23 février 1784, de M. Lemarié, commis au bureau des gabelles de Mortagne, lequel annonce qu'une rétention d'urine l'a mis pluſieurs fois aux portes de la mort, qu'une premiere priſe lui a fait jetter des horreurs par les urines, & qu'il ne ſe ſert plus de ſonde, au grand étonnement de ſon médecin & chirurgien. *Fin de la troiſieme partie intitulée :* additions & corrections.

Lettre ſur l'excellence de l'eau médicinale, du 1er août 1784.

68

Lettre à l'auteur de l'eau médicinale ſur ſes ſuccès. *Quatrieme part.*

66

Lettre de M. Dejean à l'auteur de l'eau médicinale, ſur la diatribe inſérée au Mercure de France du 17 avril 1784. *Quatrieme part.*

M.

*M**ALADIE* de nerfs, aſthme ſec & invétéré, les mois ſupprimés. *Premiere part.* n°. 21.

24

Maladie ancienne & très-compliquée. Une perſonne réduite à l'extrêmité, abandonnée ſans reſſource & à l'agonie, guérie par l'eau médicinale en très-peu de tems. *Troiſieme part.* (Lire cet article.)

62

Maux de nerfs, violentes convulſions, dépériſſement par les mauvaiſes digeſtions, fievre putride de trois mois, guéris par l'eau médicinale. *Troiſieme part.* n°. 9. (Lire cet article.)

34

Maladie de la rage. Un enfant de dix ans, ſoupçonné d'être enragé, mordu par un chien, a été préſervé de tout accident. *Premiere part.* n°. 82.

78

Maladie compliquée d'un enfant de sept à huit ans, dans un état désespéré, auquel il survint deux bosses fort élevées & très-dures, l'une sur la poitrine, l'autre sur la région des reins, guéri entierement. *Seconde partie.* (Lire cet article.) 70

Maladie de langueur, suite d'un ancien dérangement d'estomac qu'aucun remede n'a pu guérir, l'a été parfaitement avec 7 prises d'eau médicinale. *Premiere partie,* n°. 23.

Maux d'yeux considérables guéris avec deux prises d'eau médicinale. *Premiere part.* n°. 20.   21

Maux d'estomac que les dames, mere & fille, de Saint-Méant éprouvoient depuis long-tems à Montereau, dont elles ont été guéries avec quelques prises d'eau médicinale. *Troisieme part.* n°. 18.   44

Maux d'estomac depuis 7 années, guéris par l'eau médicinale. *Premiere part.* n°. 62.   65

Maux de glandes écrouelleuses, sang apparent comme pourri, scorbut invétéré, &c. sur une personne âgée de 46 ans, guérie en 5 à 6 mois. *Premiere part.* n°. 21.   23

Mal de tête, roideur dans tous les membres, & dépôt à l'oreille. *Premiere part.* n°. 20.   19

Maux vifs d'entrailles, certifié par Demai, guéris. *Premiere part.* n°. 20.   19

Maux & douleurs très-vives dans la plante des pieds depuis trois ans, guéris avec quatre prises d'eau médicinale. *Premiere part.* n°. 20.   19

Migraine de 20 ans, humeur universelle par tout le corps, perclusion de membres, guérie avec trois prises d'eau médicinale. *Premiere part.* n°. 20.   19

Maux d'estomac habituels, maux de tête & foiblesse, guéris avec une seule prise qui a fait rendre un gros ver. *Premiere part.* n°. 20.   19

Maladies graves, indigestions habituelles suivies de souffrances, guéries avec sept prises à huit jours de distance l'une de l'autre. *Premiere part.* n°. 20.   20

Maux divers, singulierement une dartre qui couvroit la

O.

fixée fur la poitrine , au point d'intercepter la refpiration ;
état dangereux, qui menaçoit de la mort , guérie fous les
yeux de M. Duclos, Chirurgien à Chaillot. n°. 33.   43

R.

S.

Ver d'une aulne & plus, rendu. Voyez ci-devant, maux d'eſtomac. n°. 28.   40

On obſerve que l'eau médicinale fait périr les vers, notamment le ténia, connu ſous le nom de ver ſolitaire. *Troiſieme part.*   70

Verd-de-gris. Deux enfans, garçon & fille, l'un de cinq ans & l'autre de dix, burent par mégarde plus d'un poiſſon de ce poiſon, furent ſurpris auſſi-tôt d'un état violent : on leur adminiſtra une doſe d'eau médicinale, ils ont rendu auſſi-tôt leur nourriture, imprégnée de verd-de-gris, & des matieres verdâtres en abondance, & ont été guéris. *Premiere part.* n°. 61.   76

Le ſieur Dubois, jardinier fleuriſte, rue & vis-à-vis Saint Victor; ſa femme, ſa famille & ſon garçon jardinier, empoiſonnés par les empoiſonneurs publics, qui jetterent du poiſon ſur un plat de viande; tomberent tous dans un état de langueur & de ſyncope preſque continuel; quelques priſes firent ceſſer les accidens, & rétablirent leur ſanté. *Troiſieme part.* n°. 12.   37

M. Perica, conſtructeur des barometres du Cabinet du Roi, ſe ſervant de mercure dans la conſtruction de ſes inſtrumens de Phyſique, a été affecté de coliques, tremblemens, maux de nerfs, il a guéri avec l'eau médicinale; il obſerve que ce remede eſt précieux pour la guériſon des artiſtes qui emploient le mercure, & qu'on ne peut trop ſe hâter d'en faire uſage. *Troiſieme part.*   58 & 59

Vapeurs convulſives depuis plus de huit mois, ſur une jeune femme guérie, & qui jouit de la meilleure ſanté. *Seconde part.* n°. 6.   31

Vapeurs convulſives. Voyez ci-devant, mouvemens convulſifs, &c. n°. 20.   35

Vue preſque éteinte & déſeſpérée par l'effet du mercure, reſtituée avec deux ſeules priſes d'eau médicinale. *Premiere part.* n°. 20.

Ulcere à la matrice & autres maladies guéries avec 9 priſes. *Seconde part.* n°. 6.   32

Fin de la Table.

A BOUILLON, DE L'IMPRIMERIE
DE J. BRASSEUR.

9 782329 475561